우리 가족 365일
# 건강 백과

# The Good Health
DIRECTORY

The Good Health Directory by Michael van Straten
Copyright © The Ivy Press Limited 2000
All rights reserved.

Korean translated edition copyright © 2009 by Pac-com Korea, Inc.
This translation of The Good Health Directory originally published in English
in 2000 is published by arrangement with THE IVY PRESS Limited.
Through Bestun Korea Agency, Seoul, Korea
All rights reserved.

이 책의 한국어판 저작권은 베스툰 코리아 에이전시를 통하여 저작권자와 독점 계약한 팩컴코리아(주)에 있습니다.
신저작권법에 의해 한국 내에서 보호를 받는 저작물이므로 어떠한 형태로든 무단 전재와 무단 복제를 금합니다.

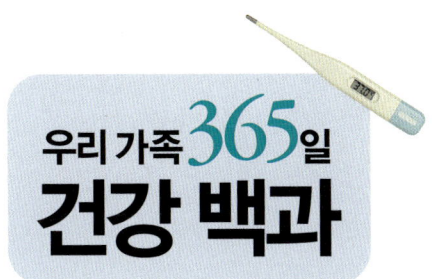

# 우리 가족 365일 건강 백과

마이클 반 스트라텐 외 지음 | 문채원 옮김 | 오한진·정은철 감수

팩컴북스

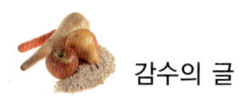 감수의 글

# 신종 질병에 맞설 '통합 처방'

최근 전 세계적으로 문제가 되고 있는 신종 플루는 인플루엔자 바이러스 A형의 아형입니다. 이는 단 한 가지 항원을 가지고 있는 것이 아니고, 몇 가지 항원이 결합해서 새로운 항원을 보유한 바이러스입니다. 따라서 지금까지의 독감 증상과 조금 다른 증상을 보이고, 또 어떻게 새로운 항원을 추가할지 아직 모릅니다. 이와 같은 새로운 형태의 질병이 나타날 때 치료법 역시 새로운 방식이 필요하다고 생각합니다.

이미 질병의 발생은 지난 시대의 양상과 너무나 많이 다릅니다. 감기와 소화문제, 설사와 복통 등이 주 증상이었던 지난 세대와 달리 최근의 질병 양상은 고혈압, 당뇨, 암 등의 만성적이고 지속적인 질병으로 바뀌었습니다. 따라서 여러 치료법을 총동원해 가장 효과적인 방법을 이용해야 하는 것은 물론 상호 보완적인 방법들을 잘 찾아내어 이용할 필요가 많아졌습니다.

한때 우리는 동서 냉전시대를 살았습니다. 이데올로기가 넘쳐나고, 서로 다른 이념 사이에 참으로 오랜 대결의 시간을 보냈던 것을 기억합니다. 10년 전 동서독 분단 시대가 막을 내리고 냉전의 시대가 마감을 고했지요. 이제 의료의 벽도 서서히 무너지고 있다고 생각합니다. 한때는 서로 알지 못하여 반목과 무시가 심했지만 지금은 서로 잘 알기 위한 노력이 진행되고 있는 시점이라 생각합니다. 저는 얼마 전 《꼭 알아야 할 통합의학》이라는 책을 만들어 본 경험이 있습니다. 어느 분야든 자신의 틀을 뛰어넘어 서로가 적극적으로 소통할 때 더 큰 의학 발전이 가능하리라 생각합니다. 의료를 요구하는 소비자들은 이제 어느 방법이든 또는 어떤 치료법이든 개인에게 맞고, 효과가 밝혀진 것이라면 이용할 준비가 되어 있습니다.

물론 신체에 위해한 질병인 경우 병원을 찾아 치료하는 것이 옳습니다. 하지만 간단히 주의만 하여도 해결되는 문제들이 많고, 잘못된 믿음 때문에 심각한 문제로 발전해 가는 경우도 많습니다. 이런 문제를 해결하는 데 이 책이 유용할 것입니다. 또한 이 책에 수록된 내용에는 여러 흔한 질병의 치료 효과에 대한 현대의학적 방법과 통합의학적 또는 한의학적, 보완대체의학적인 방법들이 모두 포함되어 있어 매우 유용한 자료가 될 것입니다. 끝으로 이 책을 통해 많은 분들이 건강한 생활을 유지할 수 있기를 바랍니다.

오 한 진
남산자락 제일병원 진료실에서

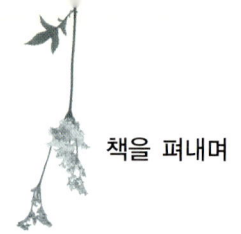

책을 펴내며

# '증상'이 나타날 때 필요한 책

최근 수십 년 사이에 수명이 90퍼센트 이상 연장되었다. 수돗물 염소 소독, 적절한 하수 처리, 저온살균 우유, 적절한 칼로리 섭취가 수명 연장에 크게 기여한 것이다. 하지만 이제는 칼로리를 너무 많이 섭취해 조기 사망이 늘어나고 있는 실정이다. 록펠러재단의 이사장을 지낸 존 노울스 박사는 현대 질병의 85퍼센트가 잘못된 라이프스타일 때문이라고 지적했다.

건강한 삶을 위해서는 건강한 생활습관이 반드시 필요하다. 뿐만 아니라 몇 가지 질병에 대해서는 의학적인 관심을 기울일 필요가 있다. 모든 질병 가운데 최소한 80퍼센트는 안전하다고 입증된 '민간요법'으로 치료할 수 있다. 이 책에 믿을 만한 민간요법이 멋진 일러스트와 함께 자세하게 소개되어 있다.

급작스럽게 머리나 가슴, 배가 심하게 아픈 경우, 마비나 손발저림, 기절, 발작, 39.5도 이상의 고열, 호흡 곤란, 성격이 갑자기 변하는 경우, 맥박이 불규칙하거나 아주 빠르고 분당 50회 이하로 급하게 떨어지는 경우, 신체 일부가 심하게 붓고 빨개지는 경우, 대변이나 소변을 볼 수 없을 때, 심한 출혈, 소변이 자주 마렵고 갈증이 나면서 체중이 급속히 저하할 때, 통증이 낫지 않을 때, 사마귀나 검은 점의 변화, 잦은 소화불량이나 음식물

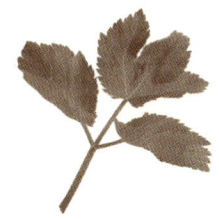

을 삼키기 어려울 때, 배변 습관의 변화, 지속적인 기침이나 목이 쉴 때, 유방이나 음낭에 혹이 생기는 경우에는 즉시 병원에 가야 한다. 이러한 질환은 현대의학으로 잘 치료되는 질병의 15퍼센트에 해당한다.

하지만 우리가 겪는 여러 가지 증상은 아직 심각한 질병으로 발전하지 않은 스트레스의 징후로, 이에 대한 제대로 된 정보가 필요하다. 이 책은 이에 대해 독자가 꼭 알아두어야 하는 믿을 만한 정보를 제공한다.

의학박사 C. 노먼 쉴리

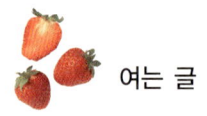 여는 글

## 병원에 가기 전에 찾아보는 책

민간요법에 있어 새로운 내용은 없다. 인간이 지구에 발을 딛고 살기 시작한 이래 사람들은 질병 치료와 건강 증진을 위해 민간요법을 이용해오고 있다. 동굴과 진흙 오두막, 열대우림의 나무집, 극지방의 이글루, 소작농의 작은 집, 북미 인디언의 오두막집, 중세의 수도원과 성에서 민간요법은 이용되었다.

그러한 요법은 세대를 넘어 전해지고 있다. 서양에서는 보통 어머니가 딸에게 전해주었다. 최근에는 발간되는 요리책마다 '환자에게 좋은 음식'이라는 코너를 마련해 전해주고 있다.

이 책은 수천 년간 축적된 허브에 대한 지혜와 함께 현대의학, 아로마테라피의 효능과 예로부터 전해지는 영양식, 동양의 한방·민간요법, 몇 가지 기본적인 운동까지 다루고 있다(말미에 즉시 활용할 수 있는 요법을 정리해놓았다). 이러한 정보를 통해 경미한 건강 문제를 해결할 수 있을 뿐만 아니라 복잡한 질병으로 인한 불편함을 완화하는 다양한 요법을 배울 수 있다.

부비강염을 치료하는 약부터 하지정맥류에 좋은 마로니에 연고까지, 염증에 좋은 호박씨와 브라질너트부터 설사를 멈추게 하는 BRAT 다이어트까지, 불면증에 좋은 라벤더 오일부터 방광염에 좋은 민들레까지, 이 책은

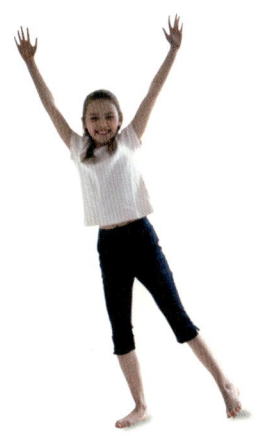

아이들 역시 보완 의학으로 효과를 볼 수 있다.

일상에서 부딪히는 수많은 건강 문제에 대한 해답을 제시한다. 아울러 꼭 필요하지 않은 독한 약을 가급적 복용하지 않으려는 사람들이 늘고 있고 (처방전 없이 살 수 있는 약이 많다) 수면제, 진정제, 항생제, 진통제 처방이 줄지 않는 상황에서 바람직한 대안이 될 수 있다.

많은 '대체의학 전문가들'은 의약 산업이 발전하기 전이 좋은 시절이었다고 말한다. 하지만 이는 안개가 심한 거리를 걷는 일과 같다. 모든 요법과 약은 위험과 효능의 관점으로 명확히 검증을 받아야 한다. 대부분의 자연요법이 가벼운 위험과 큰 효능을 갖고 있다는 것은 명백한 사실이다. 하지만 현대의학의 발전과 복잡한 화학약품이 하는 역할을 간과해서는 안 된다.

이 책에는 많은 대안 요법이 나오지만, 좋고 나쁘기만 한 '대체의학' 같은 것은 실제로 존재하지 않는다. 심각한 질환의 경우 환자는 자신의 상황에 맞는 여러 요법을 결합해서 시행하는 것이 가장 좋다. 그런 이유로 '보완의학'이라고 표현하는 것이다.

이 책이 당신의 주치의 자리를 대신할 수는 없다. 하지만 많은 경우 책에 제시된 안전하고 간단한 요법으로 불필요한 병원 치료를 대신할 수 있다.

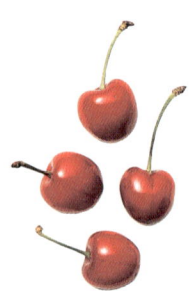

체리는 비타민C와 바이오플라보노이드를 함유하고 있다.

증상의 심각성이 의심스러운 경우, 특히 아이들의 질병과 관련해서는 반드시 의사와 상담해야 한다. 부모들은 아이의 건강에 대해 본능적인 직감을 갖고 있다. 무언가 불편한 직감이 들 때는 지체하지 말고 병원에 가야 한다.

대부분의 사고는 가정에서 일어난다. 해마다 전체 인구의 절반 이상이 치료가 필요한 사고를 당한다. 그리고 5분의 1 가량이 의학적 치료를 받아야 하는 부상을 입는다. 적당한 케어로 사고를 줄일 수 있다. 하지만 이 책에서 설명한 많은 질환을 예방하려면 조금 더 노력이 필요하다. 그런 노력은 충분히 가치 있는 일이다. 이제 여러분은 병을 예방하는 건강한 식습관과, 아로마테라피로 스트레스를 해소하는 방법, 일상의 감염에 대한 면역력을 길러주는 방법에 대해 자세하게 알게 될 것이다.

기술이 하루가 다르게 발전하고 스트레스가 심한 복잡한 세상에 살면서 우리는 건강에 대해 걱정이 많다. 이 책에 나오는 많은 요법은 우리의 걱정과 불안을 해소해 줄 것이다. 이 책을 읽고 나면 수많은 질병에 대처하는 방법을 알게 되고 자신감을 갖게 될 것이다. 대부분의 요법은 오랜 시간 테스트를 거친 후 이제는 과학적으로 입증이 된 것이다. 또는 수백 년

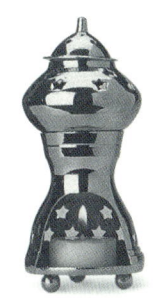

오일을 태우는 단순한 형태의 베이포라이저

동안 수많은 사람들이 몸으로 그 효능을 입증한 것들이다. 과학자들은 비웃을지 모르지만, 현대의학은 탁월한 치료 기술을 가진 치료사들의 비기와 경험을 토대로 하고 있다. 그리고 일부 강력한 현대 의약품은 임상실험이 시작되기 오래 전에 이미 일반적으로 이용되던 것들이다.

이 책에서 소개한 간단한 요법의 효능을 빨리 확인하고 친척과 친구들에게도 알려주기를 바란다. 그래서 민간요법의 한 페이지를 더 보태주기를 바란다. 아울러 그 과정에서 건강을 되찾고 활기찬 생활을 해나가기를 간절히 소망한다.

마이클 반 스트라텐

## 차례

감수의 글
책을 펴내며
여는 글

### 01 면역시스템

16 • 염증
19 • 알레르기
22 • 발열
25 • 유행성 감기
28 • 인후염
31 • 대상포진
34 • 단순포진

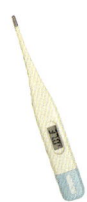

### 02 자율신경계

38 • 신경통
41 • 두통
44 • 편두통
47 • 피로
51 • 만성피로증후군
54 • 스트레스
58 • 불면증
61 • 계절성 우울증

### 03 호흡기계

64 • 카타르
66 • 감기
69 • 기침과 기관지염
72 • 건초열
75 • 부비강염
78 • 천식
81 • 딸꾹질

### 04 순환기계

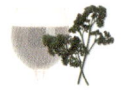

84 • 빈혈
87 • 동상
90 • 하지정맥류
92 • 하지불안증후군

### 05 뼈와 근육

96 • 요통
100 • 관절염
103 • 퇴행성관절염
106 • 골다공증
109 • 류머티즘
112 • 쥐
115 • 반복운동손상

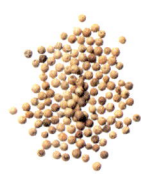

### 06 소화기계

118 • 속쓰림
120 • 소화불량
123 • 구역
126 • 복통
129 • 방귀
132 • 담낭 이상
135 • 기생체감염
138 • 소화성궤양
141 • 과민성대장증후군
144 • 변비
147 • 설사
150 • 체중 이상
153 • 위장염
156 • 위염

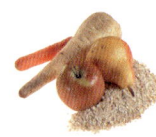

## 07 생식기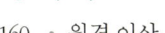

- 160 • 월경 이상
- 163 • 생리전증후군
- 167 • 폐경
- 170 • 칸디다성 질염
- 173 • 자궁근종

## 08 배설계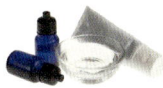

- 176 • 치핵
- 179 • 방광염
- 182 • 야뇨증

## 09 감각

- 186 • 여드름
- 189 • 종기
- 192 • 사마귀
- 195 • 티눈과 굳은살
- 197 • 셀룰라이트
- 200 • 피부염
- 202 • 습진
- 205 • 두드러기
- 208 • 건선
- 211 • 백선
- 214 • 두피 이상
- 217 • 귀앓이
- 220 • 구취
- 223 • 구강궤양
- 226 • 치은염
- 229 • 치통
- 232 • 결막염
- 234 • 다래끼

## 10 어린이 질병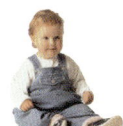

- 238 • 편도선염
- 241 • 홍역
- 244 • 풍진
- 247 • 볼거리
- 250 • 수두
- 253 • 백일해
- 256 • 성홍열

## 11 응급치료

- 260 • 벤 상처
- 262 • 타박상
- 264 • 눈언저리의 검은 멍
- 265 • 물린 상처
- 266 • 침에 쏘인 상처
- 268 • 화상
- 270 • 선번
- 272 • 뱀
- 274 • 골절
- 276 • 코피
- 278 • 가시박힘
- 280 • 멀미
- 282 • 졸도

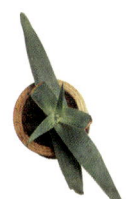

- 284 • 허브요법을 이용하는 기본적인 방법
- 286 • 가장 많이 쓰이는 허브
- 288 • 아로마테라피
- 289 • 가장 많이 쓰이는 아로마테라피 오일
- 290 • 치유하는 음식
- 292 • 헤이 다이어트
- 293 • 마이너스 다이어트
- 294 • 가정용 약상자
- 295 • 저자 소개

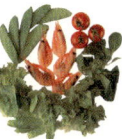

# 01
THE Good Health DIRECTORY

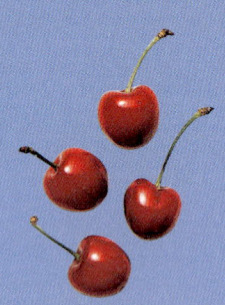
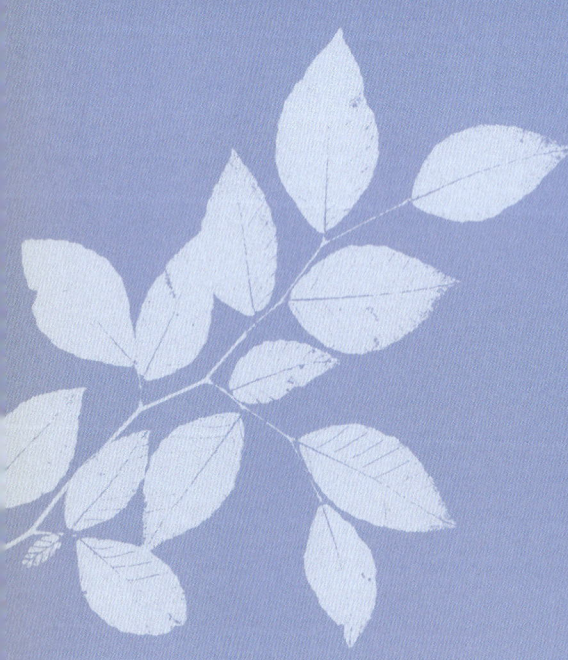

# 면역시스템

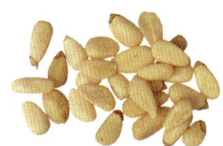

최근 20여 년에 걸쳐 면역력 약화는 건강 문제의 주범으로 자리 잡아가고 있다. 하지만 건강한 라이프스타일이 면역력 강화에 얼마나 중요한지, 면역력이 여러 질병을 치료하는 데 얼마나 큰 역할을 하는지 알고 있는 사람은 많지 않다. 이번 장에서는 열, 감기, 인후염같이 면역 기능이 약해진 데서 비롯된 질환을 치료하는 가장 좋은 방법에 대해 살펴보고자 한다.

The Immune System

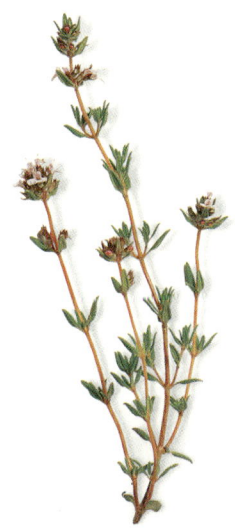

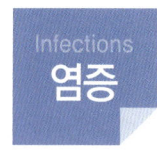
## 염증

열이 나고, 원인에 따라 여러 가지 증상이 나타난다. 근육통, 오한, 특정 부위의 통증과 염증, 코막힘, 목의 통증 같은 증상이 나타나기도 한다.

우리는 수십억 마리의 박테리아/바이러스와 함께 살고 있다. 이들 가운데 대부분은 사람에게 별다른 영향을 미치지 않으며 일부는 사소하게 영향을 미친다. 반면 인간의 생명을 위협하는 종류도 있다. 인체의 방어 체계는 아주 예민해서 적절한 영양 공급이 필요하다. 이 필요가 충족되지 못하면 건강과 균형을 잃어버리고, 심하면 사망하기도 한다.

**의사를 찾으세요**
39도 이상의 고열이 나면 일반 의약품으로는 해결되지 않는다.

### 현대의학

열로 인해 오한이 날 때 옷을 껴입고 침대에 누워 있으면 상태가 더 악화된다. 따뜻한 물로 목욕을 하거나 미지근한 물로 몸을 닦아내면 정상 체온을 회복하는 데 도움이 된다. 옷을 가볍게 입고 진통제를 복용한다. 항생제를 처방하는 경우도 있는데, 바이러스에는 항생제가 효과가 없다.

사용법 | 성인은 열이 나기 시작할 때 진통제 1~2알을 복용한 후 4시간마다 복용한다. 자세한 사항은 포장지에 적힌 용법을 참조한다.

사용법 | 소아는 액체 진통제를 시간에 맞춰 먹인다. 포장지에 적힌 용법을 참고하거나 의사의 지시를 따른다.

## 🌿 허브요법

허브가 바이러스나 박테리아에 의한 질환을 치료하는 데 효과가 있다는 연구 결과가 발표되고 있다.

사용법 | 에키나세아는 가장 효과가 좋은 허브로 알려져 있다. 증상이 나타나면 초기에 하루 3번 600mg을 복용한다.

마늘은 항바이러스와 항박테리아 효능이 있다. 하루 2g까지 캡슐로 섭취하거나 음식에 마늘을 넣어 조리해서 먹는다.

황기와 영지버섯, 표고버섯 등 버섯류는 면역력 향상에 도움이 된다. 버섯 수프를 끓여 먹거나 캡슐로 만든 제품을 구입한다.

## 🍎 식이요법

강한 면역력을 원한다면 임신 3개월 전부터 예비 엄마 아빠가 술, 과다한 카페인, 니코틴, 약물을 삼가고 건강한 식습관을 유지해야 한다. 가장 좋은 식습관은 다음과 같다. 최소한 하루 5번 과일과 야채를 먹는다. 통밀빵이나 현미, 콩, 파스타, 시리얼 같은 복합탄수화물을 충분히 먹는다. 저지방 유제품을 골라서 먹는다. 일주일에 6개의 달걀과 최소 4번 등푸른생선을 먹는다. 흰살생선과 가금류를 충분히 먹고, 붉은 살코기는 적게 먹는다.

좋은 식습관은 평생 동안 유지해야 한다. 특히 스트레스가 심할 때는 각별히 음식에 신경을 써야 한다. 필수 미네랄을 섭취하는 게 중요한데, 매일 호박씨 한 주먹을 먹으면 아연을 보충할 수 있다. 하루에 브라질너트(brazil nut) 5개를 먹으면 필요한 셀레늄을 얻을 수 있다. 비타민A와 C, E는 강력한 항산화작용을 한다. 한편 요구르트에 들어 있는 천연 박테리아는 최고의 면역증강제로 꼽힌다.

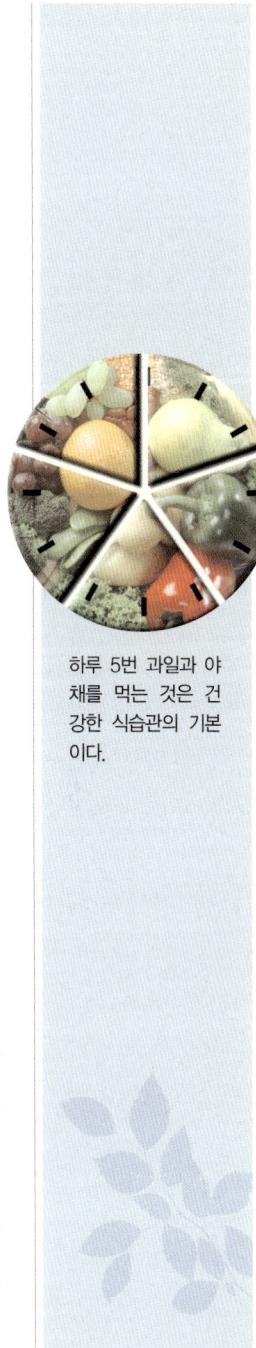

하루 5번 과일과 야채를 먹는 것은 건강한 식습관의 기본이다.

## 주의 사항

진통제를 복용할 때 복용법을 주의 깊게 읽고 용량을 초과하지 않도록 주의해야 한다.

### 🔥 아로마테라피

- 티트리(tea tree)
- 라벤더(lavender)
- 유칼립투스(eucalyptus)
- 타임(thyme)
- 니아울리(niaouli)
- 베르가모트(bergamot)

위와 같은 오일은 유기체를 공격하고 공기로 이동하는 세균을 없애 주며 인체의 면역력을 증강시킨다.

사용법 | 개인의 취향과 편의에 맞게 이용하면 된다.

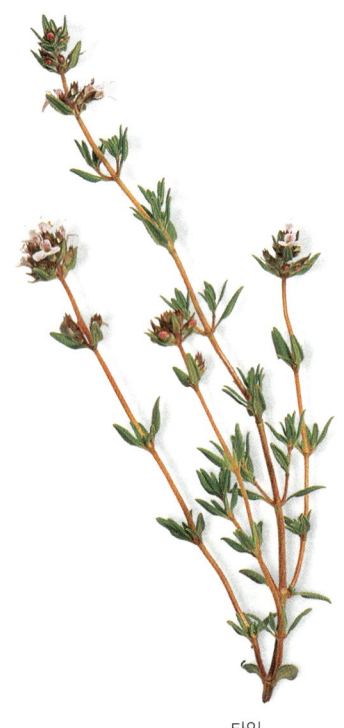

타임

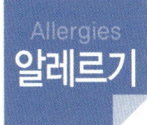
# 알레르기
Allergies

눈이나 피부가 가렵고 기침을 심하게 하고 코가 막히거나 콧물이 흐르는 증상이 나타난다. 심하면 호흡 곤란을 일으키고 음식물을 삼키지 못하며 입술과 혀가 붓는 증상이 나타나기도 한다.

알레르기는 인체의 방어 메커니즘이 이상 반응을 보이면서 나타나는 증상이다. 인체가 특정 음식이나 꽃가루, 공기 중의 오염물질을 위험한 침입자로 판단하면 백혈구가 과민 반응을 하게 된다. 이러한 과민한 반응 자체가 바로 질병이 되는 것이다. 알레르기를 일으키는 원인 물질을 피하는 것이 유일한 치료법인 경우가 있다. 하지만 가정에서 적절하게 조치를 취하면 큰 효과를 낳기도 한다.

## 현대의학

가벼운 증상은 항히스타민제나 스테로이드로 치료가 가능하다. 땅콩 알레르기처럼 심각한 알레르기 반응이 나타날 때는 즉시 의사의 도움을 받아야 한다. 심각한 알레르기가 있는 사람은 알레르기 반응이 나타날 때 자신의 알레르기를 설명해주는 팔찌나 목걸이를 착용하기 바란다.

**사용법** | 성인. 항히스타민제를 알약이나 시럽, 안약으로 이용할 수 있다. 졸음을 동반하는 약제도 있다. 알약은 대개 하루 한 번 복용하고, 안약은 더 자주 사용한다. 자세한 내용은 포장지에 적힌 복용법을 참조하거나 의사의 지시에 따른다. 코에 사용하는 스테로이드 스프

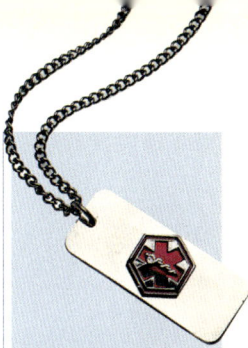

알레르기 목걸이를 착용하면 위기에 처했을 때 목숨을 구할 수 있다.

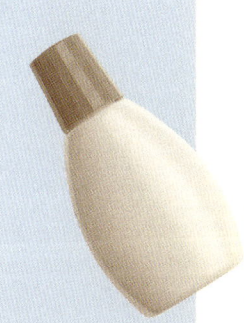

어른과 소아 모두 스테로이드 스프레이가 알레르기 증상을 완화시켜 준다.

### 주의 사항

과민반응성은 치명적일 수 있다. 즉시 환자에게 아드레날린 주사를 주어야 한다. 호흡 곤란이나 얼굴 부종이 나타나면 응급실로 달려가야 한다.

레이는 하루 2번 2차례 뿌려준다.

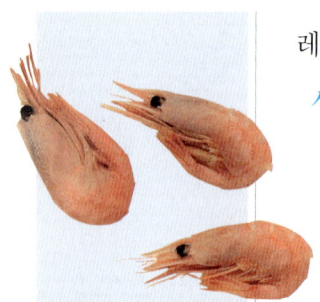

새우를 비롯해 갑각류를 먹은 직후 심한 반응이 나타나는 사람들이 있다.

**사용법** | 소아는 연령에 맞게 항히스타민제 시럽을 먹인다. 자세한 사항은 포장지에 적힌 복용법을 참조하거나 의사의 지시에 따른다. 6세 이상 어린이의 경우 코에 사용하는 스테로이드 스프레이는 하루 2번 2차례 뿌려준다.

## 식이요법

특정한 음식을 먹거나 접촉하면서 알레르기가 나타나는 경우가 가장 많다. 음식 알레르기는 대체로 가족력인 경우가 많은데, 너무 어린 나이에 특정 음식(우유나 땅콩)을 섭취하면서 알레르기가 생기는 경우가 있다. 알레르기를 유발하는 가장 일반적인 음식으로는 우유, 달걀, 유제품, 갑각류, 견과류, 베리 등이 있다. 음식 알레르기의 경우 원인이 되는 음식을 소량만 섭취해도 즉시 반응이 나타난다. 반면 음식 과민증(food intolerance)은 몇 시간 후에 반응을 보인다. 이 두 가지를 혼동하지 않도록 주의하라. 우유 과민증은 매우 흔한 문제이지만 진짜 우유 알레르기는 극히 드물다.

비타민B가 풍부한 음식은 모두 알레르기 증상을 완화하는 데 도움이 된다. 등푸른생선은 오메가3 지방산이 풍부해서 습진 치료에 효과가 있다.

> **주의 사항**
>
> 류(rue) 같은 몇몇 허브는 알레르기 반응을 악화시키기도 한다. 천연 멜리사(melissa)는 매우 귀하고 값도 비싼데, 이것을 이용할 때는 사용법을 충분히 숙지해야 한다. 피부에 심각한 화상이 생길 수 있기 때문이다.

## 허브요법

마늘은 옛날부터 음식 알레르기에 효과가 있는 것으로 알려져 있다. 마늘을 음식에 넣어 먹거나 매일 마늘 캡슐을 복용하도록 한다. 짚신나물(agrimony) 차를 매일 규칙적으로 마시면 알레르기를 일으키는 음식에 대한 소화력이 향상된다. 메리골드(marigold)는 음식 알레르기와 연관이 있는 진균감염에 효과가 있다. 캐모마일이나 엘더(elder), 야로우(yarrow) 꽃으로 만든 차도 알레르기 반응을 완화하는 데 도움이 된다.

### 아로마테라피

- 멜리사
- 로만 캐모마일
- 라벤더

위와 같은 오일은 외부 자극에 과민하게 반응하는 인체를 진정시켜 준다. 몸뿐만 아니라 마음도 안정시켜주는 역할을 한다.

사용법 | 나타나는 현상에 따라 사용법이 달라진다. 피부에 염증이 있을 경우 습포제나 입욕제로 이용한다. 로션에 오일을 몇 방울 떨어뜨려 하루 몇 차례 발라준다. 피부에 염증이 너무 심해 바를 수 없을 경우에는 스프레이를 사용한다.

메리골드는 음식 알레르기로 인해 발병한 진균감염에 효과가 있다.

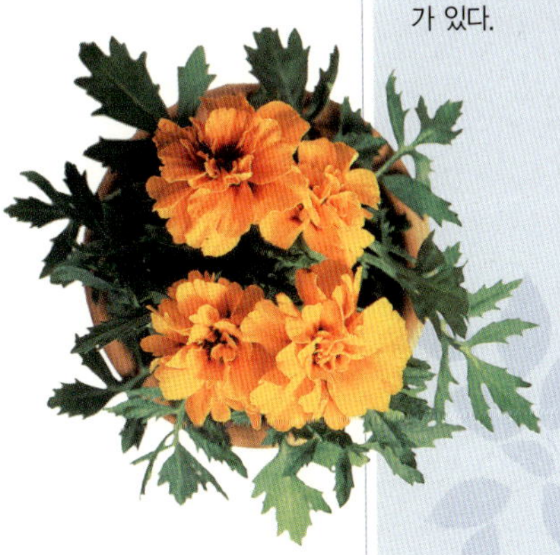

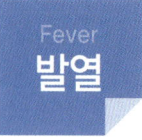

## 발열

열이 나고 오한이 나면서 피부가 건조해지는 증상이 나타난다. 손발이 아프고 땀이 나며 심한 갈증을 동반하는 경우도 있다.

발열이나 고온은 인체에 침입한 박테리아나 바이러스에 인체가 대응하는 방식이다. 정상 체온은 36.9도에서 37.5도 사이다. 0.5도만 체온이 올라가도 우리는 불편함을 느끼는데, 이는 인체 어딘가에 염증이 생겼다는 신호이기도 하다. 대부분의 경우 몸이 알아서 열을 조정한다. 예를 들어 감기로 인해 열이 날 경우 그냥 내버려두어도 정상으로 돌아온다. 하지만 특별한 이유 없이 오랫동안 열이 계속되거나 열이 너무 높으면 정밀 검사를 받아야 한다.

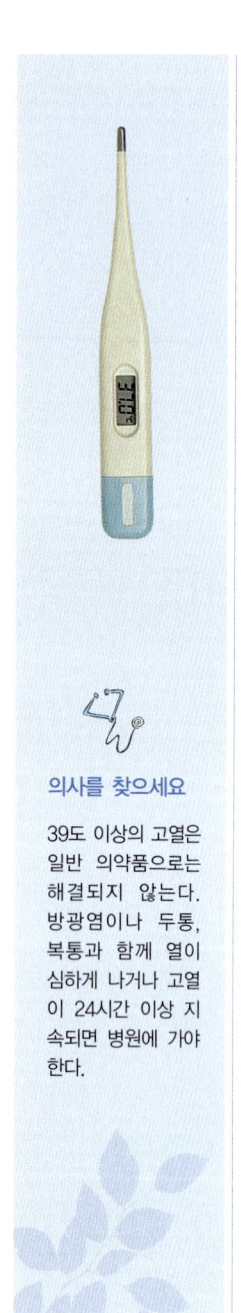

**의사를 찾으세요**

39도 이상의 고열은 일반 의약품으로는 해결되지 않는다. 방광염이나 두통, 복통과 함께 열이 심하게 나거나 고열이 24시간 이상 지속되면 병원에 가야 한다.

### 현대의학

오한이 나면서 컨디션이 좋지 않을 때 두꺼운 솜이불을 덮고 누워 있으면 체온이 높아져 상태가 더 안 좋아질 수 있다. 이때는 따뜻한 물에 목욕을 하거나 수건을 미지근한 물로 적셔서 몸을 닦아내도록 한다. 옷을 얇게 입고 진통제를 복용한다. 원인에 따라 주치의가 항생제를 처방할 수도 있다.

사용법 | 성인은 열이 나기 시작할 때 진통제 1~2알을 복용한 후 4시간마다 복용한다. 자세한 사항은 포장지에 적힌 용법을 참조한다.

사용법 | 소아는 액체 진통제를 시간에 맞춰 먹인다. 포장지에 적힌 용법을 참고하거나 의사의 지시를 따른다.

## 🍎 식이요법

'감기에는 잘 먹고 열에는 음식을 삼가라' 라는 옛말이 정답이다. 열이 나면 식욕이 떨어진다. 땀을 많이 흘려 몸에 수분이 부족한 상태이므로 반드시 수분을 보충해주어야 한다. 물에 희석한 감귤류 주스는 면역력 향상에 도움이 되는 비타민C를 보충해 주며 파인애플 주스는 증상을 완화시켜 주는 효소를 보충해준다. 캐모마일, 라임블러섬(lime blossom), 엘더플라워(elderflower) 같은 허브차도 도움이 된다. 면역 체계가 효과적으로 작용하도록 하려면 다양한 과일과 야채, 견과류를 규칙적으로 먹어야 한다. 그래야 면역력에 필요한 비타민C, 아연, 셀레늄, 카로티노이드를 섭취할 수 있다.

### 주의 사항
해외여행, 찰과상, 동물 접촉이나 수술 후 열이 날 경우 각별한 주의가 필요하다.

## 🔥 아로마테라피

- 로만 캐모마일
- 라벤더
- 티트리
- 주니퍼(juniper)
- 페퍼민트

땀을 내야 할 필요가 있을 때 티트리와 주니퍼가 효과가 있다. 라벤더와 페퍼민트는 특히 아이들이 경련을 일으킬 때 도움이 된다. 캐모마일은 진정 효과가 있다.

사용법 | 욕조에 담가 이용하거나 찬물에 소량을 넣어 수건으로 몸을 닦아준다.

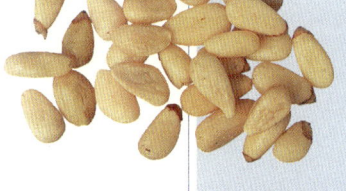

모든 종류의 견과류는 면역력 향상에 도움이 된다.

## 허브요법

허브는 오래 전부터 열을 다스리는 데 이용되고 있다. 몸이 '뜨거운' 단계에서는 땀을 내 열을 식혀주고(야로우, 라임꽃, 등골나무 등) 소화 작용을 돕는다(용담(gentian)이나 쑥의 쓴맛이 작용). 이후 '경련' 이 일어나는 단계에서는 열이 나게 해준다(안젤리카, 계피, 생강 등을 이용한다).

사용법 | 증상이 가벼울 때만 가정에서 치료를 해야 한다. 적당량을 우려내 사용한다.

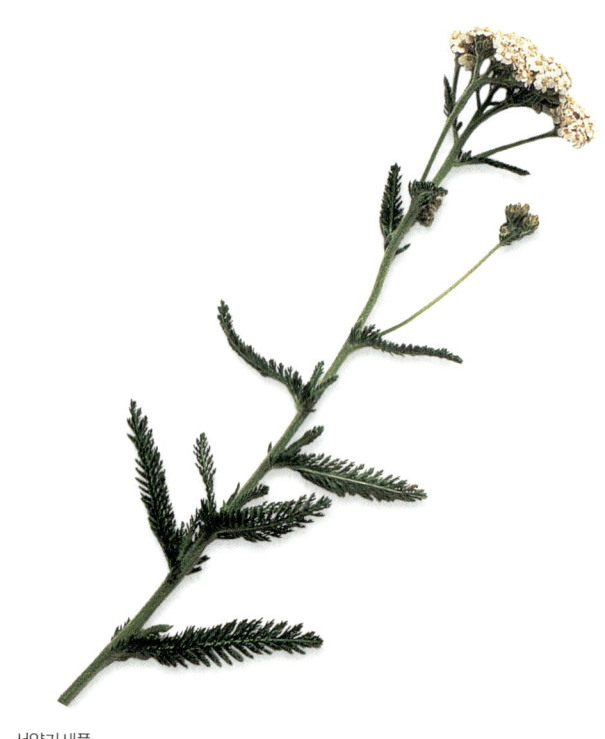

서양가새풀

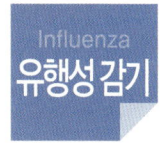

## 유행성 감기 (Influenza)

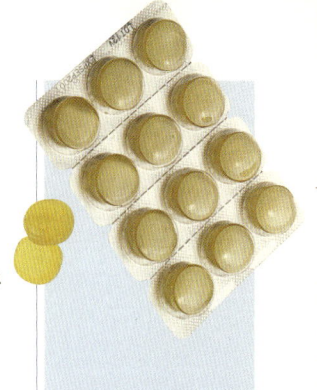

고열, 요통, 근육통, 전신 쇠약감 등의 증상이 나타난다. 식욕이 없고 재채기와 마른기침이 나며 목이 따갑고 아파서 음식을 삼키기 힘들 때도 있다.

유행성감기는 해마다 수많은 사람들을 괴롭히는 심각한 질병이다. 거의 3년마다 유행성감기가 발생하는데, 면역력을 갖고 있지 않은 새로운 바이러스 종류가 나타나기 때문이다. 때문에 언제나 부엌 찬장에 필요한 상비약을 준비해두어야 한다.

**의사를 찾으세요**

기침이 심해지고 호흡이 곤란하면 병원에 가야 한다.

### ➕ 현대의학

유행성감기는 바이러스 감염으로 인한 질병이므로 항생제가 듣지 않는다. 진통제를 섭취하면 오한과 근육통이 완화되며, 로젠지(lozenges)와 뜨거운 물은 따가운 목에 효과가 있다. 침대에 누워 쉬면서 물을 자주 마신다. 독감 백신으로 예방할 수 있는 종류도 있다.

*사용법* | 성인은 열이 나기 시작할 때 진통제 1~2알을 복용한 후 4시간마다 복용한다. 자세한 사항은 포장지에 적힌 용법을 참조한다.

*사용법* | 소아는 액체 진통제를 먹인다. 포장지에 적힌 용법을 참조하거나 의사의 지시를 따른다.

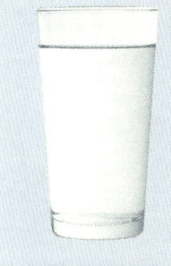

유행성감기를 앓는 동안 물을 많이 마시는 게 좋다. 특히 식욕이 없을 때는 수분 섭취에 신경을 쓴다.

### 🌿 허브요법

허브는 유행성감기의 여러 증상을 완화시켜 줄 뿐만 아니라 앓고 난

면역시스템 **25**

후 쇠약해진 몸에도 도움이 된다.

사용법 | 등골나무, 야로우, 엘더플라워, 페퍼민트를 같은 양으로 섞어 즙을 낸다. 물 1컵에 허브즙 2티스푼과 계피를 조금 넣는다.

라벤더 차에 수건을 적셔 머리에 대고 있으면 열이 나는 두통에 효과가 있다.

독감을 앓고 난 후 목향(elecampane) 뿌리 달인 물에 버베인(vervain)과 세인트 존스 워트(St. John's wort)를 같은 양 섞어서 복용하면 기력을 회복하는 데 도움이 된다.

## 식이요법

유행성감기에 걸리기 전에 미리 음식에 신경을 써야 한다. 기본적으로 면역력을 높이는 게 중요한데, 앞에 나온 '염증' 편을 참고하기 바란다. 유행성감기에 걸리면 최소한 48시간 동안 푹 쉬어야 한다. 처음 24시간 동안은 수분(레몬주스나 뜨거운 물, 꿀 등은 몸을 진정시키는 효과가 있고, 파인애플 주스는 효소를 공급한다)을 충분히 섭취하고 포도, 베리, 감귤류, 배만 먹는다. 다음 24시간 동안 익힌 채소와 샐러드를 먹는다. 3일째 되는 날에 빵과 토마토, 밥, 파스타 등을 먹는다. 4일째 되면 일상적인 식사를 할 수 있다.

유행성감기를 앓는 동안 하루 3번 비타민C 1g을 복용하고 비타민A 5,000IU와 비타민B 복합제를 복용한다. 일주일 후부터 매일 비타민C 1g, 비타민A 1,000IU, 비타민B 복합제를 최소 3주 동안 복용한다.

## 아로마테라피

• 티트리

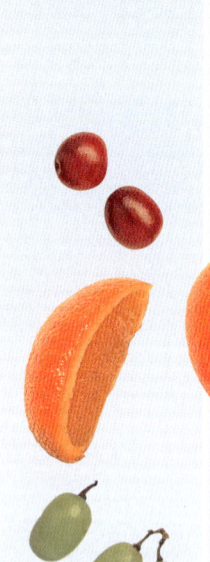

포도와 감귤류는 유행성감기 초기 단계에 반드시 먹어야 한다.

티트리는 땀을 내주어 더 악화되지 않도록 해준다.

사용법 | 따뜻한 욕조에 4~6방울 떨어뜨려 몸을 푹 담근 후 큰 컵에 물을 한 잔 마시고 잔다. 증기흡입기와 버너를 이용하면 교차감염을 막아주며 증상이 완화된다.

### 한방 · 민간요법

• 무 · 벌꿀차

《본초강목》에 의하면 무는 담을 삭이고 기침을 멎게 하며 소화를 촉진하는 작용이 있다고 기록되어 있다. 《동의보감》에 의하면 꿀은 오장의 기를 보하고 몸을 따뜻하게 한다고 한다.

만드는 방법

① 무를 납작하게 썰어 유리 항아리에 넣고 무가 잠기도록 벌꿀을 붓는다.

② 항아리를 밀봉해 서늘하고 시원한 곳에 보관한다.

③ 시간이 지나면 무즙이 나와 꿀과 섞이는데, 이 즙을 컵에 따라 뜨거운 물을 부어 차를 만들어 마신다.

• 생강차

한방에서 생강은 몸을 따뜻하게 하여 한기를 몰아내며, 계피는 기혈의 순환을 촉진하고 면역력을 증강시킨다.

만드는 방법

① 생강 15g에 계피 10g, 흑설탕 15g, 곶감 2~3개 정도를 넣고 물 1.5리터 가량을 붓고 끓인다.

② 물이 절반 정도로 줄어들면 불을 끈다.

하루 3~4회 가량 이틀 정도 마시면 감기 증세가 가라앉는다.

**주의 사항**

유행성감기는 2차 흉부감염과 폐렴으로 발전할 수 있다. 어린 아이와 노인, 천식이나 기관지염, 폐색성기도질환, 신장병, 당뇨병이 있거나 면역억제제 치료를 받고 있는 사람은 즉시 병원을 찾아야 한다.

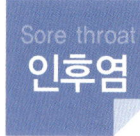

# 인후염

목이 아프면서 목소리가 쉬는 증상이 나타나는데, 나으면 두 가지 증상이 동시에 사라진다. 심한 기침이 나기도 한다. 감기나 연기, 지나치게 목을 많이 쓰는 게 원인이 될 수 있다. 편도선염과 연관이 있는 경우도 있다.

인후염은 바이러스 감염, 탈수, 지나치게 목을 많이 쓰거나 소리를 질러 생긴다. 혹은 다른 염증질환의 초기 증상일 수도 있다. 염증, 편도선 확장이 원인이 되기도 한다. 인후염은 흔하게 발병하는 불편한 질환으로 심각한 경우는 거의 없다.

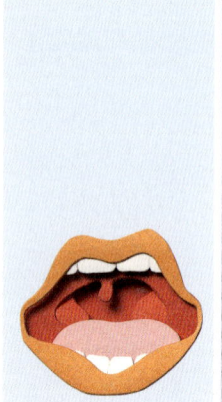

인후염은 보통 일주일 이상 계속되지 않는다.

## 현대의학

목이 쉬면 말을 하지 말고 성대를 쉬게 해주어야 한다. 증기흡입은 성대 주변이 부어오른 것을 가라앉히는 데 도움이 되는데, 필요할 때마다 사용해도 된다.

사용법 | 성인은 링크터스(linctus) 1~2스푼이나 로젠지 1알을 4시간마다 복용한다. 자세한 사항은 포장지에 적힌 용법을 참조한다.

사용법 | 소아는 링크터스 1스푼이나 로젠지 반 개를 하루 3번 먹인다. 포장지에 적힌 용법을 참조하거나 의사의 지시를 따른다.

## 허브요법

세이지(sage), 레이디스맨틀(lady's mantle), 로즈마리, 타임(thyme), 실버

**의사를 찾으세요**

목소리가 변해 1~2주 이상 정상으로 회복되지 않을 때, 6주 이상 목 쉰 소리가 날 때

위드(silverweed), 짚신나물(agrimony), 에키나세아로 가글을 하면 수렴, 진정, 살균 효과가 있다.

사용법 | 허브의 즙을 짜내 잘 걸러서(한 컵에 2~3티스푼) 30분마다 가글을 한다.(에키나세아 윗부분이나 뿌리를 달여서 이용한다.) 신선한 알로에 베라 즙을 추가해서 가글을 해도 좋다. 위에서 열거한 허브 중 어느 것이든 즙을 내 마신다.(물 1컵에 1티스푼을 넣는다.)

## 식이요법

열이 나면서 목이 심하게 아플 때 하루 동안 생과일과 과일 주스를 먹으면 면역력이 향상되며 필요한 영양소를 공급할 수 있다. 파인애플 주스와 감귤류 주스를 물에 50:50으로 희석해 충분히 마신다. 아보카도와 파인애플, 망고, 파파야 같은 열대과일을 많이 먹는다. 항생제 처방을 받을 때 요구르트를 많이 먹으면 장내 천연 세균이 정상으로 회복된다. 뭐니 뭐니 해도 인후염에 가장 좋은 방법은 하루 물 4~6잔과 음료를 마시는 것이다. 꿀 한 스푼과 레몬주스를 넣은 뜨거운 물이 가장 좋은 약이다.

## 아로마테라피

- 백단
- 몰약
- 티트리

이러한 오일은 항박테리아, 살균 작용을 하며 통증을 완화한다.

사용법 | 마사지 오일이나 크림에 섞어 목 주위에 바른다. 목 주위를 따뜻하게 감싼다.

### 주의사항

만성 인후염은 흡연이나 과도한 음주, 반복되는 구토, 열공성 탈장이 원인이 될 수도 있다.

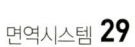

### 예방

목을 보호하려면 소금 섭취를 최소화하고 과음, 흡연을 피하고 뜨거운 물과 콜라를 삼가야 한다. 그래야 목의 예민한 점막이 손상되지 않는다.

### ❋ 한방·민간요법

• 겨자 찜질

겨자는 맵고 따뜻한 기운이 강하여 한기를 몰아내고 담을 삭이며 소염작용이 우수하다.

겨자 가루를 물에 개어 밀가루를 넣고 반죽한다(1:15~20 정도 비율). 목 부분에 겨자반죽을 올려놓고 찜질해준다. 겨자를 오래 두면 목에 가벼운 화상을 입을 수 있으므로 가끔 반죽을 떼었다가 다시 올려놓는다.

• 치자 차

치자는 성질이 차고 맛이 쓰다. 심장의 열을 풀고 염증을 진정시키는 작용이 우수하다.

① 말린 치자 20개에 물 2리터를 붓고 절반으로 줄어들 때까지 중불로 끓인다.

② 목이 부어 아플 때 마시면 효과가 좋다. 호흡기가 약한 사람은 치자 우린 물을 보관해두었다가 가글해 주면 좋다.

# 대상포진
Shingles

피부의 예민한 부위가 따갑고 아프다가 물집이 생긴다. 어깨나 가슴, 허리, 한쪽 얼굴, 한쪽 눈 주위에 주로 생긴다.

대상포진은 수두의 원인이 되는 바이러스와 똑같은 바이러스에 의해 발병한다. 수두를 앓고 난 후 바이러스가 신경절에 잠복해 있다가 몇 년 후 재활성화되면서 발병한다. 수두를 앓은 적이 없는 사람이 노년에 수두에 걸리거나 정신적 육체적으로 극심한 스트레스를 받게 되면 바이러스에 감염되기도 한다. 성인의 20퍼센트가 이 질환을 앓는데, 노인과 면역력이 약한 사람은 위험하다. 대상포진을 가볍게 앓고 넘어갔지만 몇 달이나 몇 년 동안 '대상포진후 신경통'으로 고생하는 경우도 있다.

**의사를 찾으세요**
대상포진으로 인해 고통스러울 때

## ✚ 현대의학

대상포진 증상이 심해지면 의사의 진료를 받는 게 좋다. 특히 대상포진이 눈에 생기면 치명적인 위험이 있으므로 즉시 의사와 상담을 해야 한다. 초기에 항바이러스제를 복용하면 효과가 있다. 강력한 진통제도 도움이 된다.

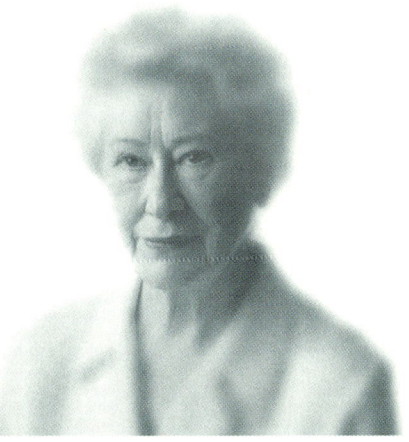

특히 노인들은 대상포진에 취약하다.

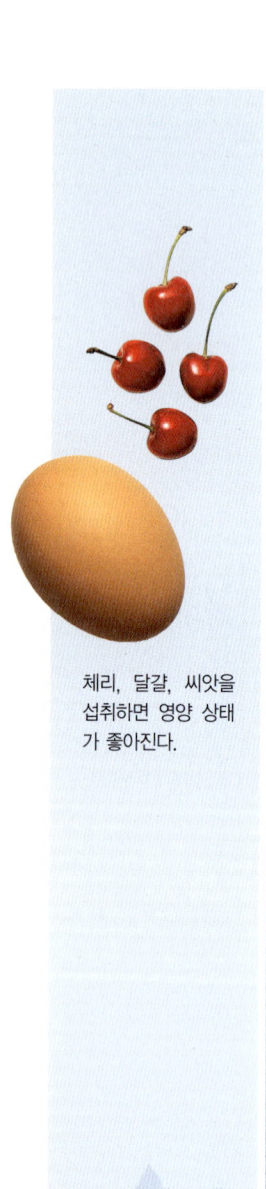

체리, 달걀, 씨앗을 섭취하면 영양 상태가 좋아진다.

## 🌿 허브요법

다양한 허브가 대상포진에 효과가 있다.

**사용법** | 병을 앓는 동안 에키나세아(매일 2g까지)를 복용하면 바이러스 감염에 도움이 된다. 세인트 존스 워트(St John's wort) 즙을 많이 바르면 대상포진이 호전된 후에 나타날 수 있는 신경통을 막을 수 있다. 패션플라워(passion flower), 레몬밤(lemon balm), 야생상추(wild lettuce)를 같은 양으로 섞은 차를 마시면 통증과 불편함이 완화된다.

신선한 알로에 베라 즙을 물집에 바른다. 카이엔(cayenne)이나 버베인(vervain), 세인트 존스 워트를 크림이나 오일에 섞어 사용하면 통증 완화에 도움이 된다. 특히 카이엔이 효과가 좋다.

## 💧 아로마테라피

- 유칼립투스
- 티트리
- 라벤더
- 로만 캐모마일
- 베르가모트

이러한 오일은 고통을 완화하고 물집을 말려주며 항바이러스제 기능을 한다. 베르가모트는 대상포진 바이러스에 강력하게 대항하며 항울제로도 효과가 있다. 티트리 오일 역시 인체의 면역력을 높여주어 염증이 생기지 않도록 도와준다.

**사용법** | 증상이 나타나는 부위와 모든 신경말단이 있는 척추의 양옆에 오일을 바른다. 통증이 너무 심해서 손도 댈 수 없을 때는 스프레이에 오일을 넣어 사용하거나 솔에 오일을 묻혀 바르거나 목욕물에 떨어뜨려 사용한다.

### 식이요법

비타민B, 바이오플라보노이드, 비타민C는 중요한 영양소이다. 그러므로 감귤류를 충분히 먹어야 한다. 조각 사이에 있는 껍질과 속을 같이 먹는 게 좋다. 체리, 토마토, 망고, 달걀, 가금류, 간, 견과류, 씨앗, 통곡식, 올리브오일, 해바라기씨오일, 홍화씨오일을 많이 먹는다. 요구르트에 들어 있는 유산균은 인체가 비타민B를 생산하는 데 반드시 필요한 요소라는 점을 기억하기 바란다.

### 예방

균형 잡힌 영양 섭취가 예방에 중요하다. 필수아미노산 엘라이신(L-lysine) 0.5g과 비타민B 복합제를 소량 복용하면 도움이 된다.

### 주의 사항

눈에 생긴 대상포진은 심각한 합병증을 유발할 수 있으므로 의사의 면밀한 진료가 필요하다.

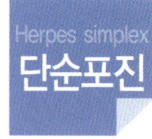

## 단순포진

입이나 코 주위가 가렵고 따갑다. 작은 물집이 줄줄이 생기는데, 딱지가 생기기 전에 맑은 분비물이 나온다.

눈에 잘 띄지 않지만 불편한 피부 발진으로, 헤르페스 바이러스가 원인이다. 감기를 앓고 난 뒤나 몸과 마음의 스트레스가 심할 때 나타난다. 여성들은 생리 기간 중에 증상이 나타나는 경우가 많다. 휴일에 햇빛을 너무 많이 받으며 야외활동을 한 경우에도 증상이 나타난다.

**의사를 찾으세요**

단순포진이 자주 생길 때

단순포진은 심각한 병은 아니지만 불편하고 불쾌하다.

### 현대의학

항바이러스제가 들어 있는 크림을 초기에 바르면 심해지지 않는다. 항바이러스제는 빈번한 재발에 도움이 되며 증상이 심해지지 않도록 해준다.

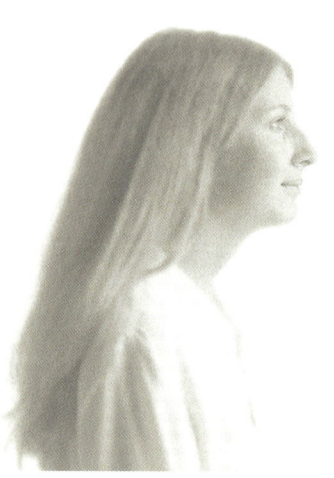

사용법 | 성인은 의사의 지시에 따라 항바이러스제를 하루 5번씩 5일 동안 복용한다. 크림은 더 자주 발라준다.

사용법 | 소아는 의사의 지시에 따라 약을 복용한다. 크림을 수시로 발라준다.

## 허브요법

티트리 오일, 주니퍼 추출물, 라벤더 오일, 알로에 베라 즙, 얇게 썬 마늘, 하우스리크(houseleek) 주스가 도움이 된다.

**사용법** | 에키나세아가 들어 있는 캡슐(하루 600mg까지)이나 골든실(golden seal, 하루 100mg까지)은 염증을 잡는 데 도움이 된다.

# 02
## THE Good Health DIRECTORY

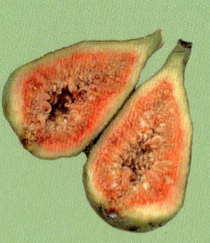

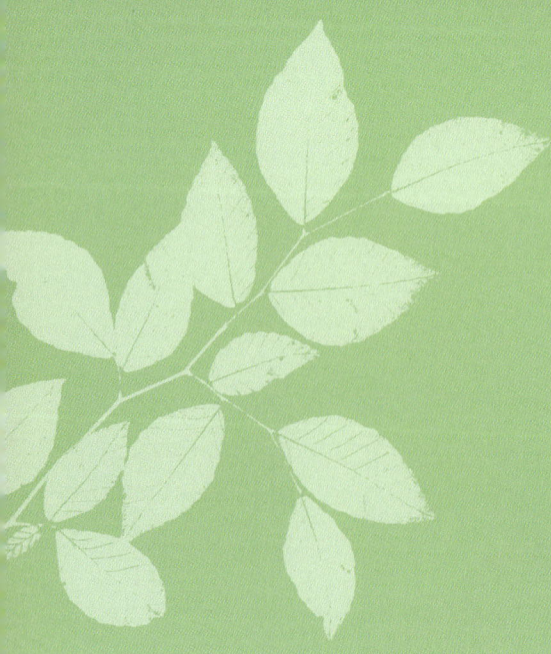

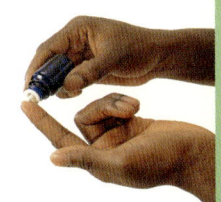

## 자율신경계

자율신경계는 눈과 귀, 피부, 관절 같은 기관부터 뇌까지 인체 곳곳에 자극을 전달하는 매우 복잡한 신경조직이다. 이 섬세한 시스템은 쉽게 흥분해 피곤, 스트레스, 두통, 불면증 등의 증상을 야기한다. 하지만 이러한 여러 질환은 단순한 조치만으로 효과를 얻을 수 있다. 예를 들어 음식은 몸뿐만 아니라 마음에도 영양분을 제공하는 것으로 알려져 있다. 한편 감각기관 중에서 가장 발달한 기관인 코를 사용해 냄새를 맡는 아로마테라피는 뇌에 직접 영향을 미친다.

The Nervous System

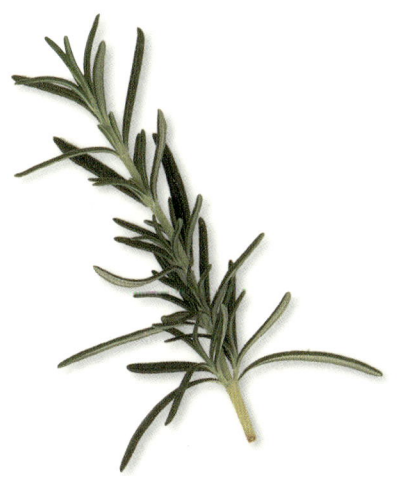

## Neuralgia 신경통

칼로 찌르거나 전기충격을 받는 듯한 통증을 느낀다. 삼차신경에 문제가 생겨 한쪽 얼굴에 나타나는 경우가 많다.(삼차신경통) 극심한 통증이 가라앉고 나서 만성 통증으로 변할 수 있다. 다른 신체 부위에도 나타날 수 있다.

신경통은 신경섬유에 통증이 생기는 병으로, 기관의 말단에서 느껴진다. 이 부분은 피부 표면과 가깝다. 대상포진후신경통과 삼차신경통이 가장 일반적이다. 두 경우 다 통증이 너무 심해 세수나 면도도 하기 힘들고 이불이 닿는 것조차 무겁게 느껴진다. 신경통은 민간요법이 거의 효과가 없다. 매우 강력한 처방약도 효과가 없기는 마찬가지다. 현대의학과 침, 민간요법을 혼합해 치료하는 게 가장 좋다.

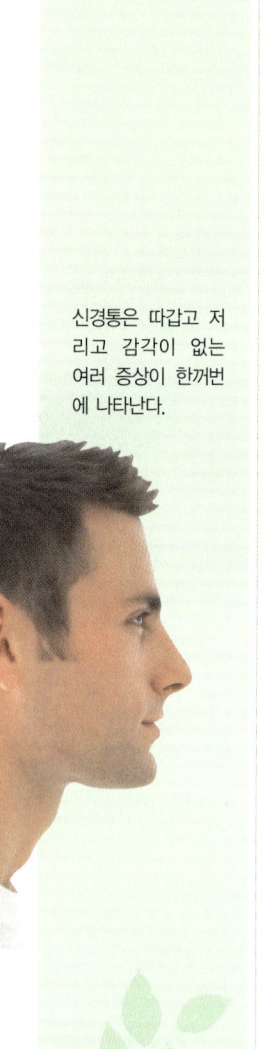

신경통은 따갑고 저리고 감각이 없는 여러 증상이 한꺼번에 나타난다.

### 현대의학

보온이나 마사지가 도움이 된다. 진통제를 복용해도 통증이 가라앉지 않으면 의사는 우울증이나 간질을 치료하는 약을 처방하기도 한다. 고통이 너무 심한 경우 주치의가 통증클리닉을 권할 수도 있다. 통증클리닉 전문가는 행동요법, 침 같은 여러 종류의 치료법을 권할 것이다.

사용법 | 성인은 통증이 시작되면 진통제 1~2알을 복용하고 이후 4시간마다 복용한다. 자세한 용법은 포장지에 적힌 내용을 참조한다.

사용법 | 소아는 액체 진통제를 규칙적으로 먹인다. 포장지에 적힌

용법이나 의사의 지시를 따른다.

## 🌿 허브요법

따뜻한 레몬주스나 희석한 레몬 오일을 통증이 있는 부위에 펴 바른다. 카이엔 크림과 즙을 바르면 밖으로 나타나는 증상에 도움이 된다. 허브는 몸 안에서 신경을 회복시켜주는 역할을 하기도 한다.

**사용법** | 세인트 존스 워트, 버베인, 캐모마일을 같은 양으로 섞어 한 컵에 2티스푼을 넣어 마시거나 발레리안(valerian)을 이용한다. 발레리안은 환이나 팅크처(tincture, 만드는 법 285쪽 참조)로 만들기가 제일 쉽다.

## 🍎 식이요법

토마토, 간(임신 중에는 삼간다), 견과류, 씨앗, 현미, 브라질너트, 우유, 달걀, 가금류, 통밀빵, 말린 과일, 녹색 채소와 뿌리채소, 콩류, 생선에는 비타민B가 풍부한데, 신경통을 앓는 사람은 반드시 먹어야 한다. 씹기가 힘들면 비타민B가 풍부한 식품을 스프로 만들어 마시거나 빨대를 이용해 섭취한다. 집에서 옛날식으로 현미와 마마이트(Marmite)를 많이 넣어 만든 치킨 스프는 영양이 풍부하고 맛도 좋은 음식으로 손꼽힌다.

## 💧 아로마테라피

- 라벤더
- 로만 캐모마일
- 마조람(majoram)
- 로즈마리

생선은 필수영양소인 비타민B를 함유하고 있다.

**주의 사항**

고혈압이 있는 사람은 로즈마리 오일을 사용하지 않는다.

이러한 오일은 진정 작용이 있고 통증을 완화시켜 준다.

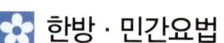
로즈마리

사용법 | 통증이 있는 부위에 냉습포를 하는 것이 가장 좋다. 신경통은 스트레스를 받으면 더 심해진다는 사실을 기억하기 바란다. 스트레스를 해소해주는 오일을 찾아 목욕할 때 이용한다. 또한 통증 부위에 위에 열거한 허브 오일을 바르면 좋다.

### 한방·민간요법

고추냉이는 맛이 맵고 따뜻하여 막혀 있는 기혈을 소통시키고 담을 삭이며 염증을 진정시키는 작용이 우수하다.
고추냉이를 이용한 두 가지 방법을 소개한다.
첫째, 고추냉이를 강판에 갈아 통증이 있는 부위에 펴 바른다.
둘째, 고추냉이를 잘게 썰어 무즙에 잘 반죽하여 해당 부위에 발라준다. 위 두 가지 중 어떤 방법이건 상황에 맞게 사용한다.

## Headaches
## 두통

목, 어깨 근육과 함께 머리 전체가 아픈 두통은 스트레스, 긴장, 안 좋은 자세가 원인일 수 있다. 머리 앞부분이 아픈 두통은 눈의 피로, 축농증이 원인일 수 있다. 구역질이 나면서 한쪽 머리가 깨지듯이 아픈 것은 편두통 때문일 수 있다.

두통으로 인해 병원을 찾는 일이 아주 많다. 하지만 심각한 질병으로 인해 두통 증상이 나타나는 경우는 드물다. 심한 염증으로 인해 두통이 생기는 경우도 자주 있기는 하지만 일상적으로 나타나는 두통은 크게 중요한 문제가 아니다. 스트레스, 나쁜 자세, 불량한 작업 환경, 늘어나는 컴퓨터 사용 시간 등으로 인해 목과 어깨가 긴장하면서 일상적인 두통이 생긴다.

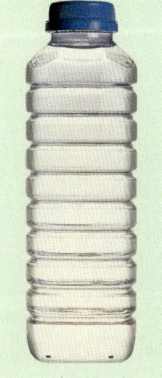

### 현대의학

물을 많이 마신다. 따뜻한 물에 목욕을 하면 긴장이 해소된다. 진통제를 먹고 조용하고 어두운 방에서 휴식을 취한다.

**사용법** | 성인은 통증이 나타나기 시작할 때 진통제 1~2알을 복용한 후 4시간마다 복용한다. 자세한 사항은 포장지에 적힌 용법을 확인한다.

**사용법** | 소아는 액체 진통제를 먹인다. 용법을 참조하거나 의사의 지시에 따른다.

### 주의 사항

포장지에 적힌 용법을 주의 깊게 읽고 복용량을 초과하지 않도록 한다.

### 식이요법

저혈당으로 인해 두통이 생기기도 한다. 아침식사로 최소한 바나나

**자율신경계 41**

와 통밀 토스트 정도는 먹어야 한다. 바나나, 견과류, 말린 과일을 수시로 먹는다. 식습관이 급작스럽게 달라지는 경우 주의를 기울여야 한다. 지나치게 칼로리가 적은 식사도 두통의 원인이 될 수 있다. 수분 섭취가 부족해서 두통이 생기는 경우도 있다. 물과 음료를 최소한 하루 8잔 정도 마시도록 한다. 일반적인 두통과 편두통이 다르다는 것을 알아야 한다.

## 허브요법

두통에 좋은 허브가 많이 있다.

**사용법** | 긴장으로 인해 생긴 두통에는 베토니(betony)와 스컬컵(skullcap) 차가 좋다.(1컵에 1티스푼씩 넣는다.)

지치고 피곤해서 생기는 두통에는 로즈마리나 인삼(200mg)이 좋다.

우울증으로 인한 두통에는 귀리와 버베인을 함께 이용한다.(1컵에 1티스푼씩 넣는다.)

머리가 쑤시고 아픈 두통에는 라벤더가 좋다. 혀에 조금 묻히거나 달여서 마신다.

## 아로마테라피

- 라벤더
- 페퍼민트
- 유칼립투스
- 바질(basil)

라벤더는 진정, 완화, 천연진통제 역할을 한다. 페퍼민트와 바질은 머리를 맑게 해준다. 유칼립투스는 코를 시원하게 해준다.

---

### 의사를 찾으세요

머리에 충격을 받고 난 후 두통이 나타날 때, 감각이 없고 졸음이 쏟아지고 의식이 몽롱할 때, 열이 나면서 몸을 앞으로 숙이면 머리가 아프고 목이 뻣뻣하고 구역질이 나거나 밝은 빛이 싫을 때, 갑자기 심하게 머리가 아플 때, 균형감각, 어휘력, 기억력, 시력에 이상이 생길 때, 아침에 일어나면 기침이나 재채기를 할 때보다 더 심한 두통이 있을 때, 이런 경우에는 병원에 가야 한다.

**사용법** | 시원한 물에 오일을 넣고 수건에 적셔서 이마에 올려놓는다. 감기로 인한 두통에는 라벤더를 한 방울 손가락에 떨어뜨려 관자놀이를 마사지한다. 유칼립투스를 증기흡입에 이용해도 좋다. 밤에 바질 두 방울을 손수건이나 베개에 묻혀두면 과도하게 흥분한 뇌를 진정시킬 수 있다.

### 한방 · 민간요법

• **고추 물로 족욕하기**

고추는 성질이 맵고 뜨거워 한기를 몰아내고 기혈을 소통시키는 작용이 우수하다.

**사용법** | 통에 뜨거운 물을 붓고 매운 고추 또는 고춧가루를 넣은 다음 발을 담근다. 고추를 넣은 물에 발을 담그면 금세 머리의 피가 순환하기 시작하는 것을 느낄 것이다. 발 다음에 엄지손가락, 발목 순으로 담그면 더욱 효과적이다.

• **벌꿀 요법**

두통의 원인과 종류는 다양해서 한 가지 처방을 내리기 힘들지만, 신경성 두통, 발열과 함께 오는 두통, 혈압 강하를 수반하는 두통 등을 즉각적으로 치료하는 데에는 벌꿀이 좋다. 두통이 일어나면 벌꿀을 한 스푼 먹는다. 그러나 이것은 임시방편이므로 통증이 가라앉으면 쑥과 당귀를 달여 장기 복용한다.

두통이 있을 때 손가락에 라벤더 오일을 조금 묻혀 관자놀이를 마사지해주면 통증이 완화된다.

## Migraine 편두통

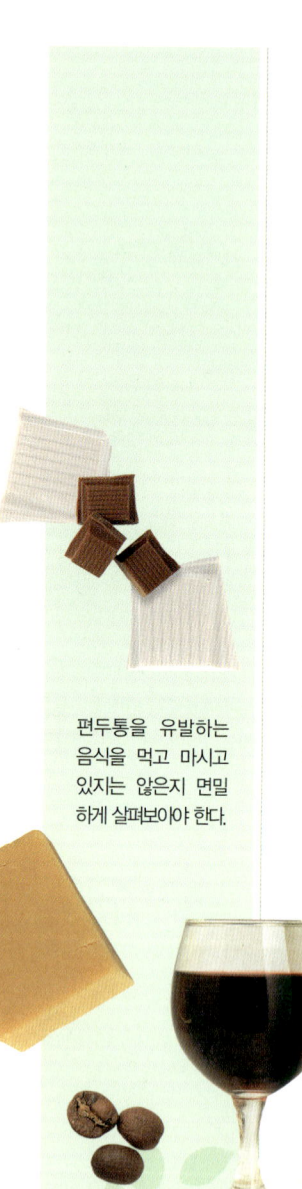

편두통을 유발하는 음식을 먹고 마시고 있지는 않은지 면밀하게 살펴보아야 한다.

한쪽 눈 근처 머리가 욱신욱신 쑤시고 아프다. 난시, 구토나 구역을 동반하는 경우가 많다. 바늘이나 핀으로 머리를 찌르는 듯이 아프다.

평소에 머리가 자주 아픈 사람들은 스스로 편두통이라고 판단한다. 진짜 편두통은 시력 장애, 구역, 심한 구토, 지독한 통증이 나타나므로 오해할 여지는 없다. 편두통을 치료하는 약물은 현재 다양하게 나와 있다. 하지만 이 경우는 집에서 꾸준히 치료하는 게 가장 효과가 좋다. 현재 편두통은 건강문제로 꼽힐 만큼 흔한 질병이 되었다. 남성보다 여성이 편두통을 앓는 경우가 훨씬 많다. 특히 사춘기 무렵 시작되어 갱년기 이후 더 악화되는 경향이 있다. 일반적으로 편두통은 유전된다.

### ➕ 현대의학

항구토제가 들어 있는 진통제를 복용한다. 처방약은 편두통 증상을 막아줄 것이다. 가능하면 어두운 방에 누워 물을 많이 마신다.

**사용법 |** 성인은 통증이 나타나기 시작할 때 진통제 1~2알을 복용한 후 4시간마다 복용한다. 자세한 사항은 포장지에 적힌 용법을 확인한다.

**사용법 |** 소아는 액체 진통제를 규칙적으로 먹인다. 용법을 참조하거나 의사의 지시에 따른다.

### 🍎 식이요법

자연요법 전문가들은 오래 전부터 편두통과 음식 사이에 연관이 있다고 생각해왔다. 편두통을 유발하는 가장 일반적인 음식은 초콜릿, 감귤류, 치즈, 카페인 등이다. 레드 와인과 알코올을 첨가한 와인, 효모추출물, 청어절임, 양배추김치, 기타 발효식품도 편두통과 관련이 있다고 알려져 있다. 이러한 음식은 화학적인 티라민을 함유하고 있는데, 이것은 뇌혈관을 확장시킨다. 편두통 조짐이 보일 때 수도꼭지에서 바로 받은 물을 두세 컵 마시면 증상을 막을 수 있다. 생강차는 구토를 예방해준다. 하지만 편두통이 시작되는 초기에 마셔야 효과가 있다.

### 🌿 허브요법

라벤더와 베토니는 편두통에 좋은 허브다.

<u>사용법</u> | 편두통이 있을 때 두 허브를 같은 양 섞어 우려내 한 모금씩 마신다. 피버퓨(feverfew) 팅크처 10방울에 물을 약간 넣고 15분 간격으로 마신다. 발레리안 팅크처도 같은 방법으로 마시면 도움이 된다.(강한 진정 작용을 한다.)

### 🔥 아로마테라피

- 라벤더
- 멜리사
- 페퍼민트(편두통이 구역과 메스꺼움을 동반할 때)

라벤더는 진정, 완화 작용을 하는 천연진통제다. 페퍼민트는 머리를 맑게 해주고 뇌 활동을 촉진한다. 멜리사는 항울제 역할을 하며 약간

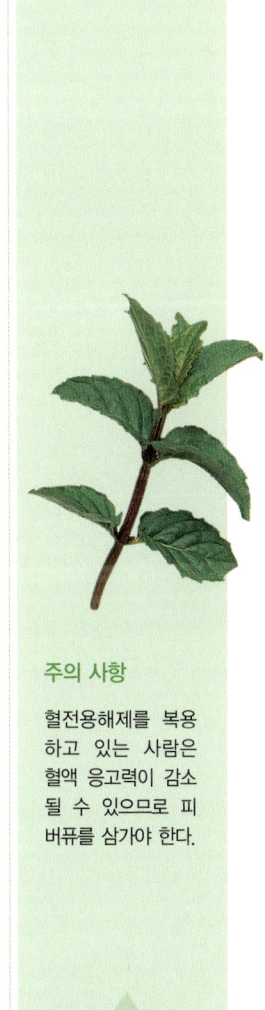

**주의 사항**

혈전용해제를 복용하고 있는 사람은 혈액 응고력이 감소될 수 있으므로 피버퓨를 삼가야 한다.

의 진정 작용을 한다.

사용법 | 찬물에 적신 수건에 오일을 묻혀 이마나 뒷목에 올려놓는다. 라벤더에 페퍼민트나 멜리사를 추가해도 되고 따로 사용해도 된다. 손가락 끝에 라벤더 한 방울을 떨어뜨려 관자놀이를 마사지해주는 것도 좋다.

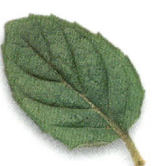

### 한방 · 민간요법

• 손바닥 지압

한의학에서는 사람 손에 인체의 각 부위에 상응하는 지압점이 있는 것으로 본다. 따라서 손에서 해당 부위를 찾아 자극해주면 통증을 완화하고 치료하는 데 도움이 된다. 편두통이 있을 때에는 증상에 따라 해당 부위를 찾아 손톱이나 머리핀으로 지긋이 눌러준다.

① 머리 꼭대기 부분이 아플 때: 중지의 두 번째 관절에서 검지 쪽 측면을 잘 눌러보면 아픈 지점이 나온다. 바로 두정점이라는 지압점인데, 이 지점을 1~2분 정도 지긋이 눌러준다.

② 머리 뒷부분이 아플 때: 새끼손가락 두 번째 관절의 바깥쪽을 눌렀을 때 아픈 점이 있다. 이 부위를 후두점이라고 하는데, 여기를 자극해준다.

③ 머리 양옆으로 편두통이 있을 때: 약지의 두 번째 관절 중 새끼손가락 쪽에 위치한 편두점을 자극해준다.

---

**예방**

3주 동안 먹고 마신 음식을 상세하게 기록한다. 그리고 나서 편두통이 시작되기 3시간 전에 먹은 음식을 알아낸 다음 해당하는 음식을 피하도록 한다.

## Fatigue 피로

몸과 마음이 무기력하고 평소보다 잠을 많이 잔다. 자고 일어나도 몸이 무겁다. 집중력이 떨어지고 문제 해결에 전력을 기울이기가 힘들다.

심한 피로는 수많은 서구인들이 경험하고 있는 문제로 만성피로증후군과 혼동하지 말아야 한다. 피로는 복잡한 질병의 한 가지 증상으로, 빈혈이나 갑상선 이상, 당뇨, 선열 같은 질병을 치료하는 것이 중요하다. 특정한 질환이 없이 몹시 피곤하면 영양상의 문제나 불면증, 수면무호흡증, 불안이나 우울증이 원인일 경우가 많다.

**의사를 찾으세요**
증상이 2주 이상 계속될 때

### 현대의학

밤에 규칙적으로 8~9시간가량 수면을 취하도록 한다. 규칙적인 운동과 균형 잡힌 식사를 하도록 하고 과음을 삼간다. 잠시 일을 쉬는 방법도 고려해본다. 2주 이상 계속되면 병원에 가서 혈액 검사를 받고 원인이 무엇인지 알아본다.

### 식이요법

무엇보다 균형 잡힌 식사를 통해 반드시 필요한 영양소를 골고루 섭취하는 것이 가장 중요하다. 철분이 풍부한 간(임신 중에는 피한다)이나 내장, 대추야자, 건포도, 물냉이, 달걀, 진한 녹색 잎채소, 정어리 등을 충분히 먹어야 한다. 비타민C가 풍부한 음식을 철분이 풍부한 음식과 함께 먹으면 흡수가 잘된다. 예를 들면 토마토와 정어리, 오렌지주스와 삶은 달걀을 같이 먹는 식이다.

시중에서 판매하는 강장 음료는 마시지 말고, 단백질을 지나치게 섭취하지 않는다. 녹말질 음식이 필요한데, 비스킷이나 케이크는 해당되지 않는다. 스테이크는 조금만 먹고 토마토와 야채, 샐러드를 많이 먹는다. 봉골레 소스를 약간 얹은 파스타와 다양한 야채를 많이 먹고 닭고기는 조금만 먹는다. 항상 일정한 혈당치를 유지하는 게 중요한데, 이를 위해서는 조금씩 자주 먹어야 한다. 양질의 녹말질 음식을 3시간마다 먹도록 한다. 견과류, 씨앗, 시리얼, 말린 과일은 질 좋은 에너지 공급원이다.

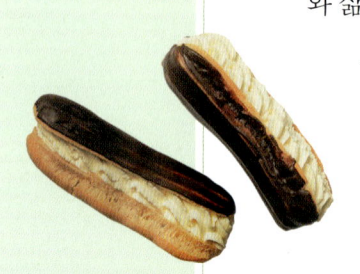

녹말질 음식을 먹되 건강에 좋은 음식을 골라 먹어야 한다.

### 🌿 허브요법

보약은 피곤할 때 원기를 회복시켜주는 효과가 아주 크다.

**사용법 |** 한국 인삼(하루 600g)은 매우 유명하기는 한데 지나치게 자극적일 수 있으므로 40세 이상만 복용해야 한다. 미국 인삼이나 더덕은 순하다. 여성들에게는 당귀가 더 낫다. 바쁠 때 시베리안 인삼(하루 600mg)을 복용하면 스트레스 완화에 도움이 된다.

### 💧 아로마테라피

- 로즈마리
- 레몬 그레스(lemon grass)
- 바질
- 페퍼민트

**예방**

항울제나 진정제를 복용하는 사람은 아연과 철분 필요량을 규칙적으로 보충해 주어야 한다. 코엔자임 Q10 역시 필요한 영양소로, 매일 섭취하도록 해야 한다.

정신적으로 피곤할 때 로즈마리와 바질, 페퍼민트가 뇌 기능을 활성화해준다. 레몬 그레스는 피곤한 몸에 활력을 주고 원기를 회복시켜준다.

사용법 | 오일을 욕조에 떨어뜨려 사용한다. 오일이나 로션으로 마사지를 한다. 베이포라이저나 손수건에 묻혀 사용하기도 한다.

### 한방 · 민간요법

민간에서는 오래 전부터 인삼, 참깨, 구기자, 토란 줄기, 오가피, 장어 등이 쌓인 피로를 푸는 데 효과적이라고 알려져 왔다. 이 가운데 손쉽게 이용할 수 있는 음식으로는 다음과 같은 것들이 있다.

- 구기자차

그늘에 말린 어린잎이나 열매를 넣고 끓인 차를 수시로 복용하면 피로 회복에 도움이 된다. 구기자는 혈을 보하여 피로를 풀고 원기를 회복하는 작용이 우수하다.

- 토란 분말

말린 토란줄기를 갈아 깨소금과 함께 조미료로 이용하면 맛도 좋고 체질 개선에도 효과적이다. 《본초강목》에 의하면 '토란 줄기는 차갑고 독이 없으며 번증(열감이 있고 몸과 마음이 괴로운 증상)을 해소해주고 설사를 멎게 하고 임부의 태동을 안정시키며 심번(心煩)을 치료한다' 고 되어 있다. 토란은 정신적인 피로를 해소하는 데 도움이 된다.

- 오가피주

《동의보감》에서는 오가피에 대해 '익기(益氣)하고 첨정(添精)하여 근골을 튼튼하게 하며 마음을 굳게 하는 작용이 있다' 고 하였다. 이처럼

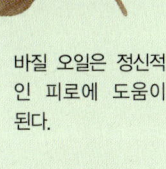

바질 오일은 정신적인 피로에 도움이 된다.

오가피는 몸의 기력을 높이고 활기 있게 해주는 효과가 있다. 오가피 나무 줄기를 엄지손가락 굵기로 잘라 소주를 붓고 술을 담가 먹는다. 술을 못 마시는 사람은 오가피를 넣고 끓여 차를 마시면 된다.

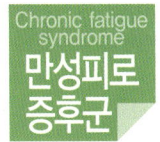

# 만성피로 증후군

어느 날 갑자기 피로를 느끼기 시작해 근력이 약해지면서 점점 더 피곤해진다. 관절과 근육의 통증, 건망증, 집중력 저하, 정서불안, 우울증을 동반한다.

근육통성 뇌척수염에 관한 책과 일부 전문가들은 심리적인 문제라고 믿고 있다. 피로, 졸음, 근육통, 정서불안, 집중력 저하, 의욕 부진, 식욕 저하 등의 증상이 나타나는데, 심각한 우울증으로 발전할 수 있다. 그렇게 되면 치료하기가 어려워진다. 가족과 친구들의 지원을 받으면서 가정에서 치료를 하는 수밖에 다른 방법이 없다. 건강한 식습관은 회복에 기본이 되며 갑작스럽게 식단을 바꾸는 일은 삼가야 한다.

**의사를 찾으세요**
만성피로증후군 증상이 지속될 때

## 현대의학

근육통성 뇌척수염의 원인이 알려지지 않았기 때문에 특별한 치료법도 없는 실정이다. 대부분의 의사들은 증상이 특별히 심할 때 휴식을 취하면서 가볍게 운동을 시작해 점점 강도를 높여가라고 권한다. 건강한 식습관이 중요하다. 스트레스를 너무 심하게 받지 않도록 주의하고 필요하면 카운슬링을 받아보는 것도 좋다.

## 허브요법

에키나세아와 황기처럼 면역력을 증진시켜주는 허브가 장기적으로 도움이 된다. 반면 인삼이나 양민들레 같은 강장 허브는 회복 단계에서 원기를 북돋아준다. 하지만 너무 급하게 먹으면 오히려 몸을 해칠 수도 있다.

사용법 | 식전에 웜우드나 용담 팅크처를 적당량 섭취하면 소화가 잘된다. 버베인, 베토니, 황기를 같은 양 섞어 우려 마시면 우울증에 도움이 된다. 매일 표고버섯 스프를 한 그릇 먹으면 면역 증강과 기력 회복에 좋다. 영양 공급을 위해 매일 달맞이꽃 종자유 1g을 복용한다.

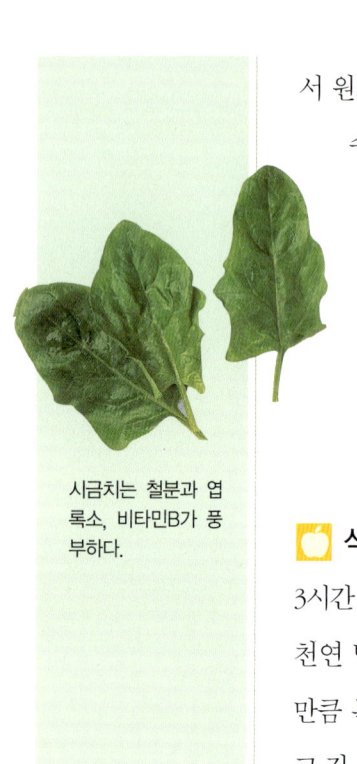

시금치는 철분과 엽록소, 비타민B가 풍부하다.

## 식이요법

3시간 간격으로 음식을 먹는다. 에너지가 필요할 때는 말린 과일같이 천연 당분 음식을 먹는다. 종합비타민제와 미네랄 보충제를 필요량만큼 복용한다. 현미, 통밀빵, 통밀 파스타, 감자로 에너지를 보충하고 간, 콩류, 진한 녹색 채소로 비타민B를 섭취한다. 감귤류, 샐러드, 채소는 비타민C를 보충해준다. 알코올, 카페인, 설탕, 과자 등 영양상 좋지 않은 음식은 먹지 않는다.

## 아로마테라피

증상에 따라 오일을 선택한다.

**근력 강화에 좋은 오일**

- 타임
- 레몬 그래스
- 마저럼(majoram)

**불면증에 좋은 오일**

- 발레리안

- 로만 캐모마일

**우울증에 좋은 오일**

- 네롤리(neroli)
- 로즈

근력 강화와 불면증에 좋은 오일은 진정 작용을 하며 몸을 따뜻하게 해준다. 우울증에 좋은 오일은 마음을 달래주며 활력을 찾게 해준다.

**사용법** | 욕실에서 사용한다. 족탕, 마사지, 향기요법으로 이용한다. 아로마테라피스트의 전문적인 도움을 받으면 상태가 많이 좋아질 것이다.

### 예방

일반적으로 근육통성 뇌척수염은 바이러스 감염에 의해 발병한다. 그러므로 예방책은 면역력을 유지하는 것이다.

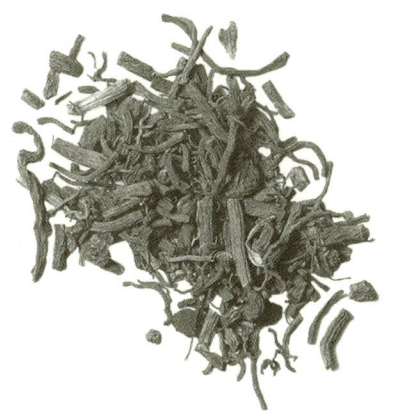

발레리안은 근육통성 뇌척수염으로 인한 고통을 완화시켜준다.

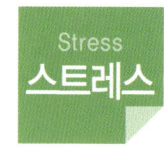

## Stress 스트레스

여러 가지 가벼운 증상이 동시에 나타난다. 심장 박동이 빨라지고 초조하거나 우울한 감정을 느끼며 숙면을 취하지 못한다. 식욕이 없거나 너무 왕성해지고 짜증을 잘 낸다.

**의사를 찾으세요**
2주 이상 스트레스가 계속될 때

어느 정도의 스트레스는 일상생활을 하는 데 필요하다는 사실을 깨닫는 게 가장 중요하다. 사람마다 감당할 수 있는 스트레스 강도가 다르다. 편안하게 받아들일 수 있는 스트레스 강도를 알고 나면 더 강도 높은 스트레스에 대처할 수 있는 스킬을 쉽게 배울 수 있다. 스트레스의 원인이 무엇이든 인체가 보이는 반응은 똑같다. 아드레날린을 과다하게 분비해 '싸움 혹은 도주'를 준비하는 것이다. 심리치료나 이완요법으로 도움을 받을 수 있지만 민간요법 또한 중요한 요소이다.

### ➕ 현대의학

스트레스 받는 일이 끝나고 난 뒤 일을 조정해서 화가 더 치밀어 오르지 않도록 한다. 규칙적인 식사와 운동이 중요하다. 요가나 명상이완요법을 고려해보기 바란다. 술과 담배로 스트레스를 풀지 말아야 한다. 상태가 호전되지 않고 심해지면 주치의가 카운슬러에게 보낼 것이다. 증상을 완화하거나 기분이 좋아지게 만드는 약이 만병통치약은 아니지만 어느 정도까지는 호전시킬 수 있다.

## 🌿 허브요법

베토니, 레몬밤, 라벤더, 캐모마일, 버베인, 스컬컵 같은 허브는 긴장을 완화하고 스트레스를 해소하는 데 아주 좋은 차다. 발레리안은 '천연안정제'로 불리기도 하는데, 긴장을 푸는 데는 정말 좋다. 하지만 맛이 특이하므로 알약으로 복용하는 게 편하다.

**사용법** | 이완 허브를 물 한 컵에 1~2티스푼 넣는다. 시베리안 인삼은 몸이 스트레스를 감당할 수 있도록 도와준다. 스트레스가 심할 것이라고 예상되면 그 전 주에 미리 하루 600mg씩 복용한다.

## 🍎 식이요법

스트레스를 조절하는 데 있어서 음식의 중요성은 아무리 강조해도 지나치지 않다. 세로토닌과 트립토판은 몸과 마음을 안정시키는 데 효과가 있다. 견과류(특히 호두), 대추, 무화과, 파인애플, 파파야, 패션프루트(passion fruit), 토마토, 아보카도, 가지 등을 많이 먹어 세로토닌을 섭취한다. 감자, 콩, 파스타, 밥, 통밀빵을 많이 먹어 트립토판을 섭취한다. 곡물, 견과, 건과 등을 섞어 우유와 함께 먹는 뮤즐리(muesli)로 아침식사를 하면 좋다.

생선, 가금류, 저지방 유제품, 콩, 시리얼 같은 양질의 단백질을 적당량 섭취한다. 비타민B와 철분은 스트레스가 심한 생활에서 중요한 요소이다. 로즈마리, 타임, 레몬밤, 바질, 레몬 버베나, 마저럼 같은 허브는 진정 효과가 있다. 술은 물론 콜라, 커피, 초콜릿 등 카페인이 든 음식으로 스트레스를 해소하려고 하지 말아야 한다.

무화과는 세로토닌이 풍부해서 몸과 마음을 안정시켜준다.

### 예방

과로하지 않고 'No'라고 말할 줄 아는 것이 스트레스를 예방하는 첫 번째 방법이다. 요가, 명상, 이완 운동, 마사지, 목욕 등이 도움이 된다.

## 🜂 아로마테라피

유용한 아로마 오일의 종류는 무척 많으므로 좋아하는 것을 선택한다. 라벤더, 제라늄, 파출리(patchouli), 클라리세이지(clary sage), 패팃그래인(petitgrain), 감귤 성분 오일, 니아올리나 로즈, 자스민 같은 플로랄 오일, 백단이나 시더우드(cedarwood) 같은 목질 오일, 베티버(vetivert) 가운데 고르면 된다. 소화나 근육, 월경 문제가 스트레스라면 질환이 있는지 검사한다.

사용법 | 스트레스 상황을 혼자 힘으로 다 해결하려고 하면 오히려 더 스트레스가 된다. 욕조나 버너에 오일을 넣어 사용하거나 마사지 오일이나 로션으로 사용한다. 어떤 방법으로 사용하든 그 자체를 즐기는 게 중요하다.

## ❀ 한방·민간요법

- 엄지발가락과 가운데 손가락 주물러주기

손과 발에도 우리 몸의 경락이 지나간다. 엄지발가락에는 뇌와 관련된 경락이 지나가고, 가운데 손가락인 중지에는 마음의 병과 관련 있는 심포경이 지나간다. 이 두 곳을 잘 주물러주면 스트레스 해소에 도움이 된다.

① 엄지발가락의 바닥을 엄지손가락으로 강하게 눌러준다.
② 가운데 손가락 끝을 잘 주물러준다. 특히 가운데 손가락의 검지쪽 손톱 뿌리 부분을 잘 눌러보면 아픈 곳이 나오는데 여기를 손톱 끝으로 잘 눌러서 풀어준다.

- 스트레스 해소에 좋은 차조기

한약재로 많이 쓰이는 차조기는 뇌신경을 안정시키는 효과가 있어 여러 가지 방법으로 섭취하면 좋다. 우선 차조기 잎으로 다른 야채와 함께 녹즙을 만들어 먹을 수 있고, 차조기 잎뿐만 아니라 꽃이나 열매를 넣고 술을 만들어 마시는 것도 한 가지 방법이다.

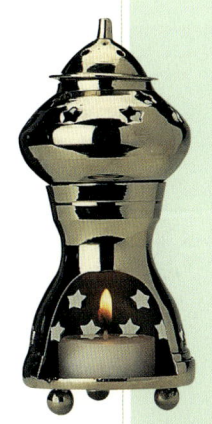

아로마테라피 버너는 사용하기 간편하기는 하지만 효능은 많이 떨어진다.

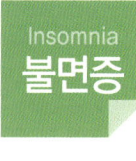
## 불면증
Insomnia

잠을 자야 하는 시간에 잠들지 못해 고생한다.

누구나 밤에 숙면을 취하지 못해 고생한 경험이 있을 것이다. 하지만 진짜 불면증은 몇 개월 혹은 몇 년 동안 밤마다 습관적으로 잠을 못 자는 상태를 말한다. 수면 부족 자체보다 불면증에 관해 걱정하는 게 더 해롭다. 적절한 수면 위생학과 민간요법으로 상태가 좋아지는 경우가 많다.

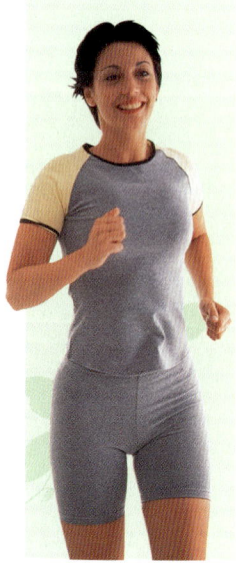

낮에 운동을 하면 밤 수면에 도움이 된다.

###  현대의학

잠자리에 들기 1시간 전에는 일을 하지 않는다. 따뜻한 우유를 마시고 목욕을 한다. 너무 뜨거운 물은 피한다. 술을 삼간다. 잠자리에 들었는데 30분 후에도 잠들지 못하면 일어나서 신문이나 잡지를 읽는 등 가벼운 활동을 한다. 30분 후에 다시 잠자리에 든다. 필요하면 여러 번 반복한다. 낮 동안(잠자기 직전이 아님) 일주일에 최소 3회 유산소 운동을 한다. 불면증이 계속되면 병원을 찾는다.

### 허브요법

어느 연령대나 간단하게 이용할 수 있는 것으로 금영화(californian poppy)가 있다. 관상용으로 키우는 한해살이 풀로 부작용이 없다.

**사용법** | 금영화를 생으로 이용하거나 말려서 우려내 사용한다. 패션플라워, 라벤더, 베토니를 같은 양 섞어 우려내 밤에 마신다. 카우슬

로 꽃은 오래 전부터 흥분으로 인한 불면증에 효과가 있는 것으로 알려져 있다. 팅크처를 이용하고 따뜻한 우유에 20~40방울을 떨어뜨려 자기 전에 마신다.

### 🍎 식이요법

자기 전에 과식하거나 배가 고프면 정상적인 수면 습관에 이상이 생기게 되고 이로 인해 불면증으로 발전할 수 있다. 특히 너무 늦게 동물성 단백질이 많은 음식을 먹으면 문제가 생긴다. 활성 호르몬 분비를 촉진하기 때문이다. 저녁식사는 밥이나 파스타, 감자, 뿌리채소, 콩 등 녹말질 식품을 먹는 게 좋다. 고기는 점심식사로 먹도록 한다. 내장(임신 중에는 간을 피한다), 생선, 가금류, 달걀, 감자, 현미, 통곡식 시리얼, 통밀빵, 콩 제품을 충분히 먹는다. 이런 음식은 비타민B6의 원천이며, 부족하면 불면증이 생길 수 있다. 세이지, 펜넬(fennel), 로즈마리, 바질 등은 특히 불면증에 효과가 좋다.

### 🔥 아로마테라피

- 라벤더
- 클라리 세이지
- 오렌지
- 마저럼
- 바질

이러한 오일은 진정과 완화 작용을 한다. 바질은 정신을 맑게 해주고 마저럼은 근육을 이완시켜준다.

**사용법** | 따뜻한 목욕물이나 베개, 버너에 2방울을 떨어뜨려 사용한

---

파스타 위주의 저녁 식사를 하면 포만감을 느낄 수 있다.

**주의 사항**

수면제는 중독의 염려가 있으므로 피한다. 수면제는 의사의 처방에 따라 단기간 이용하는 게 좋다. 클라리 세이지 오일을 사용할 때는 음주나 운전을 하지 않는다. 클라리 세이지 오일은 강한 진정 작용을 하며, 알코올과 결합하면 좋지 않다.

다. 여러 오일을 사용해보고 가장 좋아하는 아로마를 찾는다.

### ❋ 한방 · 민간요법

• 삼음교 눌러주기

안쪽 복숭아뼈 세 마디 위 지점을 삼음교라 하는데, 책상다리를 하고 앉아 이 지점을 눌러주면 몸이 따뜻해지면서 잠이 잘 온다.

• 양파 머리맡에 두기

양파에는 신경을 안정시키고 마음을 이완시키는 작용이 있어 잠자리에 생양파를 껍질을 벗기고 절반으로 갈라 머리맡에 두면 잠이 잘 온다. 생양파를 먹어도 같은 효과가 있다.

---

**예방**

매일 일정한 시간에 잠자리에 들고 일어나는 습관이 매우 중요하다. 아침 6시에 일어나야 하는 사람에게 불면증은 거의 생기지 않는다. 낮잠을 자면 정상적인 수면 패턴을 회복하기가 더 어려워진다.

## 계절성 우울증 (SAD)

계절적인 흐름을 타는 우울증의 일종. 당분과 단 음식을 찾으며 불면증이 나타난다.

눈 뒤 망막이 빛에 의해 자극을 받으면 송과선이 영향을 받아 멜라토닌 호르몬 분비량이 줄어든다. 겨울철에는 일조량이 적어지므로 멜라토닌 분비량이 많아진다. 줄어든 일조량으로 인해 우울증을 앓는 사람이 있다.

### ➕ 현대의학
광선에 노출시키는 광선요법이 도움이 되는 경우가 있다.

### 🌿 허브요법
세인트 존스 워트와 레몬밤은 우울증에 효과가 있다. 바질도 기분을 밝게 해준다.

**사용법** | 신선한 바질을 많이 먹는다. 잎을 부숴 향기를 맡거나 손수건에 몇 방울 떨어뜨린다. 시베리안 인삼을 초겨울에 4~6주간 하루 600mg씩 복용한다.

감정기복이 심하면 지내기가 어렵다. 생활습관을 조금 바꾸면 큰 변화를 이룰 수 있다.

# 03 THE Good Health DIRECTORY

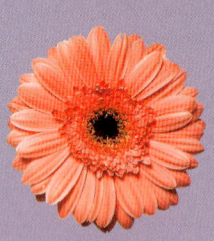
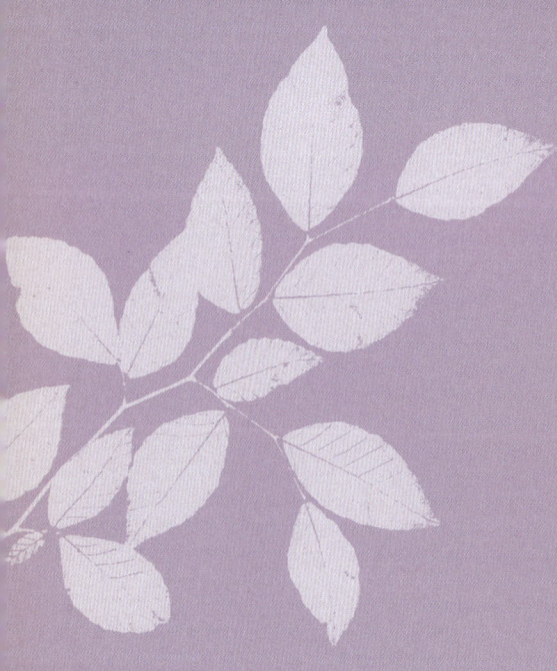

# 호흡기계

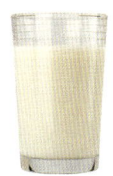

우리는 1분에 12번 가량 호흡하면서 산소를 폐로 들여보내고 이산화탄소를 내보낸다. 이 과정은 자동으로 이루어지기 때문에 호흡기에 이상이 생기기 전에는 인식하지 못한다. 바이러스, 점막 염증, 오염물질 흡입 등으로 호흡기계에 문제가 생기면 기침, 감기, 천식, 건초열 등이 나타난다. 이번 장에서는 이러한 질병에 대처하는 방법을 소개한다.

The Respiratory System

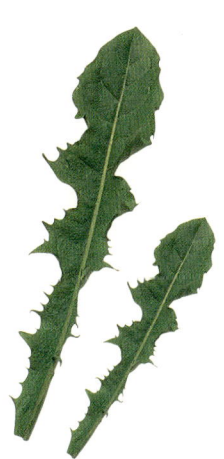

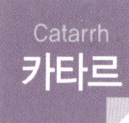

# 카타르

코, 목, 가슴의 점액 양이 많아지는 증상. 점막의 감염, 알레르기, 염증이 원인이다. 코가 막히거나 콧물이 흐르기도 한다.

코와 목 점막의 염증이나 알레르기 반응으로 인해 점액 양이 많아진다. 바이러스나 박테리아 감염에 의해 나타나기도 한다. 부비동이 충혈, 감염되면 부비동염이 된다.

**예방**

흡연, 유독한 가스, 화학약품 냄새, 기타 오염물질을 피한다. 알레르기를 치료한다. 코를 자주 풀면 염증 예방에 도움이 된다.

## 현대의학

카타르는 보통 1~2주면 특별한 치료 없이 낫는다. 증기흡입은 점액을 줄여주고 호흡을 편하게 해주며 붓기를 빼준다. 소염제도 도움이 되는데, 특히 코에 뿌리는 스프레이가 좋다. 하지만 일주일 이상 계속되면 코 소염제가 코를 더 막히게 한다는 사실을 기억하기 바란다.

사용법 | 대부분의 코 소염제는 하루 2번 이상 코에 뿌려야 한다.

## 허브요법

수렴 작용과 진정 작용을 하는 허브를 함께 사용하면 카타르 치료와 점막 염증에 도움이 된다.

사용법 | 말린 엘더플라워와 아이브라이트(eyebright), 마시멜로 잎, 립워트 플랜테인(ribwort plantain)을 같은 양 섞어 우려내 사용한다. 끓는 물 1컵에 2티스푼을 넣는다. 하루 4번 복용한다.

증기흡입도 도움이 된다. 백단과 유칼립투스 오일 각각 5mg과 안식향 팅크 1티스푼을 섞는다. 대야에 물을 붓고 섞은 오일을 넣어 끓인 후 10분 동안 김을 들이마신다. 정원에 유칼립투스 나무가 있으면 잎을 한 줌 따서 끓는 물에 넣고 우려도 된다.

### 🜂 아로마테라피

- 유칼립투스
- 벤조인(benzoin)
- 바질
- 타임

이러한 오일은 충혈을 완화시켜주고 염증 치료에 효과가 있다. 카타르가 알레르기 때문이라면 라벤더나 캐모마일이 더 효과가 좋다.

**사용법** | 증기흡입과 전문가가 특정한 부위를 지압하면서 해주는 얼굴 마사지가 효과가 있다.

### 🍎 식이요법

자연요법 전문가들은 유제품을 많이 먹으면 점액 분비가 많아질 수 있다고 말한다. 그러므로 2주 동안 유제품 섭취를 줄인다. 식이요법을 오래할 생각이면 전문가와 식단과 보충제에 관해 상담을 하는 게 좋다. 칼슘을 비롯해 부족한 영양소가 있는지 확인할 수 있기 때문이다. 양파, 차이브(chive), 부추, 마늘을 비롯해 모든 전통 식품을 많이 먹으면 카타르에 좋다. 고구마, 감자, 당근, 브로콜리, 붉은 양배추나 진녹색 양배추 등은 베타카로틴을 공급하므로 많이 먹는다. 요리할 때 소염제 기능이 있는 타임, 로즈마리, 생강, 칠리, 고추냉이 등을 넣는다.

**주의 사항**

이러한 오일(캐모마일과 라벤더는 예외)은 매우 강력한 오일이므로 어린 아이들에게 사용하면 안 된다.

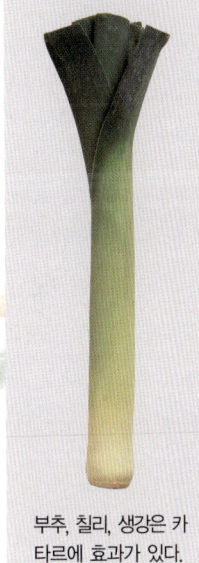

부추, 칠리, 생강은 카타르에 효과가 있다.

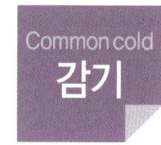
## Common cold
# 감기

열, 콧물, 재채기, 기침, 목의 통증 등의 증상이 나타난다. 근육통, 무기력을 동반하기도 한다.

감기의 원인이 되는 바이러스는 수백 종이나 된다. 기침이나 재채기를 통해 배출되는 감염된 점액을 통해 전염되기도 한다. 전 세계 모든 의사와 바이러스학자, 의학 전문가들이 감기 연구에 매달리고 있지만 결국 나이 많은 아내의 충고가 가장 큰 효력을 발휘한다. 휴식과 적절한 영양 섭취, 증기요법 등을 통해 몸의 자연치유력을 향상시키기를 권한다.

**주의 사항**

진통제 포장지에 적힌 용법을 주의 깊게 읽는다. 정해진 복용량을 넘지 않도록 주의한다.

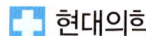 **현대의학**

열과 불쾌감은 진통제로 가라앉는다. 증상이 사라질 때까지 며칠 동안 치료해야 한다. 증기 흡입기를 자주 사용해서 코를 깨끗하게 해주면 호흡하기가 수월해진다. 젖 먹을 때 숨쉬기 힘들어하는 아기에게는 코에 물약을 넣어준다. 감기는 보통 3~10일 정도 간다.

사용법 | 성인은 열이 나기 시작할 때 진통제 1~2알을 복용하고, 이후 4시간마다 복용한다. 자세한 사항은 포장지에 적힌 용법을 참고한다.

사용법 | 소아는 액체 진통제를 규칙적으로 먹인다. 용법을 참조하거나 의사의 지시에 따른다.

### 🔥 아로마테라피

- 유칼립투스
- 티트리
- 파인(pine)

티트리는 땀을 내 바이러스를 이겨내도록 도와준다.(반드시 충분한 양을 마셔야 한다.) 유칼립투스와 파인은 코 막힘에 효과가 있다. 라벤더를 밤에 사용하면 수면에 도움이 된다.

사용법 | 오일을 베이포라이저에 넣거나 흡입(손수건이나 베개에 묻혀)하면 염증 완화에 도움이 된다. 버너에 넣어 사용하면 이차감염을 예방하는 데 도움이 된다. 욕조에 넣어 사용하기도 한다. 티트리 오일은 감기 초기에 사용한다.

감기에 걸리면 입맛이 떨어진다. 그래도 균형 잡힌 식사를 하도록 노력해야 한다.

### 🍎 식이요법

신선한 과일, 샐러드, 생야채를 많이 먹는다. 생마늘을 최소한 하루 두 쪽씩 먹는다.(양파와 마늘은 강력한 살균, 소염 작용을 한다.) 톡톡하게 끓인 양파 스프나 오븐에 구운 양파를 매일 먹는다. 재채기와 땀으로 배출된 수분을 보충하도록 한다. 무엇보다 과일주스, 물, 허브 티와 뜨거운 물, 레몬과 꿀 믹스처를 많이 마신다. 유제품과 설탕이 든 음식은 2~3일간 삼간다.

**예방**

호박씨, 굴, 기타 패류를 많이 먹어 아연을 충분히 섭취한다. 주변에 감기 환자가 많을 때는 아연과 비타민C를 매일 3~4알 복용해 면역력을 높인다.

### 🌿 허브요법

허브는 많은 감기 증상을 완화해준다. 감기 바이러스를 퇴치하는 역할을 하는 허브도 있다.

사용법 | 엘더플라워, 페퍼민트(아이들에게는 캣트민트를 준다), 야로우, 히

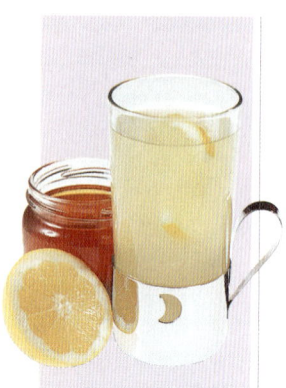

레몬과 꿀을 뜨겁게 해서 마시면 기분이 좋아지고 영양 보충도 된다.

숍(hyssop)을 같은 양 섞어 만든 티는 카타르, 오한, 기침에 효과가 있다. 1컵에 1티스푼을 넣어 하루 4번 마신다. 세이지를 우려내 가글을 하면 목 아픈 증상이 좋아진다. 신선한 레몬주스로 맛을 낼 수도 있다. 에키나세아 캡슐을 하루 10×200mg씩 4일 동안 복용하면 면역력이 향상된다.

### 🌼 한방·민간요법

• 감기를 이겨내는 체조법

콧물, 기침 등 호흡기계가 약해서 감기에 잘 걸리는 사람은 등과 허리에 탄력이 없고 뻣뻣한 특징이 있다. 이런 사람들에겐 등줄기를 부드럽게 해주는 체조가 도움이 된다.

① 무릎을 꿇고 상체를 뒤로 젖히면서 숨을 들이마신다. 이때 머리가 바닥에 닿을 수 있도록 최대한 몸을 늘인다.

② 숨을 들이마시면서 원래 자세로 돌아온다. 이 과정을 여러 번 반복한다.

• 인중 마사지

코와 입술 사이에 우묵한 곳을 인중이라 하는데, 이곳을 잘 눌러주면 코감기와 그로 인한 두통 해소에 효력이 있다.

① 왼손 검지 끝을 인중에 대고 엄지는 귓불 바로 아래쪽을 누른다.

② 오른손 검지는 왼손 검지에 포개고 엄지는 귀밑에 댄다.

③ 10초간 네 손가락에 힘을 줬다 뺀다. 5초 쉬었다가 반복한다.

같은 방법으로 20회 반복한다.

## Coughs & bronchitis
## 기침과 기관지염

폐포 내의 공기가 폭발적으로 소리를 내며 튀어나오는 현상. 기관지 염증, 폐로 이어지는 확장된 기도가 원인이다. 맑거나 색이 있는 점액이 나오는데, 노랗거나 갈색을 띠는 경우도 있다. 목이 건조하고 간질간질하다.

기침은 먼지나 오염된 공기, 연기, 음식조각 같이 안 좋은 것이 들어갔을 때 나오는 증상이다. 호흡기계 질환에서 나타나는 가장 일반적인 증상이지만 심각한 질환으로 인한 증상일 수도 있다. 하지만 기관지염은 염증이 원인인데, 독감이나 심한 감기에서 비롯되는 경우가 많다. 만성 기관지염은 '영국병'으로 알려져 있다. 습한 공기, 연기로 인해 재발해 점액을 과다하게 분비하기 때문이다. 이로 인해 산소가 부족해지면 심장 기능이 원활하지 못하게 된다. 만성 기관지염이 발전해 폐렴이 되면 심각한 호흡 장애가 온다.

**의사를 찾으세요**
깊은 기침이 날 때, 피가 섞인 점액이 나올 때(다른 심각한 질환으로 인한 증상일 가능성이 있음)

### 현대의학
마른기침은 증기흡입으로 좋아지는 경우가 많으므로 수시로 사용한다. 기침이 2~3주간 계속되면 병원에 가서 진찰을 받는다. 감기가 박테리아성 폐렴으로 발전한 경우(대개 어린이와 노인에게 나타남) 항생제 투여가 필요할 수 있다. 기침약이 어떤 효과가 있는지는 밝혀지지 않았다.

### 식이요법
호흡기계 질환에 걸리면 매일 마늘 스프를 한 그릇씩 먹는다. 소염제와 항박테리아제 기능을 한다. 샐러리, 파슬리, 신선한 민들레 잎(정원이 없는 사람은 티백으로도 이용할 수 있다)을 많이 먹으면 소변과 몸속 노폐물 배출에 좋다. 양파와 부추(마늘과 같은 과), 생선, 콩, 현미, 바나나는 주요한 비타민B 공급원이다. 간, 당근, 고구마, 시금치는 비타민A가 풍부하다. 기름이 많은 생선은 항생제 기능을 한다. 소금 섭취량을 줄여 체액저류(체액이 제대로 배출되지 않음)를 예방한다. 유제품 섭취를 줄이면 점액 분비 감소에 도움이 된다.

### 🌿 허브요법

기침 치료에 쓰이는 허브는 기관지 경련을 완화하고 가래를 제거하며 마른기침을 가라앉혀준다.

사용법 | 깊은 기침이나 기관지염에는 타임, 목향, 뮬레인(mullein), 카우슬립(cowslip), 화이트 호하운드(white horehound), 아이슬란드 이끼(iceland moss)를 차로 마신다. (1컵에 1티스푼을 넣고 꿀을 첨가한다.)

양파나 순무를 얇게 잘라 설탕에 하룻밤 재워두었다가 액을 5ml씩 마신다. 야생 체리 같이 기침을 억제하는 식물은 심한 기침을 가라앉히는 데 도움이 되지만 가래를 제거하려고 할 때는 삼가야 한다.

### 💧 아로마테라피

- 백단
- 벤조인(benzoin)
- 유칼립투스
- 유향(frankincense)
- 티트리

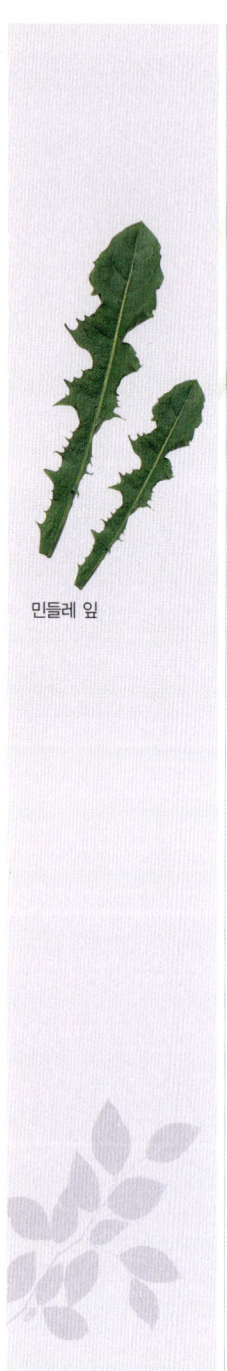

민들레 잎

이러한 오일을 증기흡입기에 넣어 이용하면 목과 기도를 진정시켜주며 가래 배출에 도움이 된다. 목과 가슴을 마사지해주면 그 부위의 긴장이 해소된다. 특히 기침이 심할 때 효과가 있다. 가글을 하면 목 안의 염증 치료에 도움이 된다.

사용법 | 백단이나 벤조인, 유칼립투스, 유황을 증기흡입기에 넣고 사용한다. 어떤 오일로든 목과 가슴을 마사지해주고 티트리는 가글에 이용한다.

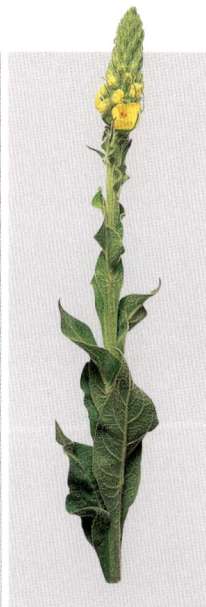

### 한방 · 민간요법

• 각종 도라지 요리

기침, 천식의 특효약으로 알려진 도라지는 생으로 무치거나 볶아 먹어도 효과가 있다. 혹은 도라지 뿌리 끓인 물을 수시로 마시거나 가글해도 좋다.

• 수세미 생강즙

수세미는 성질이 차서 몸에 열이 많아 생기는 가래를 삭이고, 뜨거운 피를 식혀줌으로써 혈액순환을 촉진하고 소염작용이 있다. 담으로 인하여 생기는 기침에 좋다. 생 수세미 열매에 생강 세 쪽을 넣고 즙을 짜서 마시면 심한 기침도 멎는다.

**예방**

금연하고, 금연하고 또 금연한다. 다른 연기도 피한다. 규칙적인 운동으로 폐의 건강을 유지한다. 침실 공기를 청결하고 시원하게 유지하고, 먼지 나는 작업을 할 때와 공기 오염이 심할 때 마스크를 착용하도록 한다.

## Hay fever 건초열

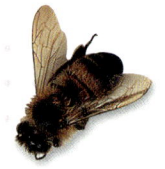

발작적인 재채기가 계속 난다. 코가 막히거나 콧물이 흐른다. 눈이 염증으로 인해 따갑고 가렵다. 입천장이 간지럽다.

건초열은 봄부터 여름철에 걸친 식물의 개화기 때 꽃가루에 반응하는 알레르기성 질환이다. 눈이 붓고 따갑고, 콧물이 나면서 재채기가 발작적으로 계속되는 특징이 있다. 하지만 건초열의 원인은 꽃가루뿐만이 아니다. 오늘날에는 배기가스나 일반 대기오염 같은 물질과 향수 같은 강한 냄새에 대한 알레르기 반응을 통칭한다. 비계절성 비염이라고 알려진 병으로 1년 내내 고생하는 사람들도 있다. 이 병은 주로 집먼지 진드기가 원인이다.

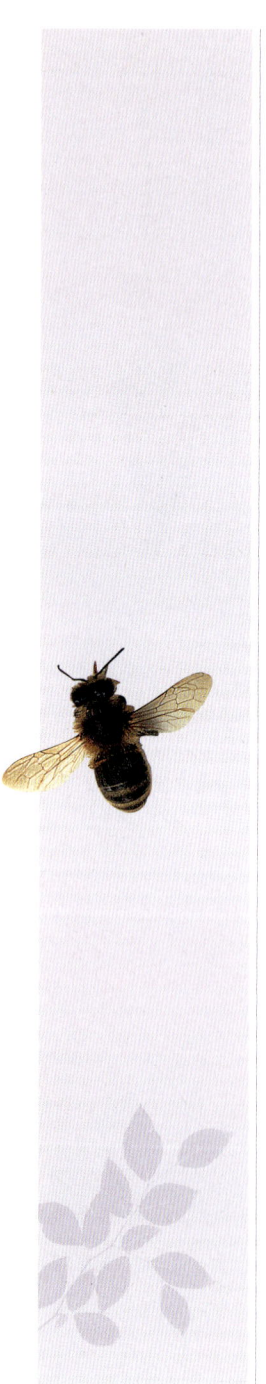

### ✚ 현대의학

치료약으로 안약, 알약, 코 스프레이가 있다. (7일 이상 사용하지 않는다)

사용법 | 성인은 하루 1번 복용한다. 안약은 더 자주 사용한다. 자세한 사항은 포장지에 적힌 용법이나 의사의 지시에 따른다. 하루 2번 양쪽 코에 스프레이를 사용한다.

사용법 | 소아는 연령에 맞게 항히스타민제를 먹인다. 자세한 사항은 포장지에 적힌 용법이나 의사의 지시에 따른다. 6세 이상의 아이는 하루 2번 양쪽 코에 스프레이를 사용한다.

## 🌿 허브요법

허브요법 전문가들은 연초에 건초열이 심해지기 전에 호흡기를 보강하고 청소하는 허브를 사용해 건초열을 치료한다.

**사용법** | 엘더플라워(3파트), 화이트 허하운드(2파트), 퓨미토리(1파트), 버베인(1파트)을 섞어 우려낸 다음 1월부터 4월 초까지 하루 1~2컵씩 마신다. 실제 건초열 시즌에 나타나는 증상을 완화하기 위해 좁쌀풀 캡슐(하루 8x200mg까지)을 복용한다. 그리고 살균된 메리골드나 좁쌀풀 우린 물로 눈을 씻어준다.

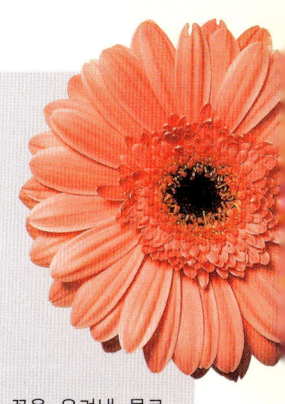

꽃을 우려낸 물로 눈을 가볍게 씻어주면 가려움이 가라앉는다.

## 💧 아로마테라피

- 로만 캐모마일
- 바질
- 멜리사

캐모마일과 멜리사는 항알레르기 기능을 한다. 바질은 건초열로 인해 문제가 생긴 코와 머리를 깨끗하게 해준다.

**사용법** | 손수건에 각 오일을 한 방울씩 뿌려 갖고 다니면 즉각 효과를 볼 수 있다. 등이나 가슴을 마사지하는 데 오일을 사용할 수도 있다.

### 예방

꽃가루 알레르기가 있는 사람은 오전 이른 시간과 늦은 오후 시간에는 외출하지 않는다. 창문을 꼭 닫아두고 한쪽 귀 부분에서 다른 쪽 귀 부분까지 휜 선글라스를 착용한다.

## 🍎 식이요법

유제품 섭취를 줄인다. 자연요법 전문가들은 유제품으로 점액이 많아지고 상태가 더 악화된다고 믿고 있다. 이렇게 해서 효과가 있으면 계속 유제품을 먹지 않도록 한다. 이로 인해 결핍된 영양소(특히 칼슘)는 다른 음식에서 보충하도록 한다.

호흡기계 **73**

비타민C와 바이오플라보노이드는 점막 보호에 중요하다. 모든 베리와 생당근은 두 가지 영양소를 모두 풍부하게 공급한다. 감귤류(껍질과 속껍질을 포함해서)도 많이 먹는다.

꽃가루 알레르기가 있는 사람은 자기가 사는 지역의 꽃에서 채취한 벌꿀을 매일 2디저트스푼씩 먹으면 효과가 좋다.

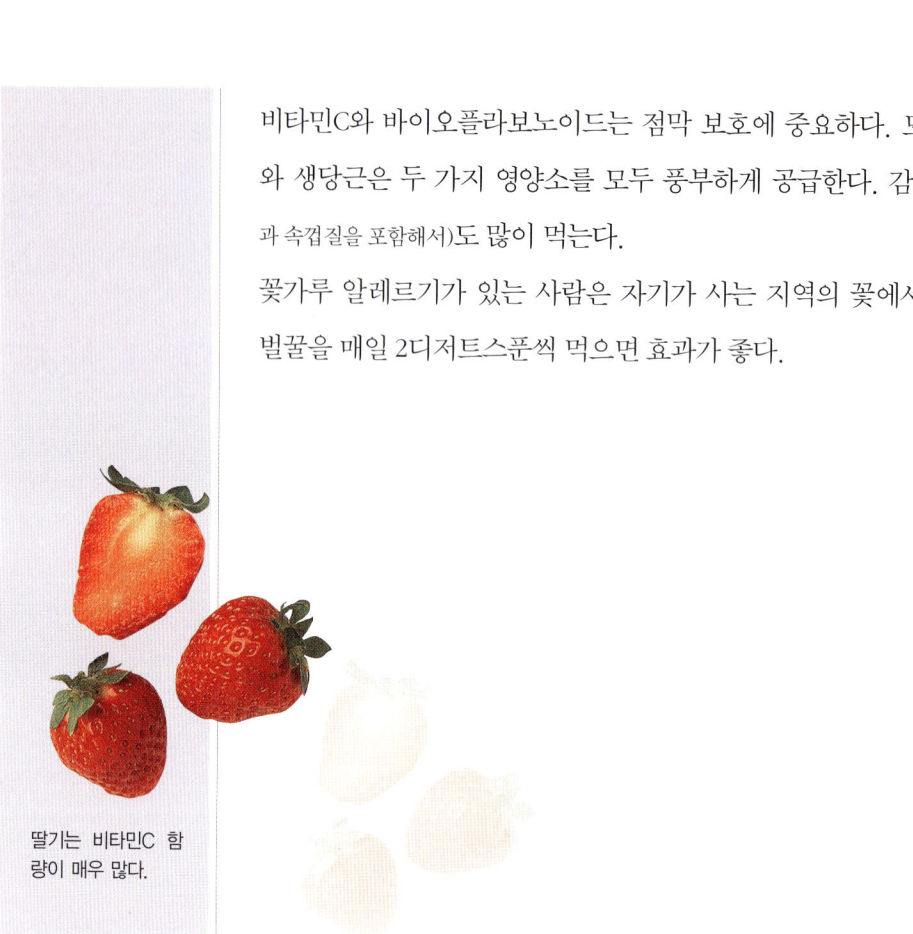

딸기는 비타민C 함량이 매우 많다.

## Sinusitis
## 부비강염

얼굴이나 잇몸의 통증, 지속적인 두통이 생긴다. 눈 주위가 아픈 경우도 있다. 몸을 앞으로 숙이면 더 심해진다. 입맛이 쓰고 코에서 피가 섞인 분비물이 나온다. 코의 일부나 전체가 막힌다.

심한 감기나 알레르기, 자극적인 연기, 흡연, 상부 순환기 염증, 비용종, 특정 음식에 대한 부작용 등이 부비강염의 원인이다. 부비강의 염증으로 점액이 계속 분비돼 두통, 얼굴 통증, 코 막힘, 치통, 반복되는 가슴과 귀의 염증, 진한 점액, 후각 기능 약화 등의 증상이 나타난다. 항생제로 심한 염증을 치료할 수 있으나 민간요법으로 증상을 호전시키고 예방하는 것이 최선이다.

### 현대의학

콧구멍의 점액과 감염 치료가 동시에 이루어져야 한다. 증기는 점액을 얇게 하고 코의 충혈을 줄여준다. 소염제가 든 코 스프레이가 도움이 될 수 있다. 하지만 너무 오래 사용하면 충혈이 더 심해질 수 있다. 염증을 치료하기 위해 항생제가 필요할 수 있다. 재발하는 부비강염은 수술을 해야 할 수도 있다.

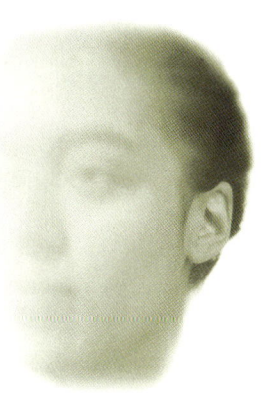

심각하거나 오래된 부비강염 치료에 있어서 민간요법은 항생제 치료를 보충하는 선에서 활용해야 한다.

## 🌿 허브요법

카타르에 좋은 허브로는 엘더플라워, 캐모마일, 그라운드 아이비 (ground ivy), 머위(coltsfoot), 야로우, 좁쌀풀, 질경이(plantain) 등이 있다.

사용법 | 물 1컵에 허브 2티스푼을 넣어 티를 만든다. 골든실(golden seal)이나 베이베리(bayberry)를 조금 넣거나 믹스한 것에 팅크처 5방울을 넣는다. 크림으로 코 주변을 부드럽게 마사지한다. 위의 허브 중 어떤 오일이든 부비강염을 치료하는 데 도움이 된다. 유칼립투스, 페퍼민트, 파인, 백단 오일 10방울씩을 뜨거운 물에 넣고 10분 동안 들이마신다.

## 🍋 식이요법

점액 분비를 늘리는 대표적인 식품으로 우유를 들 수 있다. 특히 아이들에게는 영향이 더 크다. 몇 주간 우유와 유제품을 삼가도록 한다. 이렇게 해서 효과가 나타나면 계속 유제품을 피하는 것이 좋다. 대신 칼슘과 비타민D는 반드시 다른 음식에서 충분히 섭취해야 한다.

코 건강을 유지하려면 비타민A, C, E와 바이오플라보노이드가 중요하다. 당근, 살구, 진녹색 잎채소, 감귤류(속과 껍질까지), 토마토, 망고, 아보카도, 올리브오일, 해바라기오일, 홍화유를 충분히 먹는다. 마늘, 양고추냉이, 양파, 부추는 강력한 지원군이다. 파인애플 주스는 치료 효과가 있는데, 하루 3잔 이상 물에 50:50으로 희석해서 마신다. 소금 섭취를 줄이고, 과음하지 않는다.

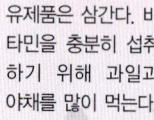

유제품은 삼간다. 비타민을 충분히 섭취하기 위해 과일과 야채를 많이 먹는다.

## 아로마테라피

- 바질
- 유칼립투스
- 티트리

항염 작용을 하고 코를 깨끗하게 해준다.

사용법 | 손수건이나 버너, 전기 베이포라이저, 라이트 링에 오일을 넣는다. 아니면 바가지에 따뜻한 물을 받아놓고 오일을 떨어뜨려도 된다. 증기 흡입도 효과가 좋다.

## 한방 · 민간요법

- 코에 좋은 삼백초

삼백초는 소염 항균작용이 강하며 점막을 튼튼하게 하는 효능이 있다. 삼백초 생잎을 잘 비벼 적당한 크기로 만들어 콧속에 넣는다. 잎이 젖으면 새 잎으로 갈아준다. 축농증이나 비염으로 코가 답답할 때 밤에 콧속에 넣고 자면 다음날 코가 개운해진다. 삼백초 생잎 혹은 말린 잎을 물에 달여 마셔도 효과가 있다.

### 예방

코가 약한 사람은 한 달에 이틀 정도 몸을 청소하는 날로 정해 야채와 과일, 샐러드만 먹는다. 과일과 야채 주스를 많이 먹으면 예방 효과가 매우 크다.

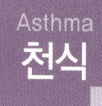

# 천식

기관지가 좁아져서 숨이 차고 기침을 심하게 하는 증상. 밤에 더 심해지는 증상은 아이들에게만 나타나는 증상이다.

천식은 매우 심각한 질병으로 생명을 위협할 수도 있다. 여기서 소개하는 민간요법은 천식의 빈도와 강도를 낮추는 데 효과가 있지만 반드시 주치의의 지도 하에 이루어져야 한다. 최근 몇 년 동안 천식 발병률이 엄청나게 증가했다. 공기 오염, 음식과 음료수에 들어가는 각종 첨가제, 주택의 이중유리, 단열재 등이 원인이다. 특히 아이들이 천식으로 고생을 하는데, 늦은 나이에 발병할 수도 있다.

## 의사를 찾으세요
천식이라는 것을 알고 있지만 평소보다 더 많은 약이 필요할 때, 상태가 급격하게 안 좋아질 때.

## 주의 사항
이부프로펜이나 아스피린 같이 스테로이드 성분이 없는 항염증제는 천식을 더 악화시키므로 사용하지 않는다.

### 현대의학
천식 환자들은 대부분 이미 약을 처방받았을 것이다. 발병이 시작될 때 약을 늘려야 할 것이다. 처음 천식이 나타나는 경우라면 즉시 병원에 가야 한다.

### 허브요법
마황과 로벨리아(lobelia) 등 진경제와 기관지확장제 기능을 하는 허브는 천식 치료에 효과가 매우 크지만 전문가만 다룰 수 있다.

사용법 | 증상이 가벼울 때는 캐모마일 플라워를 증기 흡입하면 가라앉는다. (끓는 물 한 그릇에 1티스푼)

목향 뿌리 2티스푼을 찬물에 담가 하룻밤 불린 후 끓인다. 달인 물에 꿀 1티스푼을 넣고 수시로 조금씩 마신다.

### 🍎 식이요법

아이들의 경우 천식은 대개 알레르기 반응이다. 하지만 음식과 식품첨가물도 천식을 유발하는 원인이 될 수 있다. 음식 일지를 꼼꼼히 기록해두었다가 반응이 나타나면 일지를 확인한다. 이렇게 하면 피해야 할 음식이 무엇인지 실마리를 찾을 수 있을 것이다. 색소, 향, 방부제 같은 식품첨가물은 천식 발병의 주요한 원인이다. 가장 흔하게 문제를 일으키는 음식군은 우유와 유제품으로, 인체 내 점액 분비를 촉진하는 경향이 있다. 중요한 음식을 아이에게 먹이지 않을 경우 영양 결핍이 생기지 않도록 반드시 전문가의 상담을 받도록 한다. 산화방지제가 풍부한 식단은 폐 조직을 건강하게 하는 데 필수적이다. 샐러드, 토마토, 포도, 메론, 후추, 키위, 통밀시리얼, 모든 종류의 녹색채소가 천식 환자의 기본 식단이 되어야 한다.

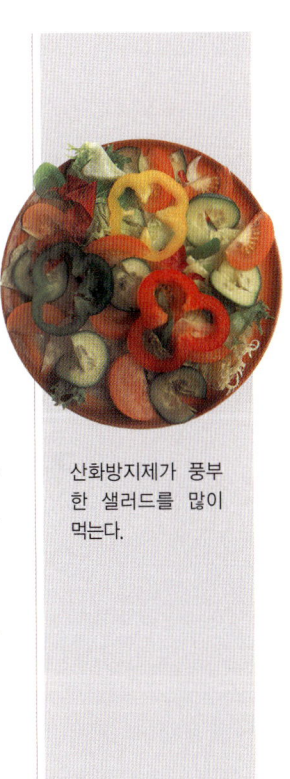

산화방지제가 풍부한 샐러드를 많이 먹는다.

### 🔥 아로마테라피

• 유향

유향은 깊고 천천히 호흡하게 해준다. 수도승들이 깊은 명상에 들어갈 때 이용한다. 알레르기성 천식인 경우 캐모마일을 사용한다.

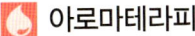 | 베이포라이저나 욕조에 넣고 사용하거나 얼굴/가슴 부위를 마사지할 때 사용한다. 유향을 티슈나 베개에 떨어뜨리면 호흡에 도움이 된다.

### 주의 사항

증기흡입기에 유향은 넣지 않는다. 열로 인해 점막의 감염이 심해져 더 심하게 충혈이 될 수 있기 때문이다.

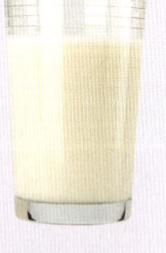

유제품으로 인해 천식이 더 자주 더 심하게 나타나면 유제품을 먹지 않는다.

### 🌸 한방·민간요법

• 살구씨

살구씨는 가래를 삭이고 기침을 멎게 하는 작용이 우수하다. 천식 발작의 전조 증세가 있을 때 살구씨를 씹어 먹으면 효과가 있다. 이때 따뜻한 꿀물과 함께 먹으면 더욱 좋다. 단, 살구씨는 유독 성분인 청산이 소량 함유되어 있으므로, 한 번에 어린이는 세 알, 어른은 다섯 알을 넘지 않도록 한다.

• 겨자찜질

겨자의 따뜻한 기운이 호흡기의 찬 기운을 몰아내어 증세를 완화시켜준다.

① 겨자를 따뜻한 물로 반죽하여 면 보자기에 펴 바른다.
② 이것을 가슴과 양 종아리 뒤쪽에 올려놓고 랩으로 감싸준다. 30분 정도 지나면 발작이 서서히 가라앉는다.

• 평목근 마사지

종아리 안쪽을 잘 만져보면 아킬레스건 위로 움푹 패인 부분이 나오는데, 바로 평목근이다. 천식 환자는 평소 다리에 힘을 주지 않아도 평목근이 딱딱하게 굳어 있다. 평목근을 엄지와 검지를 이용하여 꼼꼼하게 마사지해 주면 천식을 비롯한 호흡기 질환이 눈에 띄게 좋아질 것이다.

## Hiccups 딸꾹질

횡경막이 갑자기 수축을 일으켜 소리를 내는 현상. 몇 번 반복하다가 멈춘다.

횡경막이 갑자기 수축하면서 이 근육을 주관하는 주요한 신경이 자극을 받아 딸꾹질이 난다. 딸꾹질은 보통 연이어 하게 되는데, 몇 분이나 몇 시간, 심하면 몇 개월을 가기도 한다. 소화가 되고 난 후, 과식, 급하게 먹거나 탄산음료를 많이 마시고 난 뒤에 딸꾹질을 하는 경우가 많다. 하지만 간농양이나 신장 이상 등 심각한 질환의 증상인 경우도 있다. 의학 교과서조차 딸꾹질 치료에 민간요법을 제안하고 있다.

### 현대의학

딸꾹질이 계속되면 병원에 가야 한다. 의사는 횡경막을 이완하는 약을 처방해 줄 것이다.

### 허브요법

뒤에 나오는 '방귀' 편과 '소화불량' 편을 참조한다.
사용법 | 페퍼민트나 펜넬을 우려서 조금씩 마신다. 또는 세피유나 글로브오일 2~3방울을 각설탕 하나와 함께 먹는다. 파파야 과일이나 주스, 설탕에 절인 생강을 먹는다.

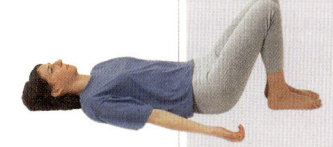
바로 누워 무릎을 굽힌다.

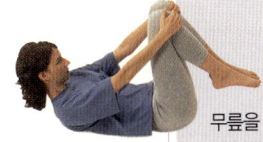
무릎을 들어 최대한 가슴쪽으로 당긴다.

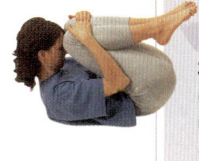
3초 동안 멈춘 다음 이완한다. 이 과정을 반복한다. 딸꾹질을 일으키는 수축이 정지된다.

# 04

### THE Good Health DIRECTORY

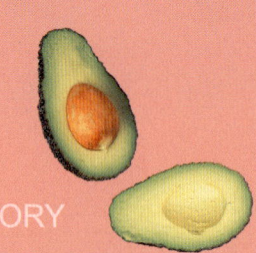

# 순환기계

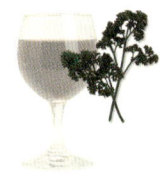

심장은 1분에 약 60~100회 펌프 활동을 통해 혈액을 온 몸으로 보낸다. 그런데 어떤 이유로 혈액 흐름이 방해를 받으면 순환에 문제가 생긴다. 예를 들면 하지정맥류, 동상, 하지불안증후군 같은 병이 생기는 것이다. 혈액이 산소를 흡수해서 온 몸에 전달하는 능력이 떨어지면 빈혈이 생길 수 있다. 어느 경우이건 규칙적인 운동과 민간요법을 겸하면 순환기계를 활성화하는 데 도움이 된다. 하지만 순환기계는 치료보다는 예방이 더 쉽다.

The Circulatory System

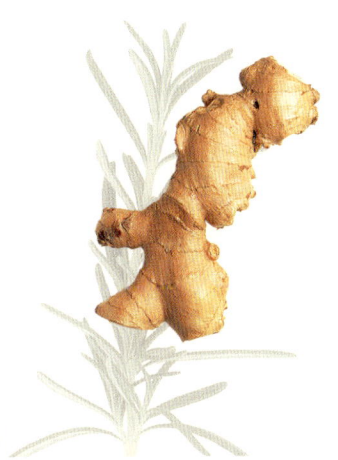

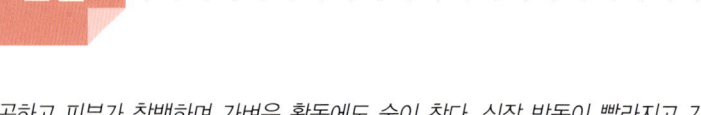

## 빈혈
Anaemia

피곤하고 피부가 창백하며 가벼운 활동에도 숨이 찬다. 심장 박동이 빨라지고 가슴이 두근거리며 발목이 붓는다. 어지럽고 기운이 없다.

빈혈은 혈액이 산소를 흡수해 헤모글로빈으로 전환해서 온 몸에 공급하는 능력이 저하되어 나타나는 증상이다. 90퍼센트 정도가 철분 부족으로 인해 생긴다. 궤양, 치질, 잇몸질환 등으로 인해 출혈이 오래 동안 이루어지면 철분이 부족해진다. 많은 가임기 여성이 철분이 부족하다. 무리한 다이어트로 인해 엽산과 비타민B12가 부족한 경우도 많다. 백혈병, 낫적혈구빈혈, 지중해빈혈은 드물게 나타난다. 채식주의자와 임신한 여성들은 빈혈에 걸리기 쉽다. 건강한 식습관을 갖는 것이 언제나 정답이다.

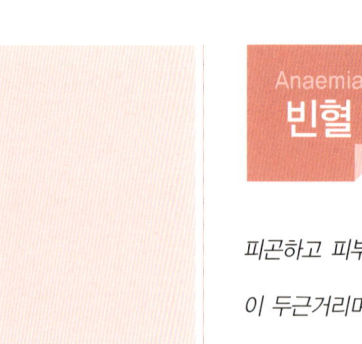

**의사를 찾으세요**

빈혈로 인해 고통스럽다고 생각될 때

### 현대의학

빈혈에는 몇 가지 종류가 있으므로 치료법을 선택하기 전에 의사의 진찰을 받아야 한다. 대부분 철분제 섭취가 필요하다. 하지만 철분제 섭취가 필요 없고, 오히려 철분제가 상태를 더 악화시키는 경우도 있다. 의사는 먼저 혈액 검사를 하도록 조치할 것이다. 임신한 여성은 엽산과 철분 보충제를 복용해야 하는 경우가 많다.

**사용법** | 성인과 소아. 철분이 부족하면 철분제를 매일 1알씩 먹는다. 자세한 내용은 포장지를 참조한다. 철분제로 인해 변비가 생길 수 있다.

## 식이요법

비타민C가 풍부한 음식과 철분을 함유한 음식을 같이 먹으면 흡수가 잘된다. 쐐기풀 스프와 민들레 잎을 샐러드에 첨가하면 풍부한 철분을 섭취할 수 있다. 쐐기풀과 민들레를 잘게 썰어 끓는 물 1컵에 1티스푼을 넣고 차로 마셔도 된다. 파슬리, 골파, 러비지(lovage), 펜넬, 물냉이, 엘더베리를 샐러드에 넣거나 과일과 함께 먹는다.

비타민B12가 풍부한 음식을 많이 먹는다. 고기, 블랙 푸딩, 녹색 채소, 물냉이, 콩, 통밀 시리얼, 당밀, 말린 과일, 캐슈넛, 맥아, 토마토 퓨레 등이 있다. 효모추출물과 맥주효모는 철분과 엽산이 풍부하다. 채식주의자는 무쇠 냄비에서 요리한 전통식 발티 야채 커리로 철분을 보충할 수 있다. 이 철분은 흡수가 잘된다. 심각한 빈혈은 음식만으로는 충분하지 않고 보충제를 복용해야 한다.

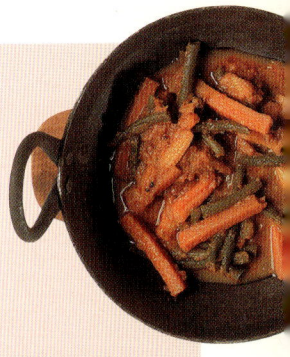

무쇠 냄비에서 요리한 커리는 흡수가 잘되는 철분을 많이 함유하고 있다.

## 허브요법

쐐기풀과 파슬리 같이 흙에서 채취한 식물은 특히 철분이 풍부하다. 쓴 맛이 나는 허브(용담 등)는 소화와 미네랄 흡수를 도와준다.

**사용법** | 쐐기풀, 당귀, 민들레뿌리 각 100g을 레드 와인 1리터에 2주간 담가서 우려내 토닉을 만든다. 매일 4테이블스푼 분량을 마신다. 에키나세아(매일 200mg 캡슐 2알)는 적혈구 생성에 도움이 된다.

### 예방

앞에서 권한 식품을 규칙적으로 먹는다. 체중 감량 식단이나 극단적인 식생활은 피하도록 한다.

## 한방 · 민간요법

빈혈에는 철분이 많은 음식이 좋다. 철분이 많은 음식으로는 동물의 간, 동물의 피, 달걀 노른자위, 소고기, 닭고기, 돼지고기, 시금치, 당근, 콩, 양배추, 해조류 등이 있다. 평소 이런 재료로 조리한 음식을 먹

순환기계

도록 노력한다.

• 전복죽

조개류는 빈혈에 좋은데, 전복은 그중에서도 으뜸이다. 불린 찹쌀을 참기름에 볶다가 잘게 썬 전복과 당근, 호박을 순서대로 넣고 소금으로 간을 한다.

• 조개미역국

불린 미역에 홍합, 바지락 등을 넣고 소금으로 간을 맞춘다.

• 녹용

빈혈에 좋은 한약재로는 녹용을 꼽을 수 있다. 녹용은 적혈구 생성을 촉진하며 혈색소의 양을 늘려주는 기능을 한다.

파슬리와 와인은 철분을 함유하고 있다.

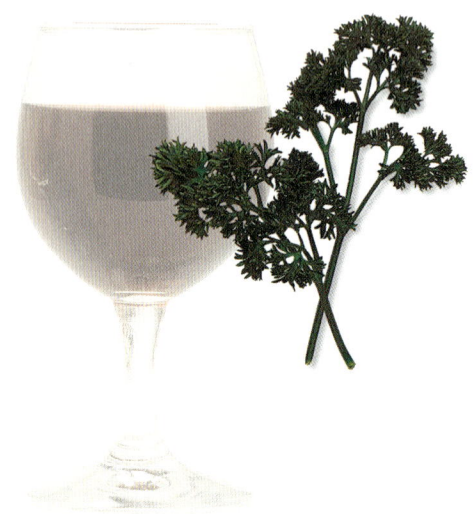

## Chilblains 동상

피부가 아프고 가렵고 검붉게 부어오른다. 손가락과 발가락 피부가 동상에 잘 걸린다. 귀, 뺨, 코도 동상에 걸릴 수 있다. 심하면 궤양으로 발전할 수도 있다.

가장 흔하게 동상에 걸리는 부위는 손가락이나 발가락 끝이다. 빨갛게 부어올라 가렵고 따갑다. 귀, 바깥 허벅지 등 다른 부위가 추위나 압력으로 인해 동상에 걸리는 경우도 있다. 인체의 최말단에 있는 모세혈관에 혈액이 공급되지 않아 산소와 영양 결핍으로 인해 생기는 증상으로, 예방이 유일한 해결책이다.

**의사를 찾으세요**

동상이 궤양으로 발전하기 시작할 때.

### 현대의학

날씨가 추울 때는 동상에 걸리지 않도록 보온에 신경을 써야 한다. 얇은 옷을 여러 벌 겹쳐 입는 것이 두꺼운 옷 하나보다 낫다. 동상에 걸리면 회복하는 데 몇 주가 걸린다.

**사용법** | 성인은 초기에 진통제 1~2알을 먹고, 4시간마다 복용한다. 자세한 사항은 포장지의 용법을 참조한다.

**사용법** | 소아는 액체 진통제를 규칙적으로 먹인다. 자세한 사항은 포장지의 용법을 참조하거나 의사의 지시를 따른다.

### 식이요법

아보카도, 모든 견과류와 씨앗, 올리브오일을 많이 먹어 비타민E를 충분히 섭취한다. 메밀에서 루틴을 섭취하고(빵이나 케이크, 비스킷 만드는

순환기계 **87**

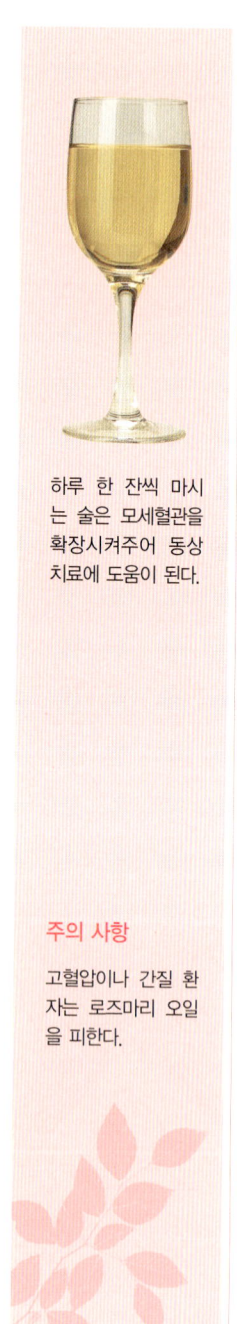

하루 한 잔씩 마시는 술은 모세혈관을 확장시켜주어 동상 치료에 도움이 된다.

**주의 사항**

고혈압이나 간질 환자는 로즈마리 오일을 피한다.

데 첨가하거나, 팬케이크를 만든다) 감귤류, 블랙커런트, 체리와 블루베리에서 비타민C와 바이오플라보노이드를 섭취한다. 이런 영양소는 말초 혈액순환 개선에 반드시 필요한 영양소다. 동상을 예방하려면 매일 비타민E 400IU와 비타민C 1g(바이오플라보노이드와 함께)을 복용한다. 니코틴산이 포함된 B복합제도 복용한다.

하루 1잔씩(남성은 2잔) 술을 마시면 모세혈관 확장에 도움이 된다. 하지만 과하게 마시면 동상이 더 악화된다. 카페인과 니코틴은 혈액 공급을 저하시킨다.

### 🩸 아로마테라피

- 제라늄
- 후추
- 라벤더

이러한 오일은 가온(加溫)과 진정 작용을 하며 혈액순환을 촉진한다. 약간의 진통 효과도 갖고 있다.

<u>사용법</u> | 캐리어 오일이나 로션에 오일을 섞어 동상 부위에 세게 문지른다.(부러진 곳에는 사용하지 않는다.) 장기적으로 혈액순환이 개선되어야 하므로 발 마사지를 하거나 족탕이나 목욕할 때 오일을 사용한다. 로즈마리, 레몬그레스, 마저럼, 생강도 이용할 수 있다.

### ❋ 한방·민간요법

- 생부자

부자는 성질이 뜨겁고 한기를 몰아내는 작용이 우수하다. 생부자를 가루 내어 밀가루와 함께 물에 개어 동상 입은 상처 부위에 붙인다.

독이 있으므로 복용과 장기 사용은 전문의의 지도를 따라야 한다.

• 참기름과 돼지기름

한방에서는 동상으로 얼어터진 상처를 치료하는 데 참기름, 돼지기름, 송진 등이 들어간 납향고를 사용한다. 이 모든 약재가 없더라도 참기름과 돼지기름은 피부를 부드럽게 하고 새살이 돋아나게 해주므로 동상으로 인한 상처에 바르면 치료에 도움이 된다.

• 고추

고추는 성질이 맵고 따스하여 기혈의 순환을 촉진하고 한기를 몰아내는 작용이 우수하다. 빨간 고추를 썰어 동상 부위에 대고 묶어두거나, 미지근한 물에 고춧가루를 풀어 그 물에 환부를 담그면 곧 혈액순환이 활발해지는 것을 느낄 수 있다. 단, 환부에 상처가 있을 경우에는 피하는 것이 좋다.

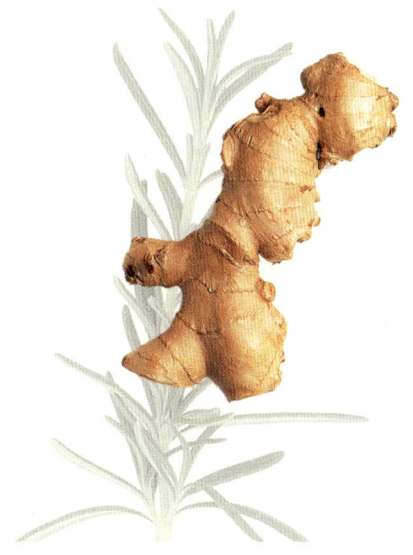

생강차와 로즈마리 오일은 혈액순환 개선에 도움이 된다.

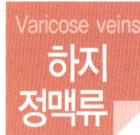
## 하지정맥류
### Varicose veins

정맥이 늘어나면서 피부 밖으로 흉하게 돌출되어 보이는 증상. 주로 다리에 나타나는데, 직장 벽에 나타나는 경우도 있다. 오랫동안 서 있으면 통증이 있을 수 있다.

정맥에 있는 판막이 제 기능을 못해 혈액 흐름이 정체되면 하지정맥류가 생긴다. 보기에 흉하다는 점 외에는 특별한 증상이 없다. 유전에 의해 발병하는 경우가 많지만 임신, 비만, 운동 부족, 오래 서서 일하는 작업 환경, 앉아서 생활하는 라이프스타일로 인해 악화되는 일이 많다. 만성이 되면 피부에 정맥류습진이 생길 수 있다. 피부에 혈액이 제대로 공급되지 않으면 아주 가벼운 충돌과 자극만 받아도 심각한 궤양이 생길 수 있다.

### ➕ 현대의학

하루 종일 꼭 끼는 스타킹과 하이힐을 착용해 다리를 지치게 만들면 증상이 나타날 수 있다. 수술로 치료할 수 있는데, 재발 가능성이 있다.

### 🌿 허브요법

메밀 같은 허브는 루틴이 풍부해 정맥을 강화하는 역할을 한다. 멜리롯(melilot), 마로니에, 익모초, 천초, 야로우 등은 혈액 순환을 개선하고 혈전증과 피브린(fibrin)이 쌓이지 않도록 막아준다. 이런 현상을 그대로 두면 상태가 심하게 악화된다.

사용법 | 차나 팅크처로 마신다. 멜리롯이나 익모초, 야로우 등을 같은

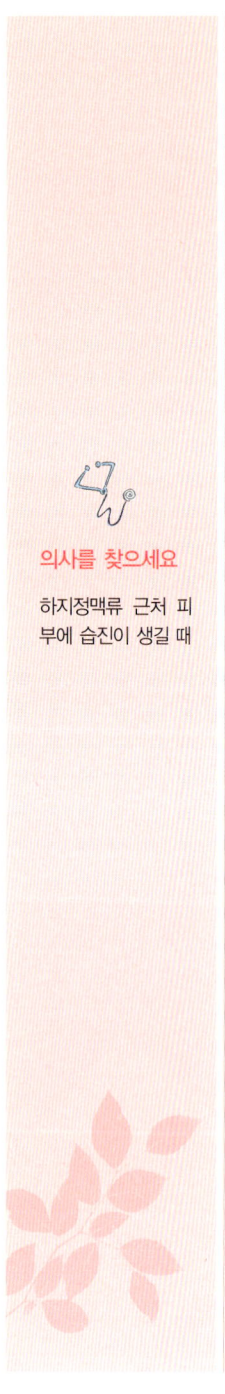

**의사를 찾으세요**

하지정맥류 근처 피부에 습진이 생길 때

양 섞어 사용하면 좋다.

증류한 하마멜리스나 마로니에 연고를 발라 부드럽게 마사지한다.

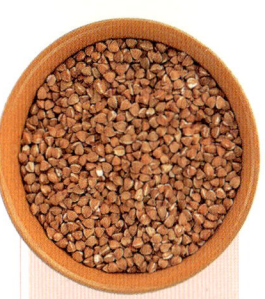

메밀은 정맥을 강하게 해주는 허브다.

### 🔥 아로마테라피

- 사이프레스(cypress)
- 제라늄

이러한 오일은 혈액 순환 개선에 도움이 된다.

**사용법** | 에센셜오일을 캐리어 오일이나 로션에 넣고 하지정맥류에서 조금 떨어진 윗부분을 마사지한다.(정맥 바로 위나 아래가 아니다.) 정맥이 심하게 아프고 욱신거릴 때 정맥에 따뜻한 습포를 해준다. 하루 2번, 10분 이상 다리를 머리보다 높게 해서 올려놓으면 도움이 된다. 변비가 있으면 정맥에 압력이 더해지므로 변비를 예방한다.

**예방**

변비를 예방하는 것이 우선 중요하므로 물과 섬유소를 많이 섭취한다. 라이프스타일을 바꾸어 체중을 감량한다.

### 🍎 식이요법

하지정맥류를 갖고 있는 사람은 식습관을 개선해 혈액 순환에 좋은 음식을 먹어야 한다. 루틴이 풍부한 메밀로 팬케이크를 만들거나 빵이나 비스킷 만들 때 첨가한다. 특히 바이오플라보노이드는 혈관을 튼튼하게 해준다. 아보카도, 올리브오일, 견과류와 씨앗에는 비타민E가 풍부하며 간, 달걀, 정어리, 패류, 호박씨에는 아연이 풍부하다. 감귤류, 블랙커런트, 블랙베리, 블루베리, 빌베리, 검붉은 체리에는 비타민C와 바이오플라보노이드가 풍부하다.

지나친 카페인과 알코올 섭취는 심장과 혈관에 영향을 미쳐 순환 기능이 저하되므로 삼간다. 짠 음식은 수액정체와 고혈압을 야기하며 정제된 탄수화물과 과다한 설탕 섭취는 변비와 체중 증가로 이어진다.

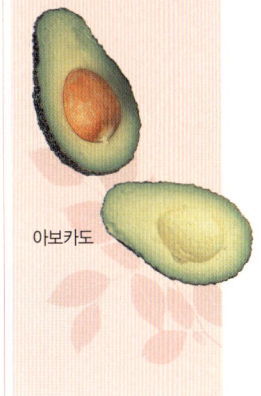

아보카도

# Restless legs 하지불안 증후군

다리가 경련을 일으키면서 화끈거리고 힘이 없고 감각이 없는 느낌이 드는 증상. 주로 여성들에게 나타나며 잠자기 전이나 자리에 앉은 직후에 증상이 시작된다.

대체로 증상이 심각하지는 않다. 자리에 앉거나 잠자리에 들자마자 곧 증상이 나타나기 시작한다. 하지불안증후군은 약이나 중추신경계 이상이 원인이 될 수 있다. 하지만 이 두 가지 경우는 드물게 나타난다. 그보다는 철분 결핍으로 인한 빈혈 증상이거나 순환장애가 원인인 경우가 더 많다. 원인이 명확하지 않은 경우도 있다.

## 의사를 찾으세요
하지불안증후군이 갑자기 생겨 상태가 심각할 때.

### 현대의학
하지불안증후군은 철분 결핍으로 나타나는 경우가 많으므로 철분제를 보충해주면 쉽게 낫는다.

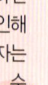 

### 허브요법
진정과 이완 효능이 있는 차를 마시면 도움이 된다. 특히 캐모마일, 레몬밤, 스컬컵, 버베인, 패션플라워가 좋다. 밤에 상태가 심각하면 자기 전에 크램프박(crampbark)을 달인 물에 족탕을 하거나 그 허브

철분제를 복용하면 다리 경련으로 인해 밤에 잠을 못 자는 증상을 해결할 수 있다.

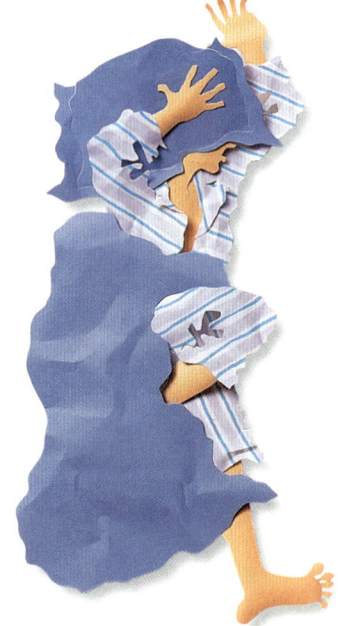

가 든 크림을 다리에 조금 발라 마사지를 한다.
사용법 | 캐모마일이나 로즈, 라벤더 오일 1~2방울을 아몬드 오일 1 티스푼에 넣고 마사지를 한다.

# 05
THE Good Health DIRECTORY

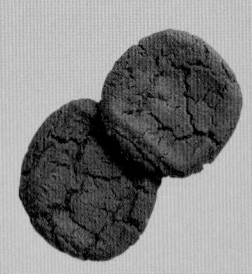

# 뼈와 근육

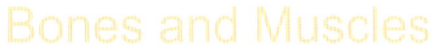

인간의 골격은 200개가 넘는 뼈로 구성되어 있다. 뼈는 근육에 의해 움직이며 관절과 인대로 연결되어 복잡한 인체 구조를 만든다. 상해, 접질림, 마손, 내부의 손상으로 이 구조에 문제가 생기면 몸이 쑤시고 아프기도 하고 더 심각한 상태가 되기도 한다. 오늘날 병원을 찾는 환자의 25퍼센트가 근골격계 이상이라는 통계가 있다. 이번 장에서는 요통이나 관절염, 골다공증, 반복운동손상 등의 병을 집에서 치료하는 방법을 살펴본다. 방법을 알고 나면 최상의 컨디션을 유지할 수 있을 것이다.

Bones and Muscles

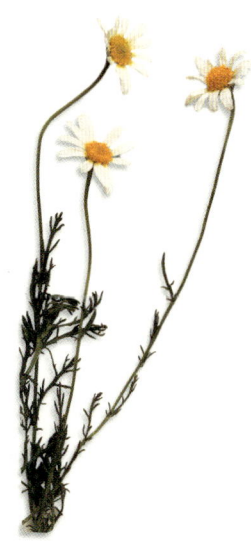

## Back pain
# 요통

갑자기 아플 수도 있고 오랫동안 서 있으면 아플 수도 있다. 오래 앉아 있거나 서 있으면 심해진다. 모든 척추 부위에서 나타날 수 있다. 하부척추 통증은 다리 통증과 연관이 있을 수 있다.

사람이 한평생 살면서 한동안 요통으로 고생할 확률은 약 90퍼센트에 이른다. 이어 두 번 더 요통을 앓는 일이 생긴다. 대부분의 요통은 손으로 하는 치료로 6주 안에 낫는다. 수술을 할 수밖에 없는 경우도 있다. 예방이 가장 좋은 치료법이다. 요통이 있는 사람은 허리를 강하고 건강하게 유지하도록 노력하고 한 자세로 오래 있지 않도록 한다. 허리가 몹시 아프더라도 48시간 이상 침대에 누워 있지 않는다. 가능하면 전문가의 도움을 받도록 한다.

### 의사를 찾으세요
대소변을 통제할 수 없을 때, 팔다리에 감각이 없거나 움직이기 어려울 때, 통증이 다리까지 내려갈 때, 통증을 참을 수 없을 때, 4~6주가 지나도 나아지지 않을 때.

### ➕ 현대의학

진통제를 규칙적으로 복용한다. 처방받은 근이완제와 함께 복용해야 한다. 오랫동안 침대에 누워 있지 않도록 한다. 며칠 동안 통증이 계속되면 서둘러 물리요법가의 치료를 받는 게 좋다.

사용법 | 성인은 초기에 진통제 1~2알을 먹고, 4시간마다 복용한다. 자세한 사항은 포장지의 용법을 참조한다.

사용법 | 소아는 액체 진통제를 규칙적으로 먹인다. 자세한 사항은 포장지의 용법을 참조하거나 의사의 지시를 따른다.

## 🌿 허브요법

허브가 증상을 완화시켜주기는 하지만 요통은 디스크처럼 골격의 문제이므로 물리치료를 받는 게 좋다.

사용법 | 하부척추 통증은 신장 이상과 연관이 있을 수 있다. 부추, 옥수수수염, 개밀(couchgrass)을 물 1컵에 2티스푼씩 넣어 차로 마신다. 뜨거운 물 100ml에 크램프박(15ml)과 시나몬 팅크처(5ml)를 넣어 수건에 적셔 습포를 해주면 국부 통증이 완화된다. 뜨겁게 데워서 몇 차례 반복한다. 악마의 발톱 같은 항염증제를 사용하면 도움이 된다. (하루 6x200mg 캡슐)

## 🍎 식이요법

샐러리와 파슬리를 많이 먹으면 노폐물 배출에 도움이 된다. 순무는 항염증제 기능을 하며 파인애플은 진통 효소를 갖고 있다. 기름진 생선은 유연성을 유지시켜준다. 카페인 섭취를 줄인다. 체중이 늘면 척추에 무리가 되므로 체중 관리에 신경을 쓴다.

## 💧 아로마테라피

정확한 진단이 매우 중요하다.

### 근육 이상

- 라벤더
- 생강
- 마저럼

### 신장 이상과 디스크

### 주의 사항

요통은 정확한 진단이 중요하다. 진통제 포장지에 적힌 용법을 주의 깊게 읽고 용량을 초과하지 않도록 한다.

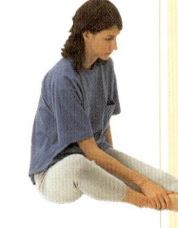

이 운동은 오금의 건을 늘려주고 요통을 완화해준다.
바닥에 앉아 한쪽 다리는 쭉 펴고 다른 다리는 세운다. 발바닥을 바닥에 붙인다.

세워 놓은 무릎을 옆으로 내린다.

팔을 앞으로 천천히 뻗는다. 멈추었다가 다시 늘려준다. 20초 동안 천천히 스트레칭해준다. 다리를 바꿔 반복한다.

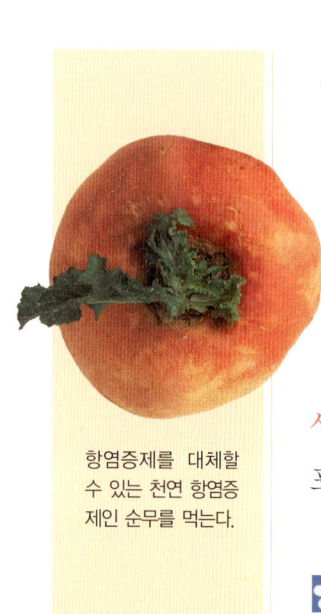

항염증제를 대체할 수 있는 천연 항염증제인 순무를 먹는다.

- 로즈마리
- 로만 캐모마일
  - 마저럼(디스크 이상일 때만)

근육 이상에 사용하는 오일은 가온과 진정 효과가 있다. 신장과 디스크 이상으로 인한 요통에 사용하는 오일은 진정과 진통 효과가 있다.

사용법 | 근육 통증에는 오일 마사지를 한다. 모든 오일을 목욕과 습포에 이용한다.

## 한방·민간요법

- 철봉에 매달리기

만성 요통이 아니라 갑자기 허리가 삐끗해서 아픈 경우에는 철봉에 잠시 매달린 채로 허리를 자연스럽게 흔들리게 둔다. 이렇게 하면 굳어진 조직 사이에 눌려 있던 신경이 제자리를 찾아 통증이 사라진다.

- 쑥 찜질

쑥은 소염작용과 기혈소통 작용이 있다. 또한 성질이 따뜻하여 한기를 몰아내는 작용도 우수하다. 허리통은 기혈의 소통이 막히거나 인대 손상과 신경의 염증으로 인한 것이 많으므로 쑥의 약성이 허리통 치료에 도움이 될 수 있다.

① 잘 마른 약쑥을 찧어서 약간 탈 정도로 볶는다.
② 볶은 쑥을 천에 골고루 펴고 위에 식초를 뿌린다.
③ 식초를 뿌린 쑥에서 더운 김이 날 때 허리에 바르고 비닐 랩으로 감싼 다음 담요로 덮어서 따뜻하게 해준다. 이 같은 방법으로 아침과 저녁에 1~2시간씩 찜질한다. 쑥 찜질은 허리가 뻐근하게 오랫동안 아

플 경우에 효과가 있다.

• 생강 파 찜질

생강의 성질은 따뜻하고 매워 한기를 몰아내고 몸을 따뜻하게 하므로 기혈을 소통시키고 막힌 경락을 통하게 하여 통증을 가라앉힐 수 있다. 파는 기혈을 통하게 하고 염증을 완화하는 작용이 있다. 보통 허리통은 근육이 뭉치거나 인대 손상으로 인한 경우가 많으므로 생강과 파의 온열작용과 소통작용은 허리통을 완화하고 치료하는 데 도움이 될 수 있다.

① 같은 양의 생강과 파를 찧어서 밀가루로 반죽한다.
② 위의 반죽을 아픈 부위에 얹어 두고 찜질한다.

여러 번 바꿔가며 찜질해주면 허리가 시원해지며 통증이 멎는다.

• 마늘 찜질

마늘은 성질이 맵고 소염작용이 강하므로 허리에서 기혈이 막힌 것을 통하게 하고 염증을 완화하여 통승을 줄일 수 있다.

마늘을 갈아서 즙을 내어 면 보자기에 싼다. 이것으로 통증이 있는 부위를 찜질해준다. 허리가 움직일 수 없이 아플 때에도 효과가 있다.

## Arthritis
## 관절염

손가락, 손목, 팔꿈치, 어깨, 무릎, 발목과 발의 관절이 아프고 뻐근한 증상. 관절이 붓는 경우가 많고 모양이 변형되는 경우도 있다. 증상이 심각하지 않을 수도 있고 참을 수 없을 정도로 아플 수도 있다.

관절 이상으로 인해 생긴 관절염의 종류는 200가지가 넘는다. 일반적으로 통증, 뻐근함, 붓기, 감염 증상이 나타난다. 20년 전에 다친 부상으로 인해 손가락에 생기는 관절염부터 류머티스성 관절염처럼 심각한 증상까지 다양하다. 심각한 관절염은 가정에서 해결할 수 없다. 하지만 어떤 관절염이든 식습관이 증상을 호전시키는 데 중요한 역할을 한다. 퇴행성관절염과 류머티스성 관절염 역시 가정에서 하는 요법이 도움이 된다. 물론 수술이나 약물 치료를 완전히 대체할 수는 없다.

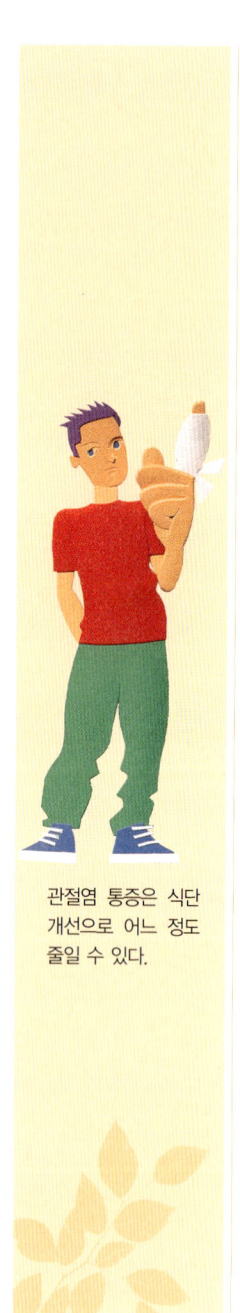

관절염 통증은 식단 개선으로 어느 정도 줄일 수 있다.

### 🏥 현대의학

파라세타몰이나 아스피린 같은 진통제로 관절염을 치료할 수 있다. 단단한 붕대로 지지해주면 관절 통증을 줄일 수 있다. 관절을 따뜻하게 해주는 것이 도움이 된다. 무엇보다 가벼운 운동을 해주면 관절의 유연성을 유지할 수 있다.

사용법 ㅣ 성인은 초기에 진통제 1~2알을 먹고, 4시간마다 복용한다. 자세한 사항은 포장지의 용법을 참조한다.

사용법 ㅣ 소아는 액체 진통제를 규칙적으로 먹인다. 자세한 사항은 포장지의 용법을 참조하거나 의사의 지시를 따른다.

### 🌿 허브요법

항염증성 허브로는 자작나무, 블랙코호시(black cohosh), 메도스위트(medowsweet), 포플러, 버드나무가 있다. 보통 차로 마신다. 예전에는 자작나무 수액이 가장 인기 있는 민간요법이었다.(가을에 채취해서 차 순가락으로 떠먹는다.) 지금은 칼라하리에서 채취한 악마의 발톱 뿌리가 가장 유명하다.

사용법 | 악마의 발톱 뿌리로 만든 가루를 매일 3g씩 최소 4주간 복용한다. 로즈마리나 윈터그린(wintergreen) 오일 10방울과 컴프리 오일 1 티스푼을 섞어 부드럽게 마사지한다.

### 💧 아로마테라피

- 라벤더
- 로만 캐모마일
- 유칼립투스
- 주니퍼
- 생강

이러한 오일은 진통 효과가 있다. 특히 국부 통증에 효과가 있다. 또 가온과 진정 작용을 한다. 이용할 수 있는 오일은 많지만 어느 것이 자신에게 가장 잘 맞는지 직접 확인해볼 필요가 있다.

사용법 | 관절염이 생긴 부위에 따라 족탕이나 손 목욕을 한다. 오일이나 로션으로 마사지를 해도 된다. 최근에 관절염이 생겼다면 스트레스를 줄이는 방법이 있는지 체크한다.

---

**예방**

과체중은 체중을 지탱하는 관절에 엄청난 압박을 주어 척추 하부, 엉덩이, 무릎, 발목, 발에 관절염이 생기기 쉽다.

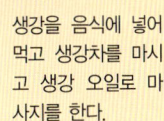

생강을 음식에 넣어 먹고 생강차를 마시고 생강 오일로 마사지를 한다.

뼈와 근육 **101**

### 🍎 식이요법

생강차를 마시고 싱싱한 생강 뿌리와 말린 생강을 음식에 많이 넣어 먹는다. 파슬리, 샐러리, 물냉이를 먹는다.

통풍을 제외하고 모든 관절염에 오메가3 지방산이 많은 기름진 생선과 패류가 좋다. 비타민A와 베타카로틴이 많은 고구마, 브로콜리, 살구, 당근, 간을 많이 먹는다. 감귤류, 딸기, 키위, 진녹색 잎채소에는 비타민C와 바이오플라보노이드가 풍부하다. 올리브오일, 해바라기씨, 무염 견과류, 아보카도는 비타민E가 풍부하다. 붉은 살코기, 커피 섭취를 줄인다. 통풍 환자는 알코올, 내장, 이스트, 기름진 생선, 고기 엑스(고기를 열탕으로 삶았을 때 우러나오는 성분), 생선 알, 홍합, 가리비를 삼간다.

### 🌼 한방 · 민간요법

• 솔잎술

솔잎은 오장을 편안하게 하고 풍습을 물리치는 효능이 있다. 솔잎 200~250g을 술 1리터에 넣고 밀봉하여 10~15일 두었다가 한 잔씩 먹는다.

---

**주의 사항**

찜질이나 족탕, 손목욕(또는 온욕)을 하고 있다면 목욕 후에 가능한 한 많이 관절을 움직여주어야 한다. 열로 인해 충혈이 되어 상태가 더 악화될 수 있기 때문이다.

## 퇴행성 관절염
Osteoarthritis

뼈 사이에서 쿠션 역할을 해야 할 연골이 손상되어 관절이 뻣뻣하고 아픈 증상. 모든 관절에서 나타날 수 있으나 엉덩이, 무릎, 척추, 손가락에서 흔하게 나타난다.

퇴행성관절염은 관절에 과도한 부하가 걸려 관절 조직이 손상되거나 스포츠 등으로 한 관절을 무리하게 사용한 경우에 흔히 생긴다. 그밖에도 과거의 부상이나 골절, 연골손상(특히 무릎), 염증, 선천성기형, 건막류 등이 원인이 될 수도 있다.

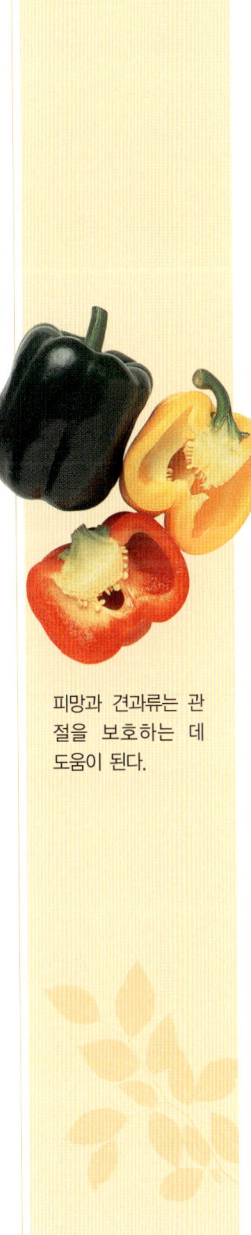

피망과 견과류는 관절을 보호하는 데 도움이 된다.

### 현대의학

최대한 몸을 많이 움직이면 관절의 유연성에 도움이 된다. 근력을 강화하고 체중을 조절하면 관절염이 악화되지 않을 수 있다. 진통제를 복용하고 워킹프레임(walking frame)이나 지팡이 같은 보조기구를 이용해서라도 최대한 몸을 많이 움직인다. 필요하면 주치의가 물리요법을 처방할 수도 있다. 심한 경우 인공관절 수술을 할 수도 있다.

용법: 성인은 초기에 진통제 1~2알을 먹고, 4시간마다 복용한다. 자세한 사항은 포장지의 용법을 참조한다.

### 식이요법

오메가3 지방산이 풍부한 기름진 생선이 중요한 식품군이다. 오메가3는 천연 항염증제 기능을 하고 관절의 유연성을 유지해준다. 간, 당근, 고구마, 시금치, 브로콜리, 살구, 망고, 메론은 중요한 영양소인 비

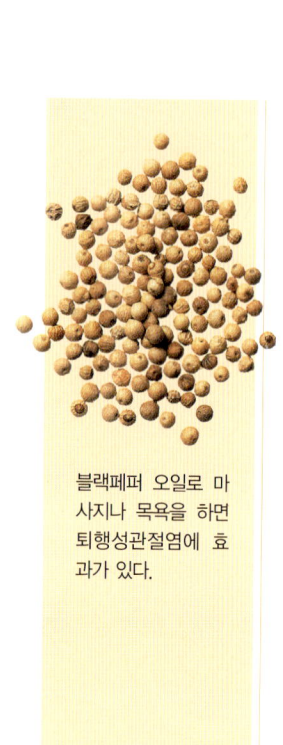

블랙페퍼 오일로 마사지나 목욕을 하면 퇴행성관절염에 효과가 있다.

타민A와 베타카로틴이 풍부하다. 녹색 잎채소, 감귤류, 키위, 피망(빨간색, 노란색, 녹색 모두 포함)은 비타민C가 풍부해서 관절이 더 이상 손상되지 않도록 도와준다. 붉은 살코기, 육류 가공품을 가능한 한 피한다. 대신에 생선, 가금류, 견과류, 씨앗, 콩, 달걀, 적당량의 저지방 유제품으로 단백질을 섭취한다. 생강차는 진정 효과가 있다. 생강 뿌리 1cm를 껍질을 벗기고 강판에 갈아서 끓는 물 한 머그컵의 분량에 담는다. 뚜껑을 덮고 10분간 두었다가 걸러서 꿀 1티스푼을 넣어 마신다. 머그컵으로 하루 두세 잔 마신다.

### 허브요법

도움이 되는 허브가 많이 있다.

*사용법* | 마모로 인해 생긴 퇴행성관절염에 컴프리 오일이나 크림으로 마사지를 해주면 편안해진다. 매일 밤 아픈 관절 부위에 오일이나 크림을 바르고 가볍게 마사지를 해주는데, 최소한 2달 동안 계속한다. 허브는 혈액 순환 개선과 독소 제거에 도움이 된다. 안젤리카, 옐로우덕(yellow dock), 산초나무, 윌로우박을 달여 1컵에 1티스푼을 넣어 마신다. 악마의 발톱 뿌리도 좋다.

### 아로마테라피

- 라벤더
- 로먼 캐모마일
- 마저럼
- 생강
- 블랙페퍼

- 로즈마리
- 주니퍼

이러한 오일은 가온과 진정 작용을 한다. 주니퍼는 인체의 해독에도 도움이 된다.

사용법 | 온욕이나 족탕, 손 목욕에 오일을 이용한다. 마사지 오일이나 크림에 오일을 첨가해도 좋다. 다만 염증 부위를 마사지하지 않도록 한다.

## 한방·민간요법

- 굴

굴에는 아연이 많이 함유되어 있어 모든 조직 손상의 회복에 도움이 된다. 굴이 많이 나는 겨울철에는 굴을 생으로 먹으면 좋고, 평소에도 굴 분말이나 굴 진액 등으로 섭취하면 관절염 치료에 효과가 있다.

- 겨자찜질, 마늘찜질도 효과가 있다.
- 관절을 튼튼하게 하는 안마법

운동을 하지 않으면 근육이 약해지고 관절도 약해져서 관절염으로 이어진다. 다음은 운동 부족을 보충해주는 안마 방법이다. 기혈의 순환이 촉진되어 굳어진 관절을 풀어주고 원활한 영양 공급이 이루어진다.

① 팔과 다리를 위에서부터 손 모서리로 두드리며 내려온다.
② 손목, 팔꿈치, 어깨의 관절을 순서대로 주무르고 두드린다.
③ 다리 관절은 발목, 무릎을 순서대로 주무르고 두드린다. 한 부위를 2~3분 정도 안마하면 된다.

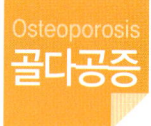
## 골다공증
Osteoporosis

뼈가 약해지는 현상으로 특별한 증상은 없다. 하지만 75세 이상 노인 골절의 가장 흔한 원인이다. 가족력이 강하다.

골다공증은 뼈가 무르고 약해져 부러지기 쉬운 현상으로, 폐경기 이후 여성들에게 주로 나타난다. 남성에게 나타나는 경우도 있다. 골다공증 발병률이 놀라운 속도로 높아지고 있어 심각한 문제로 대두되고 있다. 조기폐경이 오면 골다공증에 걸릴 위험이 높아진다. 또 오랫동안 약을 복용하거나 식욕감퇴와 폭식증 같은 식이장애가 있는 경우에도 골다공증에 걸리기 쉽다. 크론병, 대장염, 게실염 같이 인체의 영양분 흡수를 방해하는 질병도 골다공증의 원인이 될 수 있다.

### 현대의학

골다공증을 예방하기 위해서는 어릴 때부터 체중이 실리는 운동을 하고 우유를 많이 마셔야 한다. 중년 이상의 여성들에게는 칼슘과 비타민D 보충제를 권한다. 나이 든 여성들은 음식으로든 처방약으로든 이러한 영양소를 섭취해야 한다. 흡연과 과음을 삼간다. 호르몬치료 요법은 골다공증을 예방해 주는데, 폐경 이후 최소 5년 동안은 치료를 받아야 한다. 골다공증이 있는 사람은 처방약을 복용한다. 근력을 강화하는 운동을 꾸준히 한다.

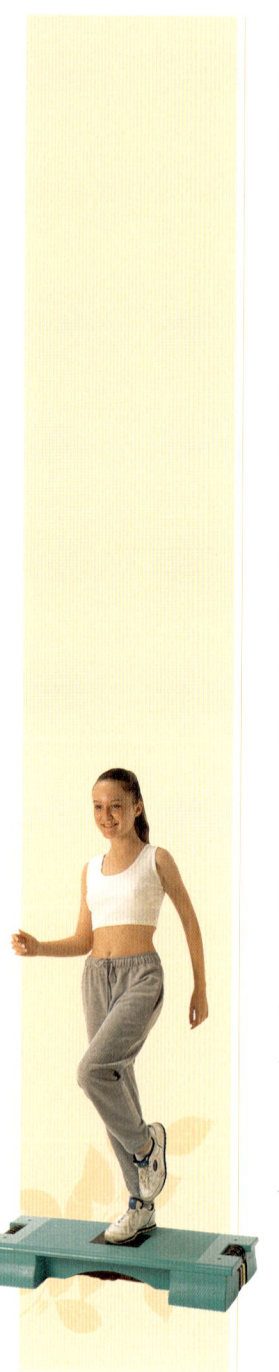

## 🍎 식이요법

골다공증을 막기 위해서는 10대부터 뼈를 튼튼하게 만드는 게 중요하다. 그런데 아쉽게도 이 시기부터 많은 소녀들이 다이어트를 시작한다. 어릴 때 칼슘 섭취가 부족하면 나중에 반드시 뼈에 이상이 온다. 평범한 생활을 하는 보통 여성들은 하루 2,000칼로리가 필요하다. 저칼로리 다이어트(하루 1,250칼로리)로는 뼈를 튼튼하게 만드는 데 필요한 모든 영양소를 섭취할 수 없다.

여성들은 칼슘, 비타민D, 바이오플라보노이드, 비타민K, 마그네슘이 풍부한 음식을 충분히 먹어야 한다. 칼슘은 저지방 유제품, 견과류, 콩, 정어리통조림(뼈째 먹는다)에서 섭취한다. 달걀과 기름진 생선에서 비타민D를 섭취한다. 감귤류(조각 사이의 껍질과 속까지 먹는다), 블랙커런트, 빌베리(bilberry), 블루베리, 블랙베리에는 비타민C가 풍부하다. 시금치, 브로콜리, 양배추는 비타민K가 많다. 두부, 아몬드, 캐슈는 마그네슘이 풍부하다.

기름진 생선에 함유된 비타민D는 칼슘 흡수를 위해 필요하다.

## 💧 아로마테라피

- 펜넬
- 로즈마리
- 블랙페퍼
- 라벤더
- 로먼 캐모마일
- 마저럼
- 벤조인

이러한 오일은 발열, 진정, 항염증제 기능을 한다. 펜넬은 식물성 에

스트로겐을 함유하고 있다.

사용법 | 목욕이나 족탕에 사용한다. 마사지 오일로 사용할 수도 있다.

### 허브요법

미네랄, 비타민, 스테로이드 성분이 풍부한 허브는 노화로 인해 약해진 뼈에 효과가 있고 영양 보충에도 중요한 역할을 한다.

사용법 | 쓴맛이 나는 쐐기풀, 자주개자리, 샐비어를 차로 마신다.(1컵에 2티스푼). 쇠뜨기 주스 2티스푼을 물에 희석해 하루 3번 마신다.

당귀도 필요한 영양소를 제공하는데, 건강식품점에서 캡슐로 된 제품을 사면 간편하게 이용할 수 있다.

**주의 사항**

고혈압이나 간질 환자는 로즈마리나 펜넬 오일을 사용하지 않는다.

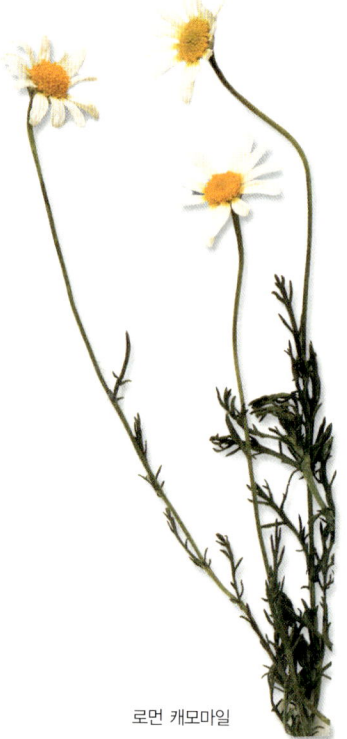

로먼 캐모마일

# Rheumatism
## 류머티즘

근육, 건, 결합조직에 나타나는 일반적인 통증을 일컫는 용어. 관절 주위에 나타나는 경우가 많으며 뻣뻣한 증상도 같이 나타날 수 있다.

류머티즘은 특정한 질병 이름이 아니고 관절이나 근육에 생기는 통증을 일반적으로 일컫는 말이다. RSI(반복운동손상), 테니스엘보, 오십견, 건염 등이 류머티즘으로 분류되는 질병이다. 결합조직염도 여기에 포함된다. 이들 가운데 어떤 것도 퇴행성관절염이나 류머티스성 관절염과 연관이 없다. 주치의가 항염증제나 스테로이드 주사를 처방할 수도 있다. 하지만 집에서 하는 요법도 그에 못지않게 효과가 크다. 통증이 심하지 않다면 아무런 부작용이 없으므로 민간요법을 먼저 시도하기를 권한다.

**의사를 찾으세요**
증상이 3~4주 이상 계속되면 병원에 간다.

### ➕ 현대의학

며칠 쉰 후 가벼운 스트레칭 운동을 해준다. 따뜻한 물병이나 냉찜질이 도움이 된다. 압박 붕대가 통증을 상당히 완화시켜주는 경우도 있다. 필요하면 진통제를 복용한다. 증상이 계속되면 주치의가 더 자세한 검진을 원할 수도 있다.

**사용법 |** 성인은 통증이 나타나기 시작할 때 하루 1~2알을 복용하고, 4시간마다 복용한다. 자세한 사항은 포장지에 적힌 용법을 참조한다.

**사용법 |** 소아는 액체 진통제를 규칙적으로 먹인다. 포장지에 적힌 용법이나 의사의 지시에 따른다.

## 🔥 아로마테라피

- 라벤더
- 로만 캐모마일
- 주니퍼
- 마저럼
- 생강
- 벤조인
- 로즈마리

**주의 사항**

고혈압이나 간질 환자는 로즈마리 오일을 사용하지 않는다.

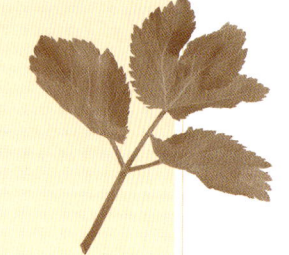

사람마다 효능이 좋은 오일 종류가 다르므로 직접 사용해보고 확인한다.

**사용법** | 목욕이나(벤조인은 제외) 아픈 부위를 찜질할 때 사용한다. 마사지할 때 사용할 수도 있다. 붓고 염증이 있는 관절 부위는 마사지하지 말고 부어오른 부위 사이를 마사지한다.

## 🌿 허브요법

항염증제(세인트 존스 워트 오일 1티스푼에 캐모마일 에센스 5방울)를 문지르면 테니스엘보나 오십견에 도움이 된다. 조직 내 독소를 제거해주는 해독 차는 류머티즘에 효과가 있다.

**사용법** | 조름나물, 메도우스위트(meadow sweet), 야로우 잎(2티스푼)을 우려낸 물에 레몬주스를 약간 첨가해서 향기 나는 차를 만든다.
크램프박과 안젤리카 달인 물을 천에 적셔서 온찜질을 하면 도움이 된다.

## 🍎 식이요법

기름진 생선과 해독 작용을 하는 음식을 많이 먹는다. 이런 음식에는 비타민A, C, E(관절염 참조)와 아연, 셀레늄이 풍부하다. 샐러리 씨앗을 요리에 많이 넣는다. 붉은색 고기처럼 염증을 악화시키는 음식은 피한다. 내장, 효모, 효모추출물, 고기엑스, 생선 알(캐비어도 마찬가지) 같은 음식은 요산 수치를 높인다. 레드 와인과 강화와인을 삼가고 다른 술은 적당히 마신다. 하루에 커피를 1~2잔 이상 마시지 않는다.

## ❋ 한방 · 민간요법

민간요법으로 감, 민들레, 뽕나무, 옥수수, 율무, 구기자 등이 류머티즘에 효과가 있는 것으로 알려져 있다. 이들 재료를 물에 넣고 달여서 음료수처럼 수시로 마신다.

• 겨자 찜질

겨자는 소염 작용과 기혈의 흐름을 촉진하는 기능이 있으므로 증상을 개선하는 데 효과적이다.
① 겨자 가루를 물에 개어 밀가루와 반죽한다.
② 환부에 붙여 놓으면 통증이 경감된다.

겨자 외에 선인장, 무, 고삼뿌리 등도 비슷한 효능이 있는 것으로 알려져 있다. 이들 재료를 갈아서 환부에 직접 발라주어도 좋다.

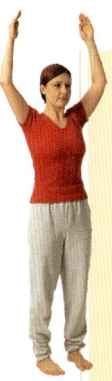

똑바로 서서 손을 머리 위로 올린다. 어깨, 팔꿈치, 무릎에 좋다.

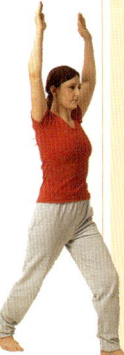

팔을 위로 올린 상태에서 한 발을 앞으로 내민다. 자세를 유지하다가 반대쪽으로 반복한다.

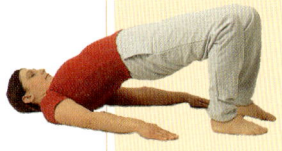

이 자세는 엉덩이와 무릎의 유연성을 향상시키고 허리의 힘을 길러준다.

**엉덩이를 바닥에 붙이고 가슴을 위로 드는 자세는 운동성**을 유지하고 척추를 강화한다.

## Cramp 쥐

갑자기 근육이 계속 아픈 증상. 종아리나 발에 주로 나타나는데, 다른 부위에서 나타날 수도 있다. 근육이 수축되면서 심한 통증을 느낀다. 운동 중이나 밤에 나타날 수 있다.

**의사를 찾으세요**
운동 중에 가슴이나 종아리에 통증을 느꼈을 때

이 반갑지 않은 손님은 항상 제일 곤란한 순간에 갑작스럽게 찾아온다. 종아리 근육에 쥐가 나는 경우가 가장 흔한데, 노새에게 차인 느낌이 들 정도로 몹시 아프다. 염분 부족을 원인이라고 보는 견해가 일반적이지만 그 때문에 나타나는 경우는 거의 없다. 그보다는 칼륨 부족이 원인인 경우가 대부분이다. 혈액 공급이 원활하지 못해 근육에 산소가 제대로 공급되지 않으면 쥐가 날 수도 있다. 임신한 여성이나 노인이 밤에 쥐가 나는 경우가 많다. 하지만 당뇨처럼 중대한 질병으로 인한 증상일 수도 있다.

**예방**
갑자기 쥐가 나는 것은 반복해서 같은 동작을 계속하는 게 원인이다. 이완법을 연습하고 규칙적으로 휴식을 취한다.

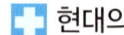 **현대의학**

근육이 이완되면 통증은 사라진다. 일반적으로 몇 분 동안 가만히 있으면 사라진다는 뜻이다. 밤에 쥐가 나면 스트레칭을 하고 근육을 문질러주면 대개 가라앉는다. 운동 중에 가슴이나 종아리에 나타나는 통증은 잠시 후면 멈춘다. 하지만 더 심각해질 수 있으므로 의사의 진료를 받는다.

## 식이요법

음식은 쥐를 치료하는 데 가장 중요한 요소다. 하지만 이것은 장기적인 관점이지 치료에 즉각적인 도움이 되지는 않는다. 자주 쥐가 나면 칼륨이 풍부한 바나나를 매일 최소 1개씩 먹는다. 비타민E는 순환에 도움이 많이 되므로 아보카도, 견과류, 씨앗, 질 좋은 올리브오일을 많이 먹는다. 정어리는 유익한 오메가3 지방산을 함유하고 있으며 칼슘도 풍부하다. 모든 유제품도 마찬가지. 천연 요구르트에서 리보플라빈을, 달걀에서 비타민B12를 섭취한다. 자기 전에 인디언 토닉 워터(진은 넣지 않고)를 한 잔 마시면 퀴닌이 들어 있어 도움이 된다.

쥐가 나는 것을 줄이고 예방하기 위해 비타민E 400mg과 칼슘과 칼륨, 마그네슘이 함유된 미네랄 보충제를 매일 복용한다.

## 허브요법

크램프박이나 블랙허(black haw)를 달여 마시면 밤에 반복해서 쥐가 날 때 도움이 된다. 야생 얌이나 캐모마일, 펜넬 차는 위장 경련에 도움이 된다.

**사용법** | 크램프박이나 블랙허 1티스푼을 물 1컵 반에 넣고 10분 동안 은근하게 끓여 우려낸다. 아몬드 오일 3티스푼에 사이프레스, 마저럼, 바질 오일을 5방울씩 넣고 문질러준다.

## 아로마테라피

- 제라늄
- 생강
- 사이프레스

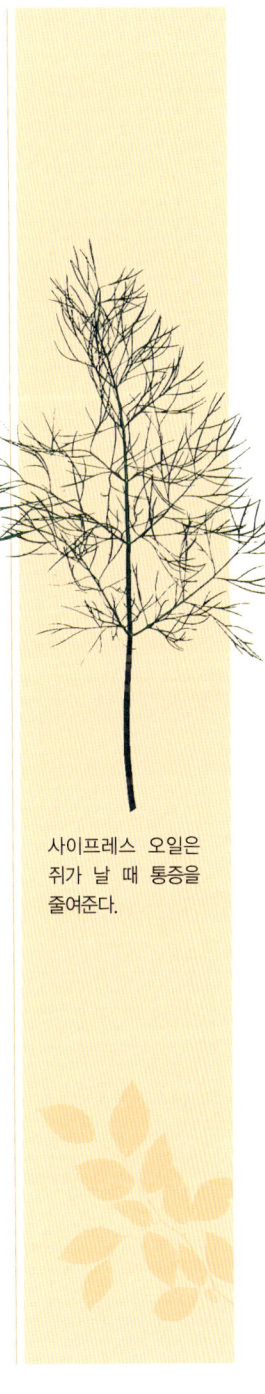

사이프레스 오일은 쥐가 날 때 통증을 줄여준다.

이러한 오일은 순환을 도와주고 근육을 따뜻하게 해주어 쥐가 나지 않게 해준다.

사용법 | 찜질, 목욕, 족탕에 이용한다. 치료보다는 예방에 신경을 써야 한다. 쥐가 자주 나면 밤에 자기 전에 발과 다리를 마사지하도록 한다.

## RSI 반복운동손상

손이나 손목, 팔뚝, 어깨, 목 등이 아픈 증상. 키보드를 오랫동안 사용하는 등 반복적인 사용으로 인해 생긴다.

반복운동손상은 일하면서 상체를 과도하게 사용한 결과 나타나는 증상이다. 정확하게 말하자면 작업과 관련된 상지손상이라고 할 수 있다. 가장 좋은 치료법은 휴식과 민간요법이다.

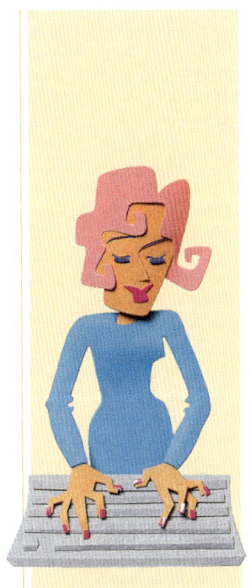

바른 자세로 일하는 훈련을 받지 않은 타이피스트는 손목 서포트를 이용하면 도움이 된다.

### 현대의학

키보드, 모니터, 책상이 편하고 인체환경공학 면에서 안전한지 살펴봐야 한다. 작업 중간에 쉬는 시간을 갖고 통증이 없어질 때까지 휴식을 취한다. 통증이 계속되면 스테로이드 성분이 없는 항염증제를 복용한다.

사용법 | 성인은 통증이 나타나기 시작할 때 하루 1~2알을 복용하고, 4시간마다 복용한다. 자세한 사항은 포장지에 적힌 용법을 참조한다.

### 허브요법

메도우스위트, 화이트윌로우(white willow), 세인트 존스 워트 같은 항염증성 허브를 차로 마시면 도움이 된다.

사용법 | 물 1컵에 허브 2티스푼을 넣는다. 류머티즘과 관절염에 좋은 허브로 문질러주면 통증이 줄어든다. 시베리안 인삼이나 황기, 표고버섯은 만성적인 증상을 개선하는 데 도움이 된다.

# 06

THE Good Health DIRECTORY

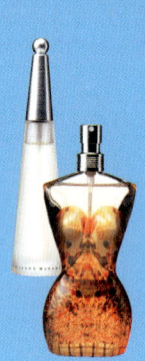
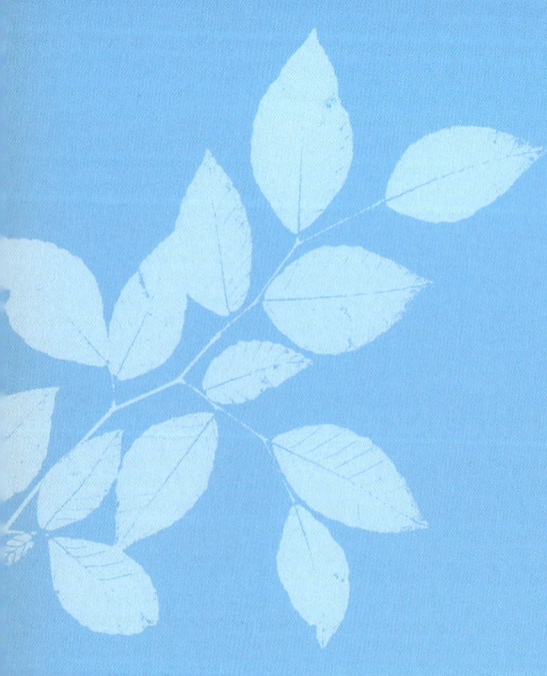

# 소화기계

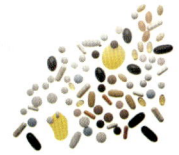

우리가 먹은 음식은 소화를 통해 에너지로 전환되고, 그 에너지는 조직을 만들고 복구하는 데 이용된다. 건강한 소화기계는 건강한 삶을 위해 반드시 필요하다. 하지만 현재의 라이프스타일은 소화기계를 혹사시킨다. 그로 인해 소화불량, 복통부터 소화성궤양, 위장염에 이르기까지 많은 문제가 우리의 일상을 괴롭히고 있다. 체중이 너무 많거나 적은 문제도 소화기계 이상에 해당한다. 하지만 조금만 신경을 쓰고 식단을 조절하면 이러한 질병은 대개 치료가 가능하다.

The Digestive System

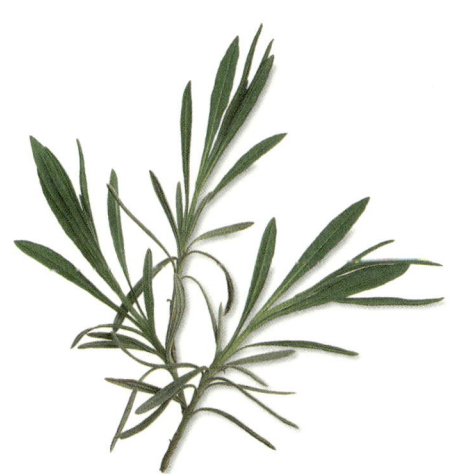

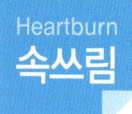
# 속쓰림

가슴 가운데에서 목 뒤까지 위산이 역류하면서 가슴이 쓰린 증상. 입에서 신맛이 날 수 있다. 밤에 똑바로 누우면 심해지고 몸을 숙이거나 상체를 구부리면 더 심해진다.

속쓰림의 원인으로는 비만, 임신 말기, 열공탈장 등이 있다. 가장 일반적인 원인은 안 좋은 음식을 너무 많이 먹거나 단순한 과식이다. 위산이 식도로 역류하면서 흉골 뒤가 쓰리다는 느낌이 든다. 원인이 무엇이든 민간요법이 도움이 된다.

캐러웨이(caraway), 카르다뭄(cardamom), 생강, 탠저린(tangerine) 등의 허브티는 속쓰림을 완화해준다.

### 의사를 찾으세요
오랫동안 속쓰림이 계속되면 궤양이나 담석 같은 질병으로 인한 증상일 수 있으므로 병원을 찾는다. 증상이 지속되거나 제산제를 복용해도 효과가 없을 때.

## 현대의학

기름진 음식이나 뜨거운 음료, 술을 삼간다. 금연을 하고 필요하면 체중을 줄인다. 밤에 증상이 심해지면 자기 전에 우유를 한 잔 마시고 머리를 높게 두고 잔다. 증상이 계속되면 제산제를 복용한다.

## 식이요법

상식적인 식습관만 유지해도 속쓰림을 고칠 수 있다. 알코올, 니코틴, 카페인을 삼간다. 과식하지 않는다. 칠리, 피클, 생양파, 신맛 나는 과일, 아주 매운 카레, 튀긴 음식 등 산성식품이나 자극적인 음식을 멀리한다. 열공탈장 환자나 임신 말기 임신부는 조금씩 자주 하루 다섯 끼를 먹는다. 민트, 딜(dill), 펜넬, 생강, 슬리퍼리 엘름(slippery elm) 등 소화를 촉진하는 허브를 항상 이용한다. 식사 후에 민트 티를 마신다. 몇 주간 '헤이 다이어트'(292쪽 참조)를 하면 원인이 분명하지 않은 속쓰림이 낫기도 한다.

### 아로마테라피

- 펜넬
- 페퍼민트
- 블랙페퍼
- 로만 캐모마일
- 생강

이러한 오일은 소화기계를 진정, 완화시킨다.

**사용법** | 마사지 오일이나 로션으로 이용하거나 배 부위를 온찜질하는 데 이용한다.

### 한방·민간요법

- 오징어뼈 분말

예로부터 위산이 많이 분비되어 속이 쓰리고 아플 때에는 갑오징어뼈가 특효약으로 알려져 있다. 오징어뼈에는 탄산칼슘이 많아 위액의 산도를 낮추고 위점막을 보호해준다.

① 오징어뼈를 쌀뜨물 혹은 깨끗한 물에 하루 정도 담가두어 소금기를 뺀다.
② 오징어뼈를 햇볕에 잘 말려 곱게 간다.
③ 통증이 있을 때 오징어뼈 분말 1티스푼을 꿀에 개어서 먹으면 곧 통증이 잡힌다.

### 예방

비만이 속쓰림의 큰 원인이므로 체중을 조절해야 한다. 체중을 줄이고 꼭 끼는 옷을 입지 않는 것만으로도 상태가 많이 좋아진다.

### 주의 사항

임산부는 의사의 처방 없이는 어떤 약도 복용하지 않는다.

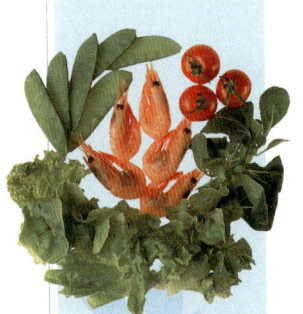

헤이 다이어트 원칙을 지키면 속쓰림이 낫는 경우가 있다.

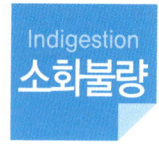

# 소화불량

윗배가 아프고 불편한 증상으로, 음식으로 인해 발병한다. 구역과 트림이 나기도 한다. 나이 들면서 소화불량이 심해지는 경향이 있다.

소화불량으로 고생해보지 않은 사람은 한 사람도 없을 것이다. 다른 질병으로 인한 증상인 경우를 제외하면 언제나 본인이 스스로 초래한 병이다. 소화불량은 식탁에서 시작된 병이므로 해답도 거기에 있다.

### 의사를 찾으세요

소화불량이 계속될 때, 소화불량 증세가 있으면서 체중이 줄 때, 40세 이상인데 소화불량 증상이 처음 나타날 때.

## 현대의학

자기 전에 급히 먹지 말고 알코올, 담배, 꽉 끼는 옷을 삼간다. 침대 머리를 높게 두는 게 좋다. 진통이 시작될 때 우유를 마신다. 효과가 없으면 제산제를 복용한다. 그래도 호전되지 않으면 시메티딘(cimetidine)이나 라니티딘(ranitidine)을 짧은 기간 동안 복용한다.

**사용법** | 성인과 16세 이상의 어린이. 속쓰림 편에 나오는 제산제에 대한 내용을 참조하기 바란다. 다른 소화불량 약은 가스를 배출하는 디메치콘(dimethicone)을 함유하고 있다. 자세한 내용은 포장지에 나온 용법을 참조한다. 증상이 나타날 때 시메티딘 200mg이나 라니티딘 75mg을 물과 함께 복용한다. 증상이 지속되면 1시간 후에 다시 복용한다. 시메티딘 하루 최대 복용량은 800mg이지만 4시간 안에 400mg 이상은 복용하지 않는다. 라니티딘 하루 최고 복용량은 300mg이다. 한밤중에 속쓰림으로 고생하지 않으려면 잠자기 1시간 전에 시메티

딘 100mg을 복용한다. 증상이 2주간 계속되면 병원을 찾는다. 임신 중에는 시메티딘과 라니티딘을 삼간다.

### 허브요법

캐러웨이, 캐모마일, 생강, 양강근, 말린 탠저린 껍질같이 위장 내 가스를 배출하는 허브가 도움이 된다.

사용법 | 우려내거나 허브로 팅크처(반 티스푼을 물에 희석하거나 혀에 20방울을 떨어뜨린다)를 만들어 이용한다. 슬리퍼리 엘름이나 마시멜로 뿌리 캡슐이 위장 질환에 도움이 된다.

생강은 구역질과 소화불량에 효과가 있다.

### 아로마테라피

- 펜넬
- 페퍼민트
- 블랙 페퍼
- 로만 캐모마일
- 생강

이러한 오일은 소화기계를 진정시킨다.

사용법 | 마사지 오일이나 로션으로 이용하거나 복부 온찜질에 이용한다.

### 식이요법

식사 시간 간격이 너무 길거나 밤늦은 시간에 과식하거나 기름진 음식을 너무 많이 먹으면 소화기계가 약해진다. 균형 잡힌 식단으로 규칙적인 식사를 한다. 생양파, 피클, 매운 칠리와 카레,

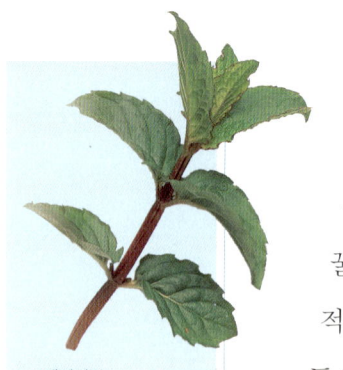
페퍼민트

무, 오이, 후추 같이 자극적인 음식을 너무 많이 먹지 않는다. 특히 익지 않은 바나나는 소화가 안 된다. 민트 티 한 잔이면 즉시 효과가 나타난다. 특히 훌륭한 소화제 역할을 하는 꿀을 조금 넣어 달콤한 민트 티를 만들어 마시면 더 좋다. 전통적인 치료법으로 중탄산염 소다 약간을 혀에서 녹여 먹는 방법도 있다.

### 한방·민간요법

• 보리길금차 또는 식혜

① 보리길금 한 줌에 물 2컵을 붓고 절반으로 졸아들 때까지 달인다.
② 달인 물을 하루 3번 식사 사이에 마신다.

보통 식혜를 만들 때 쓰는 길금에는 소화 효소인 디아스테제가 많이 함유되어 있어 소화를 촉진해준다. 평소 음료수로 보리길금으로 만든 식혜를 자주 마시는 것도 좋다.

### 주의 사항

식후나 공복 시의 심한 통증, 오랜 동안의 만성 소화불량은 심각한 질병의 증상일 수 있다. 아스피린과 비스테로이드 항염증약(NSA-IDS)은 증상을 더 악화시킬 우려가 있다.

## Nausea
## 구역

구토가 급박한 느낌. 땀이 나고 침이 많이 분비되고 어지럽고 피부가 창백해진다. 임신 중에는 첫 3~4개월 동안 가장 심하게 나타난다. 드물지만 임신 기간 내내 나타나는 경우도 있다.

구역은 메스꺼움 비슷한 느낌인데, 구토를 하기도 한다. 과식이나 독소가 든 것을 섭취하여 구역이 나는 경우 구토를 하고 나면, 뱃속에 들어 있는 내용물이 쏟아져 나올 것 같은 상황은 종료된다. 하지만 식중독이나 다른 감염에 의해 구역이 생긴 경우라면 구역은 질병의 첫 번째 증상이다. 이 병이 완치되는 데는 어느 정도 시간이 걸린다. 아이의 고열, 충수염, 멀미, 임신, 편두통, 간염, 방광염, 백일해, 어지럼증, 메니에르병, 심한 불안 등으로 구역이 생길 수 있다.

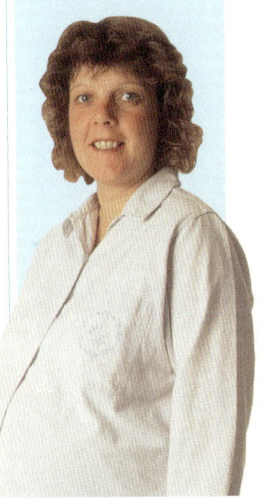

입덧은 하루 중 아무 때나 나타날 수 있다. 하지만 생강 비스킷 같은 가벼운 간식을 조금 먹으면 가라앉는다.

### ➕ 현대의학

물만 마시고 아무것도 먹지 않는다. 증상이 가라앉을 때까지 누워 있는다. 구역질에 먹는 약은 여행할 때는 도움이 된다. 하지만 원인에 따라 처방이 달라지므로 주치의와 상담한다. 임신 중 나타나는 구역은 음식을 먹으면 가라앉기도 하므로 하루 종일 간단한 간식을 자주 먹는다. 심지어 아침에 잠자리에서 일어나기 전에도 먹는다.

사용법 | 성인과 소아. 멀미약은 출발하기 전에 먹고 이후 규칙적으로 먹는다. 자세한 내용은 포장지를 참조한다.

### 🌿 허브요법

생강은 구역을 가라앉히는 데 가장 많이 쓰인다. 캐모마일, 페퍼민트, 레몬밤, 비터오렌지(bitter orange)도 구역에 도움이 된다.

사용법 | 차로 마신다. 구역이 날 때 팅크처(물에 50:50으로 희석) 몇 방울을 혀에 떨어뜨리면 더 편하게 이용할 수 있다.

### 🔥 아로마테라피

- 생강
- 페퍼민트
- 라벤더
- 로만 캐모마일

라벤더와 캐모마일은 진정 완화 작용을 한다. 페퍼민트는 위벽을 가볍게 마취시키는 기능을 한다. 생강은 구역 치료제로 널리 쓰인다.

사용법 | 찜질로 이용하고 차로 마신다.

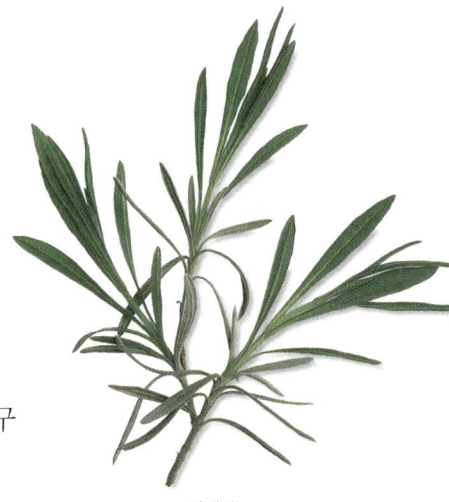

라벤더

### 🍎 식이요법

구역이 나는 원인에 따라 다르다. 식중독으로 인해 구역이 날 때는 BRAT 다이어트(148쪽 참조)로 치료하고 나서 정상 식단으로 돌아가야 한다. 궤양으로 인한 구토에는 특별한 식단(위염 참조)이 필요하다. 어지럼증이나 메니에르병으로 인한 구역은 멀미에 관한 설명을 따른다. 아이와 노인은 구토를 반복하고 설사를 하면 쉽게 탈수 현상이 나타날 수 있다. 수분을 많이 보충해 주는 게 중요하다.

---

**주의 사항**

임신부는 의사와 상담 없이는 어떤 약도 복용하지 않는다. 녹내장이 있는 사람은 스코폴라민이 함유된 약은 복용하지 않는다.

### 한방 · 민간요법

- 생강

생강의 매운맛 성분인 진게론과 쇼게론이 구토를 진정시키는 작용을 하므로 멀미나 입덧을 할 때 생강차를 마시거나 편강(얇게 저민 생강을 설탕에 졸여 말린 것)을 먹으면 도움이 된다.

- 차조기

차조기는 위를 튼튼하게 하는 작용과 구토를 멎게 하는 작용을 하므로 음식 먹은 것이 소화되지 않아 구토를 할 때에 효과적이다. 차조기 달인 물을 하루 3번 마신다.

**의사를 찾으세요**

구역이 반복해서 나타날 때, 구역과 구토가 나는 뚜렷한 원인이 없을 때, 임신이 아닌데 일주일 이상 구역질이 나는 느낌이 들 때.

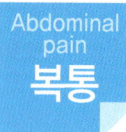
## 복통

장염이 원인인 경우 설사와 구역이 나고 배가 경련하듯이 아프다. 충수염이 원인인 경우 오른쪽 아랫배가 심하게 오랫동안 아프다. 방광염이 원인인 경우 소변 볼 때 통증이 있고 아랫배가 아프다.

복통은 소화기계를 혹사시켜 생기는 병이다. 과식, 과음, 기름진 음식이나 안 좋은 음식을 너무 많이 먹는 것이 모두 원인이 될 수 있다. 대부분의 사람들이 간혹 복통을 앓는다. 스트레스와 불안으로 인해 복통이 생길 수도 있다. 복통이 주기적으로 나타나면 다른 질병은 없는지 검사를 해봐야 한다.

음식이 복통의 원인인 경우가 많다.

### 현대의학

복통은 파라세타몰 같은 단순한 진통제(아스피린이나 이부프로펜은 제외)로 초기에 치료할 수 있다. 물을 많이 마시고, 배고플 때만 먹는다. 다 나을 때까지 맵거나 기름진 음식은 먹지 않는다. 상태가 더 나빠지거나 며칠 동안 호전되지 않으면 병원을 찾는다.

사용법 | 성인은 통증이 시작되면 진통제 1~2알을 복용하고, 이후 4시간마다 한 번씩 복용한다. 자세한 내용은 포장지를 참조한다.

사용법 | 소아는 액체 진통제를 규칙적으로 먹인다. 자세한 내용은 포장지를 참조하거나 의사의 지시에 따른다.

### 🌿 허브요법

아니시드, 정향, 생강, 파슬리, 페퍼민트, 타임 등 가스를 배출시키는 허브는 가스가 차면서 아픈 배에 도움이 된다. 아이리시 모스(irish moss), 메도우스위트는 과식으로 인한 염증에 효과가 있다. 스트레스와 불안이 원인이라면 레몬밤이나 캐모마일 우려낸 물을 계속 마신다.

**사용법** | 통증이 있을 때 허브를 달이거나 우려낸 물을 3~4시간마다 한 컵씩 마신다. 통증의 원인이 분명하지 않을 때는 설사하게 하는 허브를 이용하지 않는다.

### 💧 아로마테라피

- 라벤더
- 로만 캐모마일

이 두 가지 오일은 통증을 진정시키고 없애는 데 도움이 된다.

**사용법** | 아랫배에 온찜질을 한다. 뜨거운 물병을 찜질팩 위에 올려놓는다. 통증이 계속되는데 원인을 알지 못할 때는 정확한 진단이 필요하다. 변비 때문에 통증이 있는 경우에는 라벤더와 캐모마일로 배를 부드럽게 마사지해주면 도움이 된다.

### 🍎 식이요법

'당신이 먹는 음식이 바로 당신이다.' 라는 말을 들어보았을 것이다. 이 말은 소화기계와 관련해서는 틀림없는 진실이다. 수용성 섬유가 풍부한 음식, 예를 들면 오트, 사과, 배, 뿌리채소, 콩류를 많이 먹는다. 채소 요리를 할 때는 캐러웨이를 첨가하고, 딜 씨앗(dill seed)을 씹

> **주의 사항**
>
> 복통이 심한 상태에서는 아스피린이나 이부프로펜을 복용하지 않는다. 아이에게 에센셜오일을 쓸 때는 정해진 용량을 써야 한다.

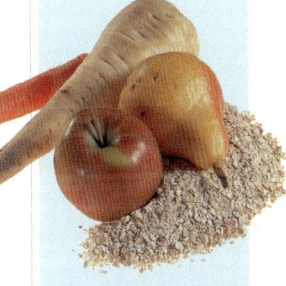

수용성 섬유는 소화기계의 원활한 작동에 반드시 필요하다.

어 먹고, 식후에 민트 티를 마신다. 알코올, 커피, 탄산음료 섭취를 줄인다. 조금씩 자주 먹고 동물성 지방 섭취를 줄인다. 몇 주간 헤이 다이어트(292쪽 참조)를 하면 만성 소화기 질환이 낫는 경우가 많다.

**의사를 찾으세요**

열이 나면서 통증이 심해지거나 하루 이틀이 지나면서 더 심해질 때. 12시간 이상 물도 삼키기 힘들 정도로 심하게 아플 때, 아이가 복통이 심할 때.

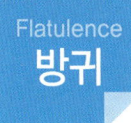
## 방귀
### Flatulence

소화 과정에서 생긴 부산물이 입이나 항문으로 나오는 것으로 배가 부풀어 오른 느낌이 든다.

코미디언들이 방귀를 소재로 농담을 많이 한다. 하지만 방귀는 소화관에서 음식물이 소화 발효되면서 생기는 자연스러운 부산물이다. 많은 사람들이 방귀에 신경을 쓰지만 너무 심하지 않으면 특별히 마음 쓰지 않아도 된다. 하지만 어느 날 갑자기 가스가 매우 심해지면 중대한 질환을 예고하는 것일 수도 있다. 열공탈장, 과민성대장증후군, 게실염, 심한 변비를 의심해볼 수 있다. 다른 질환이 없다면 가정에서 할 수 있는 요법으로 충분히 해결할 수 있다.

### ➕ 현대의학

음식을 바꾸면 도움이 된다. 콩류, 완두, 양배추, 달걀 섭취를 줄인다. 문제가 계속되면 디메치콘이 함유된 제산제를 복용한다. 알약이나 물약 모두 괜찮다. 자세한 내용은 포장지를 참조하거나 의사의 지시를 따른다.

### 🌿 허브요법

소화기의 가스를 없애고 기능을 향상시켜주는 허브 종류는 많이 있다. 아니시드, 캐모마일, 칠리, 시나몬, 클로브, 코리앤더, 마늘, 생강, 육두구, 세이지, 타임 등이 해당된다.

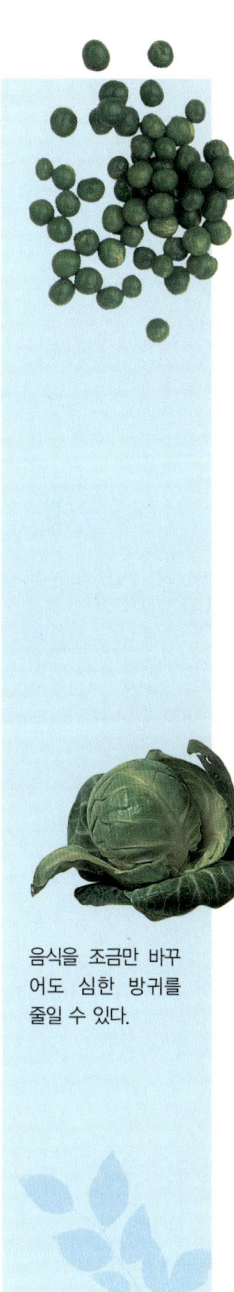

음식을 조금만 바꾸어도 심한 방귀를 줄일 수 있다.

**사용법** | 이러한 허브를 요리할 때 넣는다. 허브를 가장 쉽게 이용하는 방법이다. 달여서 마시거나 캐모마일, 홀리시슬(holy thistle), 레몬밤, 페퍼민트를 식후에 차로 마신다.

## 아로마테라피

- 로만 캐모마일
- 펜넬
- 생강
- 마저럼
- 페퍼민트

이러한 오일은 가스 배출을 돕고 방귀로 인한 통증을 진정시켜준다.

**사용법** | 오일이나 로션을 사용해 복부를 문질러준다.

## 식이요법

방귀를 심하게 뀌지 않으려면 소화가 잘되도록 음식을 충분히 씹고 느긋하게 음미하면서 먹는 시간이 필요하다. 모든 탄산음료를 삼가고 설탕 섭취를 줄여야 한다. 방귀가 심하면 콩, 싹양배추, 컬리플라워 등을 피한다. 식습관을 개선하고 요구르트와 발효 유제품을 섭취해 유익한 박테리아를 섭취한다. 그러면 일반적인 식단으로 되돌아가도 괜찮을 것이다. 음식을 조리할 때 캐러웨이 씨앗을 첨가하고, 콩 요리에 서머 세이보리(summer savory)를 넣으면 도움이 된다. 딜(dill) 씨앗과 잎, 펜넬 씨앗, 감초, 파슬리, 민트를 음식에 넣어 먹고 차로 마시는 방법도 도움이 된다. 변비가 있으면 방귀가 심해지므로 매일 밀기울을 섭취하도록 한다. 대신 오트 같은 가용성 섬유가 함유된 음식을

---

### 예방

헤이 다이어트는 장기적으로 방귀로 인해 고생하는 사람들에게 해결책이 될 수 있다. 간단히 설명하자면 단백질 식품(육류, 생선, 치즈, 달걀 등)과 녹말질 식품(빵, 감자, 밥, 파스타, 시리얼, 비스킷, 케이크 등)을 분리해서 먹는 방식이다.

먹는다.

### 🏵 한방·민간요법

• 검지 지압

식사 전후에 소화흡수력을 촉진할 수 있도록 대장과 관련된 경혈을 눌러준다. 손바닥의 검지 첫 번째 관절과 손등의 검지 뿌리 부분을 손톱이나 머리핀 등을 이용하여 잘 눌러보면 아픈 지점이 나올 것이다. 대장과 관련 있는 경혈인데 그 부분을 꼼꼼하게 눌러주고 잘 주물러주면 속이 편안해지고 방귀도 나오지 않는다.

헤이 다이어트가 도움이 된다. 빵과 치즈는 같이 먹지 말아야 한다. 반면 완두와 렌즈콩 같은 중립음식(neutral food)은 함께 먹어도 된다.

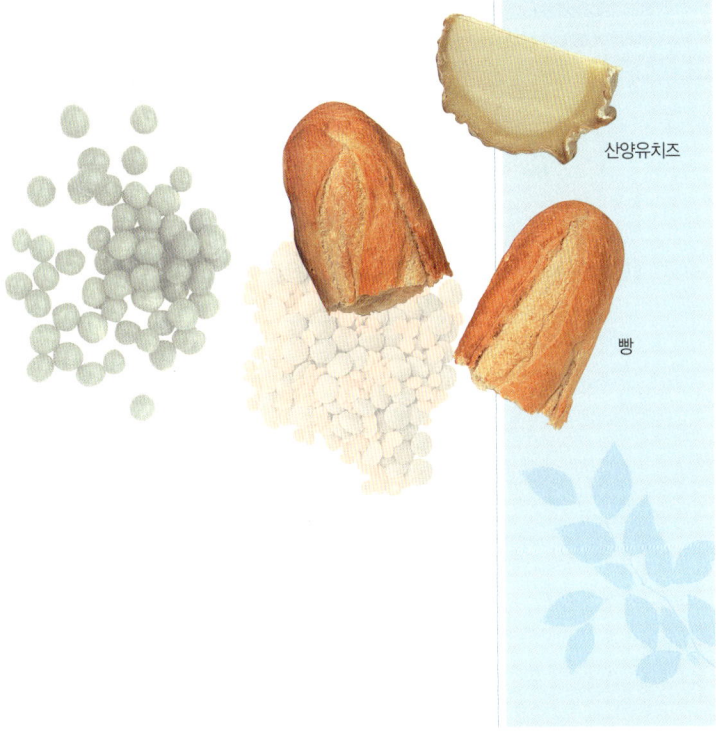

산양유치즈

빵

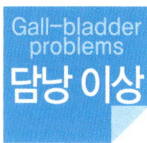
# 담낭 이상

담석으로 인해 특별한 증상이 나타나지는 않는다. 하지만 오른쪽 위쪽 배가 지속적으로 몹시 아프고 눈과 피부가 노랗게 되는 황달이 생길 수 있다. 열을 동반한 통증, 구역이 나타날 수도 있다.

담석의 위험 인자는 비만, 고령, 여성(여성이 남성보다 2배가량 많이 걸린다)을 들 수 있다. 최악의 경우 담석이 담낭에서 위로 가는 담즙의 흐름을 막을 수 있다. 담즙이 없으면 지방을 소화시키기가 어렵다. 그러면 심한 구토와 격렬한 통증이 뒤따른다. 하지만 민간요법으로 증상을 예방할 수 있다.

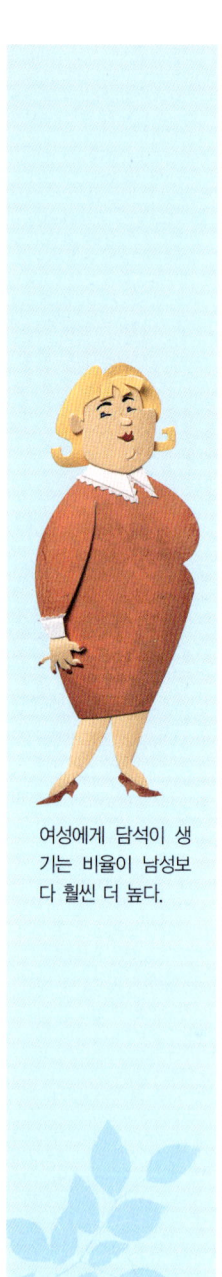

여성에게 담석이 생기는 비율이 남성보다 훨씬 더 높다.

## ➕ 현대의학

담석으로 인한 통증이 지속되면 진통제를 복용하더라도 의사의 진료를 받아야 한다. 열이나 황달을 동반할 때는 즉시 치료를 받아야 한다.

**사용법** | 성인은 통증이 나타날 때 진통제 1~2알을 복용하고, 4시간마다 복용한다. 자세한 사항은 포장지에 적힌 용법을 참조한다.

## 🌿 허브요법

심하고 오래된 문제는 전문가의 도움이 필요하다. 하지만 가벼운 증상은 항염증성 허브와 쓴 맛이 나는 허브로 진정된다.

**사용법** | '올리브오일과 레몬' 요법을 소개한다. 아침식사 후 초저녁까지 아무것도 먹지 않는다. 그리고 올리브오일 30~60ml를 마신 후

레몬 1~2개를 주스로 만들어 따뜻한 물 약간에 희석해서 마신다. 2~30분마다 올리브오일과 레몬주스를 마신다. 저녁내 올리브오일 500ml과 레몬 9~10개를 마신다. 그러면 담석이 빠져나온다. 3일에 걸쳐 작은 돌과 대변이 섞인 모래가 배출된다. 큰엉겅퀴 씨앗이나 프린지트리 박(frigne-tree bark), 마 뿌리(1컵에 1티스푼씩)를 달여 마신다. 퓨미토리(fumitory)와 짚신나물(1컵에 1티스푼씩)을 우려내 복용해도 좋다. 식전에 쓴 맛을 복용하면(용담이나 웜우드, 센타우리 팅크처 2~5방울) 담즙 순환이 촉진된다.

### 아로마테라피

- 라벤더
- 로만 캐모마일

이러한 오일은 통증을 완화시킨다.

사용법 | 오일이나 로션으로 담낭 주변을 마사지한다.

### 식이요법

담낭에 이상이 생기면 식이요법을 철저하게 해야 한다. 야채와 과일, 통곡식 시리얼(특히 오트)을 많이 먹는다. 생선(훈제 생선은 피한다)과 콩을 충분히 먹는다. 하루에 최소한 마늘 1통을 먹는다.(마늘 가공품도 좋다) 신선한 아티초크를 일주일에 최소한 두세 번은 먹는다. 아티초크에는 담낭과 간 기능을 활성화하는 성분이 들어 있다.

알코올과 카페인을 삼간다. 다른 음료를 포함해 물을 하루에 1.7리터 이상 마신다. 육류(소고기, 돼지고기, 양고기, 오리고기, 거위고기)를 피한다. 껍질을 벗긴 닭고기를 불에 굽거나(버터를 바르지 않고) 그릴에 굽거나

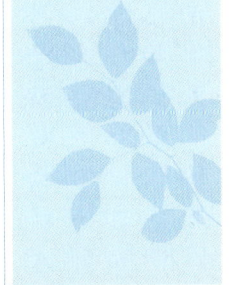

**의사를 찾으세요**
황달이나 고열, 구토를 동반한 통증이 지속될 때.

담낭 이상으로 인해 식이요법을 할 때 연어는 반드시 먹어야 하는 음식이다.

삶아 요리한 것은 먹어도 된다. 버터, 크림, 치즈(탈지유로 만든 치즈는 괜찮다), 달걀, 튀김 음식은 먹지 않는다. 탈지우유, 저지방 요구르트, 소량의 올리브오일이나 해바라기씨 오일, 홍화유는 먹어도 된다. 소시지, 살라미, 햄, 베이컨, 미트 파이 등 육가공품은 먹지 않는다.

### ❋ 한방 · 민간요법

- 국화 · 감초 차

국화는 이뇨, 수렴의 특징이 있어 담낭 이상에 효과적이다.
담석으로 인해 고통이 심할 때 국화와 감초를 넣고 달인 물을 마시면 도움이 된다.

- 부추 · 미나리 즙

미나리는 해독작용이 있으며 피를 맑게 하는 효능이 우수하다. 또 소변을 잘 보게 하고 소화촉진 작용이 있다. 부추는 보양 작용이 있으며 어혈을 풀고 혈액순환을 촉진하는 기능이 있다.
민간에서는 야생 미나리와 부추를 생으로 즙을 내어 먹는다.

**주의 사항**

진통제 복용법을 주의 깊게 읽고 복용량을 초과하지 않도록 한다.

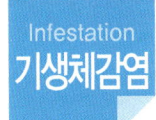

## Infestation
# 기생체감염

피부 기생충이 생기면 몹시 가렵다. 소화기에 생긴 기생충은 대변으로 나오기도 하며 항문 주위가 가렵다.

머릿니와 옴 진드기 같은 기생충과 선충 같은 다양한 회충은 누구나 공격할 수 있다. 내부 기생충은 병원 치료를 받아야 하지만 피부 기생충, 특히 머릿니의 경우 치료제로 깨끗하게 트리트먼트하면 해결할 수 있다. 최근에는 머릿니가 일부 머릿니 치료제 샴푸와 트리트먼트 로션에 내성을 갖는 현상이 나타나고 있다.

### 의사를 찾으세요
내부 기생체감염으로 인해 증상이 나타나는 것으로 의심될 때

### 현대의학

선충은 메벤다졸(mebendazole)을 한 번 복용하면 해결된다. 하지만 반드시 가족이 모두 복용해야 한다는 사실을 기억하시길! 피부 기생체감염은 샴푸와 로션 형태로 된 살충제(감염된 부위 전체에 도포한다)를 사용하면 된다. 아이들에게는 살충제를 너무 자주 사용하지 않는다. 대신 머릿니가 있을 때 머리를 감고 난 후 서캐 빗으로 머리를 자주 빗는다. 컨디셔너를 바르고 5분 동안 그대로 두었다가 헹군다.

사용법 | 성인과 소아. 옴에는 온 몸에 액체 치료제를 바른다. 머릿니에는 액체 로션을 두피 전체에 바른다. 7일 후에 다시 사용한다.
선충에는 메벤다졸 한 알을 복용한다. 2주 후 다시 한 번 복용한다.

### 예방
기생충은 대개 날 음식이나 조리하지 않은 음식에서만 산다. 그러므로 외국 여행 중에는 반드시 익힌 음식을 먹도록 한다. 머릿니를 예방하는 유일한 방법은 다른 사람의 머리카락과 접촉하지 않는 것이다.

### 🌿 허브요법

양배추는 예로부터 선충을 치료하는 음식이다. 당근도 도움이 된다.(다음 페이지에 나오는 식이요법 참조) 여행 중에는 예방책으로 마늘을 복용한다.

사용법 | 웜우드가 효과가 좋기는 한데 매우 쓰다. 1티스푼(소아는 1/4티스푼)의 팅크처를 물이나 당근 주스에 희석해 공복에 먹으면 효과가 있다. 14일 후에 다시 복용한다.(선충의 라이프 사이클에 맞춰서)

유칼립투스를 사용한 아로마테라피 트리트먼트는 기생충으로 인한 감염에 효과가 있다.

### 🩸 아로마테라피

- 로즈마리
- 라벤더
- 로만 캐모마일
- 니아올리
- 유칼립투스
- 티트리

이러한 오일은 감염 치료에 도움이 된다.

사용법 | 선충에는 배를 오일로 마사지해준다. 이때 의사나 약사의 처방이 함께 이루어져야 한다. 머릿니에는 마지막 헹구는 물에 오일 1~2방울을 떨어뜨린다. 또는 따뜻한 식물성 오일(약 1티스푼)에 아로마 오일 2~3방울을 섞어 머리를 마사지한 후 랩이나 따뜻한 타올로 머리를 감싼다. 밤새 그대로 두었다가 아침에 빗질을 한다. 그런 다음 머리를 감는다. 필요하면 다시 한 번 해준다.

**주의 사항**

천식 환자는 알코올 성분이 들어 있는 머릿니 치료제를 피해야 한다. 아기들도 마찬가지다.

### 🍎 식이요법

매일 당근을 먹거나 당근 주스를 한 잔씩 마시면 기생충을 없애는 데 도움이 된다. 여기에 올리브오일 1테이블스푼과 레몬을 통째로 갈아 만든 주스를 섞어 마신다.

### ✿ 한방·민간요법

• 수박씨, 호박씨

수박씨에는 쿠쿠르비틴이라는 구충 성분이 있어서 회충을 비롯한 기생충을 없앨 수 있다. 호박씨나 수박씨를 잘 볶아서 하루에 80~100g씩 먹는다.

• 마늘

마늘에는 살균 성분이 있어서 마늘을 먹는 것도 효과가 있는데, 요충 제거에 특히 효과적이다.

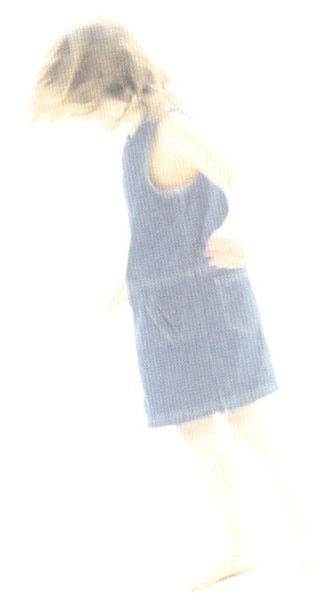

## Peptic ulcers
## 소화성궤양

위쪽 배에 통증이 생긴다. 손가락으로 가리킬 수 있을 정도로 특정한 부위가 아프다. 밤에 통증이 심해진다. 공복 시에 더 악화되기도 하는데, 구역, 방귀, 속쓰림을 동반한다.

위산이 과다 분비되어 위벽이 헐어서 생기는 증상이다. 스트레스가 원인이 되는 경우가 많은데, 위벽에서 분비되는 점액과 위산의 불균형으로 위가 상한다. 최근 헬리코박터 파일로리라고 불리는 박테리아가 궤양의 원인이 된다는 사실이 밝혀졌다.

**의사를 찾으세요**

위쪽 배가 심하게 아프고 이유 없이 체중이 줄 때, 이런 증상이 처음 나타났고 나이가 40세 이상일 때, 치료를 하는데도 증상이 지속될 때.

### 현대의학

매운 음식, 뜨거운 음료, 알코올, 담배를 삼간다. 비스테로이드 항염증약을 진통제로 이용하는 경우가 많은데, 이런 약은 복용하지 말아야 한다. 싱거운 음식을 조금씩 자주 먹는다. 증상이 일주일 이상 계속되면 제산제가 도움이 될 수 있다. 제산제는 마그네슘과 알루미늄 솔트를 함유하고 있다는 사실을 기억해야 한다. 마그네슘은 설사를 일으킬 수 있고, 알루미늄 솔트는 변비를 유발할 수 있다. 주치의가 더 자세한 검진을 하거나 H2 길항제를 추천할 수도 있다. 헬리코박터 파일로리에 감염되었다면 항생제를 복용할 필요가 있을 수 있다.

사용법 | 성인과 16세 이상의 소아. 알약이나 액체 형태로 된 여러 종류의 제산제가 나와 있다. 자세한 사항은 용법을 참조한다.

### 🌿 허브요법

블루 플래그(blue flag), 에키나세아, 레드 클로버(red clover), 타임, 야생 인디고 같은 항박테리아성 허브를 캡슐이나 차로 복용하면 도움이 된다. 슬리퍼리 엘름이나 마시멜로, 메도우스위트, 아이리시 모스 등을 차나 액기스, 팅크처로 복용하면 증상이 완화된다.

**사용법 |** 슬리퍼리 엘름 가루 2티스푼을 뜨거운 우유와 함께 오트밀 죽에 넣어 먹는다. 감초뿌리 달인 물이나 감초주스 스틱을 물에 풀어 2티스푼씩 복용한다. 차로 마셔도 좋다.

### 🍎 식이요법

통곡식, 호박씨, 아연이 풍부한 대부분의 패류, 브로콜리, 빨간 피망과 녹색 피망, 키위, 비타민C가 풍부한 살구와 감귤류를 많이 먹는다. 오메가3 지방산이 풍부한 기름진 생선은 위벽을 보호한다. 섬유소가 풍부한 식단도 도움이 된다. 하지만 조리하지 않은 밀기울은 피한다. 오트, 현미, 가용성 섬유를 함유하고 있는 대부분의 뿌리채소가 완화 작용을 한다. 뉴질랜드의 과학자들은 티 트리에서 채취한 마누카(manuka) 꿀이 궤양의 원인이 되는 세균을 박멸할 수 있다는 것을 입증했다. 매끼 식사 때와 자기 전에 한 디저트스푼씩 먹으면 몇 주 안에 효과가 나타날 것이다. 유럽에서는 생 양배추와 감자 주스를 식전에 작은 와인 잔으로 한 잔씩 복용하면 효과가 있다고 알려져 있다. 두 가지 주스를 하루씩 번갈아가며 마신다.

### 💧 아로마테라피

여기서 아로마테라피의 목적은 증상을 치료하기보다는 스트레스를

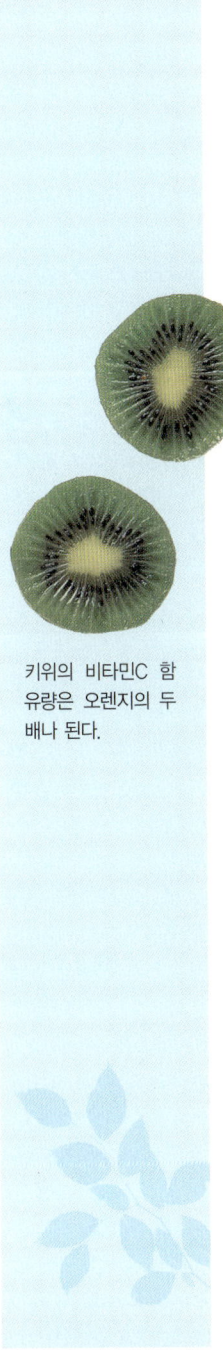

키위의 비타민C 함유량은 오렌지의 두 배나 된다.

줄이는 데 있다. 스트레스 해소에 도움이 되는 오일을 찾아보기 바란다. 소화성궤양이 확실한지 제대로 진단받아야 한다는 사실을 잊지 마시라!

### 한방·민간요법

• 율무밥

율무는 예로부터 헐거나 염증이 난 데 자주 사용되어 왔다. 보리나 쌀에 율무를 넣어 밥을 해먹으면 좋다.

• 황기대추차

황기는 기력을 돕고 새살이 잘 나게 하며, 대추는 기혈을 보충하고 위장을 튼튼하게 하는 기능이 있다.

① 대추 15개에 황기 약간을 넣고 물 2L를 붓고 중불로 끓인다.

② 물이 절반으로 줄어들면 식혔다가 수시로 마신다.

• 오징어뼈와 결명자

오징어뼈는 위 안의 산도를 낮추어주고 위점막을 보호하여 궤양을 아물게 하고, 결명자는 궤양으로 인해 굳어진 소화기를 부드럽게 해준다. 여기에 감초를 더하면 효과가 더욱 좋다.

① 물에 우려 짠맛을 뺀 오징어뼈를 말린 다음 갈아 분말을 만든다.

② 결명자와 감초도 갈아서 분말로 만든다.

③ 오징어뼈, 결명자, 감초 분말을 5:3:1로 섞어서 하루 3번 식사 후에 먹는다.

---

**주의 사항**

비스테로이드 항염증약은 증상을 악화시킬 수 있다.

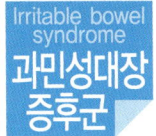

## 과민성대장증후군

변비와 설사가 생기면서 배가 아픈 증상. 대개 방귀를 뀌거나 대변을 보고 나면 통증이 가라앉는다.

과민성대장증후군은 최근 경련성대장이라고 알려진 다소 모호한 질병에서 분리되었으며, 영국과 미국에서 발병률이 급속히 증가하고 있다. 식중독이나 위장염의 결과로 생길 수 있지만 밀기울 섬유를 너무 많이 섭취하고 과일과 야채에 있는 가용성 섬유를 너무 적게 섭취하는 것이 더 큰 원인이다. 칸디다균 감염으로 발병하지는 않는다. 많은 의사들이 믿고 있는 것과 달리 우울증이나 정신적인 문제가 원인이 되는 것도 아니다. 하지만 스트레스가 크게 영향을 미칠 수 있다.

진경제가 과민성대장증후군 증상을 완화시킬 수 있다. 아울러 식습관 변화도 필요하다.

### 현대의학

음식 일지를 쓰면 특정한 음식과 증상 사이에 어떤 연관이 있는지 알 수 있다. 이완요법도 도움이 된다. 증상이 계속되면 주치의가 소화기 근육을 이완하는 약을 권할 수도 있다.

### 허브요법

허브는 불편함을 완화시켜준다.

**사용법** | 짚신나물, 홉, 메도우스위트, 페퍼민트를 같은 양으로 섞어 우려내 식전에 1컵씩 마신다. 호로파(fenugreek) 씨앗 2티스푼과 계피

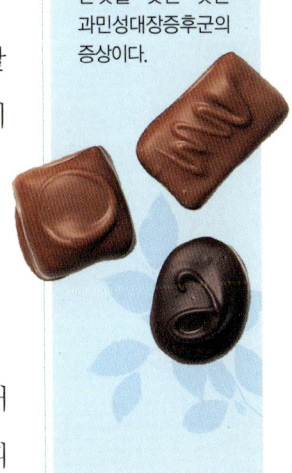

단것을 찾는 것은 과민성대장증후군의 증상이다.

소화기계 **141**

약간을 물에 넣고 약한 불로 15분 동안 뭉근히 끓여내 그 물을 마신다. 마와 크램프박 같은 허브는 위경련과 통증을 가라앉혀준다. 달이거나 팅크처(30분 간격으로 혀에 10방울을 떨어뜨린다)로 이용한다.

## 예방

히페리쿰 같은 간단한 허브요법은 부작용과 중독성이 없으며, 식이요법과 함께 사용하면 우울증에 도움이 된다.

### 🜂 아로마테라피

- 네롤리
- 로만 캐모마일
- 로즈

이러한 오일은 진정과 완화 작용을 한다.

사용법 | 물 같은 크림이나 오일로 복부를 마사지한다. 오일을 더운 찜질이나 목욕에 이용해도 된다.

### 🜂 식이요법

여러 해 동안 변비와 설사, 복부팽창이 번갈아가며 나타나고 있다고 해도 절망할 필요가 없다. 식습관을 바꾸면 정상 컨디션을 회복할 수 있다. 먹은 음식과 그 영향에 대해 구체적으로 기록하면 먹어야 할 음식과 피해야 할 음식이 무엇인지 알 수 있다.

과일, 야채, 콩, 오트 등 가용성 섬유가 풍부한 음식을 많이 먹는다. 시리얼은 가용성과 비가용성 섬유를 모두 함유하고 있다. 밀기울은 자극적일 뿐만 아니라 철분과 칼슘 같은 필수 영양소의 체내 흡수를 방해한다. 매일 1.5리터 이상 물을 마시고 규칙적으로 식사를 한다. 로즈마리, 세이지, 타임, 민트, 딜, 캐러웨이, 생강 등 소화를 돕는 허브를 다양하게 이용한다.

과민성대장증후군을 가진 사람들 중에 특정 음식에 대해 전혀 다른 반응을 보이는 이들이 있다. 육류와 육가공품, 유제품, 밀가루제품 등이 해당된다. 최소 2주간 한 번에 한 가지 음식을 빼서 반응을 보면 피해야 하는 음식이 무엇인지 알 수 있다.

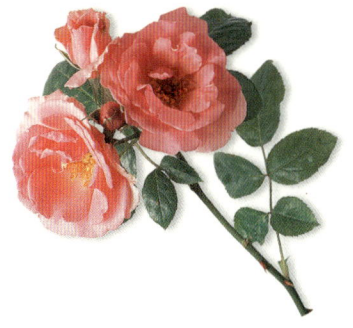

로즈 오일로 복부 마사지를 하면 통증과 불편함이 완화된다.

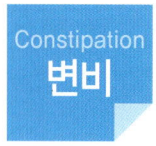

## Constipation
## 변비

변을 보기가 힘들다. 변이 단단해서 항문이 아플 수가 있다. 복통, 복부 팽창, 가스가 차고 불쾌감을 느낀다.

변비는 가장 흔한 소화기 문제로, 쉽게 집에서 치료할 수 있다. 사람에 따라 대변을 보는 빈도가 다른데, 2~3일에 한 번 보는 사람도 있고 하루 두세 번 이상 보는 사람도 있다. 아이와 노인, 임신부가 변비에 걸리기 쉽지만 연령과 성별이 크게 영향을 미치지 않는다. 가용성 섬유 부족, 불충분한 수분 공급, 나쁜 배변 습관이 중요한 원인이다.

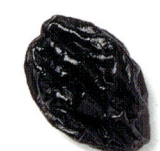

건자두

### 현대의학

창자가 늘어나고 변이 꽉 차면 힘들이지 않고 규칙적으로 변을 보게 된다. 식습관을 바꾸고 수분 섭취량을 늘리면 하루 이틀 만에 효과가 나타난다. 하제와 좌약도 도움이 된다. 복용하는 약이 의심될 때는 용량을 줄이기 전에 의사와 상의한다. 변비가 지속되면 병원에 가야 한다.

사용법 | 성인. 천연 하제나 식물성 하제는 중독성이 없으므로 약사와 상의하여 복용한다. 하루 한 번 글리세롤 좌약을 적셔서 사용하면 배변에 도움이 된다.

사용법 | 소아. 하제를 먹이기 전에 의사와 상의한다.

## 🌿 허브요법

차풀(senna)과 카스카라사그라다 같은 허브는 강력한 하제 작용을 하므로 적당히 이용해야 한다.

사용법 | 민들레, 옐로우독, 감초 뿌리(물 1컵 반에 2티스푼을 넣어 10분 동안 뭉근히 끓인다)를 같은 양 섞어 우려낸 물과 아니스나 펜넬 씨앗을 함께 먹으면 복통이 가라앉는다.

차전자 씨 1티스푼을 끓는 물에 넣어 식힌 다음 마시면 배변이 원활해진다. 물 대신 오렌지주스를 이용하면 향기가 좋다.

## 🍎 식이요법

하루에 물을 2리터 이상 마시고, 껍질을 벗기지 않은 사과, 배, 뿌리채소, 오트, 콩, 녹색채소를 먹는다. 천연 요구르트를 하루 한 병 이상 마시고 통밀빵을 먹는다. 현미, 통밀 파스타, 포리지는 가용성 섬유소를 공급하는 좋은 음식이다. 조리하지 않은 밀기울이나 밀기울이 많이 든 시리얼을 먹지 않는다.

하제를 만들려면 감초 스틱 몇 조각과 씨를 뺀 자두 1Kg을 끓는 물 1.2리터에 넣고 하룻밤 재운다. 감초를 건져내고 자두를 믹서에 넣고 퓨레를 만든다. 냉장고에 넣어두고 아침식사 때 2디저트스푼, 밤에 따뜻한 물과 함께 2디저트스푼을 먹는다.

## 💧 아로마테라피

- 블랙 페퍼
- 생강
- 마저럼

소화기계

이러한 오일은 소화 기능을 활성화한다.

사용법 | 에센셜오일을 로션이나 캐리어 오일에 섞어 복부를 시계 방향으로 마사지한다.

### ❋ 한방·민간요법

• 땅콩

땅콩은 배변을 촉진해주므로 규칙적으로 땅콩을 적당히 먹으면 변이 묽어진다. 땅콩 외에 호두, 잣도 효과가 있다.

• 무청

무청에는 섬유소가 많아 변비 해소에 탁월하다. 무청을 깨끗하게 씻어 생즙을 만들어 아침저녁으로 마신다. 여기에 미나리를 첨가해도 좋다. 한 번에 무 한 개의 잎을 먹으면 적당하다.

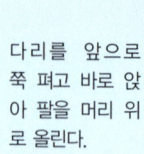
다리를 앞으로 쭉 펴고 바로 앉아 팔을 머리 위로 올린다.

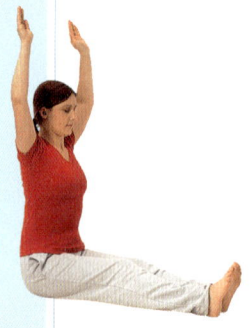

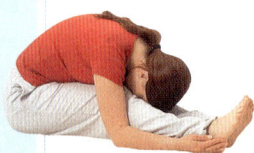
숨을 내쉬면서 발을 향해 앞으로 숙인 다음 잠깐 동안 숨을 참는다.

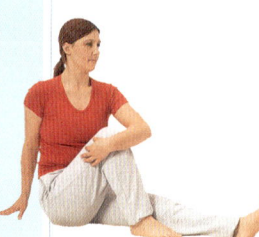
왼쪽 팔로 오른쪽 무릎을 감싸고 오른손을 뒤로 보내 바닥을 짚는다.

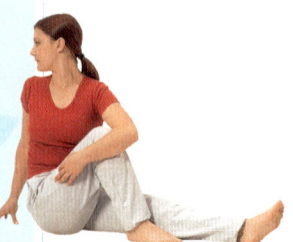
숨을 내쉬면서 머리를 뒤로 돌린다. 잠깐 동안 숨을 참은 다음 반대쪽으로 반복한다.

## Diarrhoea
# 설사

무르거나 묽은 변을 자주 보는 증상. 평소보다 부피가 큰 변을 보는 경우가 많다. 열, 구토, 위경련 등으로 인해 설사가 날 수도 있다.

설사는 증상이지 질병이 아니다. 위의 감염이나 경련으로 인해 자주 무른 변을 보는 증상이다.(참을 수 없이 나올 때도 있다.) 심각한 구토를 동반하기도 하며 과식이나 과음, 식중독균과 같은 세균 감염이 원인일 수 있다. 가벼운 증상은 집에서 치료가 가능하다. 하지만 오랫동안 계속되는 설사는 심각한 질병의 증상일 수 있고 어린이와 노인의 경우 탈수를 일으킬 수 있다.

### ➕ 현대의학

설사로 인해 배출된 물과 염분, 미네랄을 보충해주어야 한다. 이것은 어린이와 노약자의 경우 특히 중요하다. 물을 많이 마셔야 하는데, 경구수분보충요법이 필요하다. 이 물은 향이 첨가되어 있거나 얼음 형태로 만들어져 있어 맛있게 먹을 수 있다. 설사가 오래되면 병원 치료를 받아야 한다. 특히 피가 나오거나 복통이 심하거나 고열이 있으면 병원에 가야 한다.

**사용법** | 성인과 소아. 경구수분보충제를 물에 풀어 설사 후에 마신다. 자세한 내용은 포장지의 용법을 참조한다.

**의사를 찾으세요**

갑자기 달라진 배변 습관이 2~3일 동안 (아이와 노인은 더 일찍) 계속될 때.

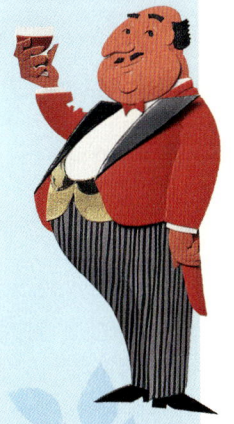

기름진 음식을 너무 많이 먹으면 설사를 할 수 있다.

소화기계 **147**

### 허브요법

소화기 염증을 진정시키는 데는 달지 않은 블랙 티가 좋다. 타닌 함량이 높은 허브는 손상된 조직을 진정시키고 재생한다. 짚신나물, 비스토트(bistort), 레이디스맨틀(lady's mantle), 매도우스위트, 라즈베리 잎, 양지꽃 등을 차로 이용한다.

사용법 | 끓는 물 1컵에 허브 2티스푼을 넣는다. 설사가 날 때 어떤 팅크처든 하루 6번 1티스푼씩 복용한다. 또는 열대지방의 민간요법대로 파파야를 먹는다.

### 식이요법

긴급한 상황이 아니면 24시간 동안 지사제를 복용하지 말고 음식도 먹지 않는다. 수분과 전해질 보충을 위해 끓인 물 1리터에 설탕 8티스푼과 소금 1티스푼을 넣어 하루 2번 마신다. 24시간 후에 익은 바나나, 밥, 사과, 통밀 토스트를 먹는다.(BRAT 다이어트) 48시간 동안 조금씩 자주 먹는다. 이후 익힌 감자와 당근을 다른 야채, 달걀과 함께 먹는다. 점차 정상 식단으로 돌아간다. 마지막까지 유제품은 조금만 섭취한다.

마늘 4통을 빻아 꿀 450g에 섞은 다음 1디저트스푼을 뜨거운 물 1컵에 넣고 조금씩 마시면 설사에 도움이 된다. 하루 3번 마신다.

BRAT 다이어트는 바나나(Banana), 쌀(Rice), 사과(Apple), 토스트(Toast)만 먹는 식이요법이다.

### 아로마테라피
- 로만 캐모마일

- 네롤리
- 라벤더
- 페퍼민트

이러한 오일은 진경제 역할을 하며 배가 뒤틀리면서 아픈 심한 통증에 도움이 된다. 또한 소화기와 신경계를 진정시키는 역할도 한다. 캐모마일은 알레르기에 효과가 있는데, 알레르기로 인한 설사에 도움이 된다.

사용법 | 배를 부드럽게 마사지해준다.

### 한방 · 민간요법

- 소금 찜질

굵은 소금을 프라이팬에 넣고 누렇게 될 때까지 볶다가 면으로 된 천에 싸서 아랫배를 찜질해준다. 뱃속의 찬 기운이 가시고 설사도 멎는다.

- 시상차

곶감 큰 것 3개를 씨를 빼고 잘게 썰어 꿀 3큰술과 물 한 대접을 넣고 끓여 여러 번 나누어 마신다. 곶감은 변을 굳게 하는 효과가 있으므로 급할 때에는 곶감 2~3개를 그냥 먹어도 효과가 있다.

**주의 사항**

지사제를 복용하면 증상이 더 오래갈 수 있으므로 먹지 않는다. 여행 중이거나 해서 화장실에 자주 갈 수 없을 때만 지사제를 복용한다.

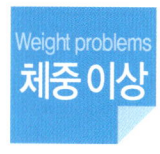

# 체중이상

키와 체격에 적당한 체중을 유지하기 어려운 문제. 정상 체중에 비해 너무 많거나 너무 적은 경우. 양쪽을 오가는 경우도 있다. 어떤 쪽이든 건강에 좋지 않다.

서구 사회는 과체중으로 몸살을 앓고 있다. 문제는 다이어트가 장기적으로 효과가 없다는 사실이다. 반면 체중을 늘리기 위해 안간힘을 쓰는 사람들도 많다. 과체중은 심장병, 당뇨, 호흡기 질환, 관절염, 암 등의 위험 요인이다. 저체중은 골다공증, 생리불순, 수명 단축 등의 위험이 있다. 과체중은 장기적으로 식습관을 바꾸고 운동량을 늘려야만 해결할 수 있다. 마른 체격은 에너지가 높은 음식을 자주 먹어야 한다.

## 현대의학

체중을 줄이려면 먹는 양을 줄여야 한다. 그리고 지방과 설탕이 든 음식, 과음을 삼가야 한다. 체중을 늘리려면 이와 반대로 하면 된다. 단, 알코올과 설탕이 많이 든 음식을 많이 먹으면 안 된다. 심각한 체중 문제는 전문가의 도움을 받아야 한다. 심한 경우 심리학자의 도움이 필요할 수도 있다.

## 허브요법

허브요법은 칼로리 조절, 건강한 식습관, 규칙적인 운동을 대신할 수 없다. '살 빠지는' 차는 절대 해결책이 될 수 없다. 강력한 이뇨제와

**의사를 찾으세요**

체중 문제로 걱정이 많을 때

하제가 있지만 단기적으로 효과가 있을 뿐이다. 켈프(kelp)는 느린 대사나 갑상선 기능 이상으로 인해 생긴 체중 문제에 효과가 있다. 하지만 이 경우 전문가의 상담을 받아야 한다. 말라바 타마린드(malabar tamarind)는 탄수화물 대사에 영향을 미쳐 식욕을 억제하는 효과가 있어 단기 요법으로 추천한다.

### 🔥 아로마테라피

너무 뚱뚱하거나 마른 사람들은 자신에 대해 부정적인 이미지를 갖고 있는 경우가 많다. 자스민, 유황, 백단 오일이 도움이 된다. 감귤류 오일이나 플로럴 오일은 우울증에 도움이 된다. 기분 전환에 오일을 이용해보라. 목욕, 마사지, 향수로 이용한다. 로션을 얼굴이나 몸에 바르기도 하고 향수를 옷에 살짝 떨어뜨린다.

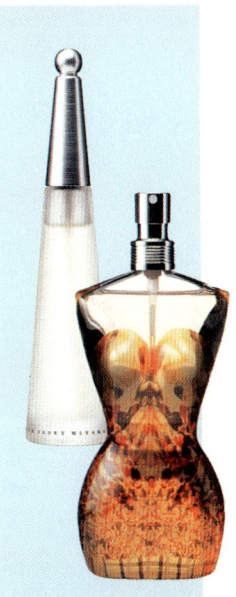

기분이 좋아져 자신에 대해 긍정적으로 바라보게 해주는 향수를 고른다.

### 🍎 식이요법

체중을 줄이려면 식습관을 바꾸는 방법 외에 다른 길이 없다. 건강한 음식을 규칙적으로 먹고 적당한 운동을 하는 것이 유일한 해결책이다. 현미, 감자, 통밀빵, 콩, 파스타 등 양질의 탄수화물을 많이 먹는다. 신선한 야채, 과일과 샐러드, 생선, 껍질 벗긴 가금류를 먹는다. 한 끼를 잘못 먹었다고 해도 혹은 일주일간 안 좋은 음식을 먹었다고 해도 포기하지 마라. 가능한 한 빨리 정상적인 식단으로 돌아가면 된다. 체중을 늘리려고 애쓰는 사람은 칼로리 섭취를 늘려야 한다. 다만 기름진 육류와 유제품은 식단에서 뺀다. 양질의 탄수화물은 훌륭한 에너지 공급원이다. 그렇다고 너무 과식하지는 말라. 적당한 양을 먹되, 최소 2~3시간마다 먹는다. 조미하지 않은 견과류, 씨앗, 조미하지 않

**주의 사항**

식욕억제제는 권하지 않는다.

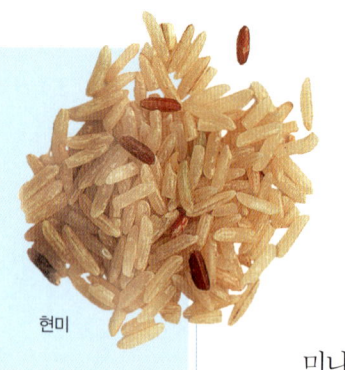
현미

은 땅콩버터, 아보카도, 올리브오일, 말린 과일, 타히니를 충분히 먹는다.

### 한방·민간요법

• 미나리

미나리는 해독작용과 이뇨작용으로 군살 빼는 데 효과가 있다. 나물로 무쳐 먹거나 생즙으로 마실 수 있다.

• 대나무잎차

대나무 잎에는 이뇨 작용이 있다. 대나무 잎에 물을 넣고 끓여서 수시로 마신다.

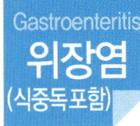

## Gastroenteritis
## 위장염 (식중독포함)

심한 구역과 구토, 설사, 경련이 일어나면서 아픈 복통. 미열 증상이 나타난다.

감염에 의해 심한 설사와 구토를 할 수 있다. 하지만 급성 위장염은 상한 음식으로 인한 식중독이 원인인 경우가 많다. 발작적 위장염이 아니고 건강한 성인이라면 민간요법으로 빠른 시간에 회복될 수 있다.

### 의사를 찾으세요
심각한 질병으로 인해 설사나 구토가 생기는지 확인해야 할 때, 12시간 이상 토하지 않고 액체를 위 속에 담아두지 못할 때, 출혈이나 고열이 날 때.

### ➕ 현대의학
5분마다 음료를 한 모금씩 마신다. 12시간 이상 구토가 계속되고 증상이 지속되면 즉시 병원에 가야 한다. 증상이 심하지 않을 경우 물을 많이 마시면 도움이 된다. 강한 미네랄워터 맛이 나는 특수한 경구수분보충제를 이용하면 더 좋다. 설사가 오래되면 치료가 필요하므로 병원에 가야 한다.

**사용법 |** 성인과 소아. 경구수분보충용 파우더를 물에 녹여 설사를 하고 난 뒤에 마신다. 자세한 사항은 포장지에 적힌 용법을 참조한다.

### 🍃 허브요법
허브는 증상을 진정시키지만 자연치유력은 원인을 제거한다.

**사용법 |** 비스토트와 호로파를 달인 물과, 짚신나물과 고투 콜라 우린 물을 섞어 마시면(1컵씩 하루 3~5번 마신다) 아랫배가 편해진다. 슬리퍼리엘름이나 마시멜로 캡슐은 장벽을 보호한다. 빌베리나 크랜베리

소화기계 **153**

주스는 수분 손실을 보충하고 장을 편하게 해준다.

알로에 베라 주스는 최고의 요법이다. 에키나세아 팅크처 10방울을 약간의 물에 섞어 몇 시간마다 마시면 세균을 퇴치할 수 있다.

### 아로마테라피

- 로만 캐모마일
- 라벤더
- 멜리사
- 티트리

티트리는 항바이러스와 항박테리아 작용을 한다. 캐모마일과 라벤더는 진정, 진통 작용을 한다. 멜리사는 항우울제 작용을 하며 소화기 경련을 다스린다.

사용법 | 티트리는 가정에서 유용하게 쓸 수 있는 오일로, 특히 가족들의 건강을 지켜준다. 티트리 오일을 태우고, 티트리로 모든 물건을 닦고, 욕조와 더러워진 리넨을 씻어낸다. 목욕이나 마사지, 바디 로션에는 다른 오일을 이용한다.

### 식이요법

손실된 수분과 전해질을 보충하는 것이 무엇보다 중요하다. 증상이 심할 때는 아무것도 먹고 싶지 않을 것이다. 상태가 조금 좋아져 식욕이 생겨도 48시간 동안 유제품은 먹지 말고 BRAT 다이어트를 고수한다. 다시 말해, 익은 바나나와 밥이나 죽, 사과, 통밀빵 토스트만 먹어야 한다. 찬 음료와 감귤류 주스를 먹지 않는다.

요구르트는 위장염 회복에 중요한 역할을 한다. 요구르트에 있는 천

---

**주의 사항**

아이들과 노인에게 심한 위장염 증상이 나타나면 매우 위험할 수 있다. 지사제를 먹으면 병이 오래 갈 수 있으므로 지사제를 먹지 않는다. 화장실을 자주 사용하기 어려울 때만 복용한다.

연 박테리아는 장내 유해한 박테리아를 없애고 면역력을 높여준다. 발효 유제품도 마찬가지 효과가 있다. 불행하게도 시중에서 파는 요구르트는 이런 기능을 하지 못한다. 그러므로 몸에 좋은 프로바이오틱 박테리아의 원천인 살아 있는 요구르트를 골라 먹어야 한다.

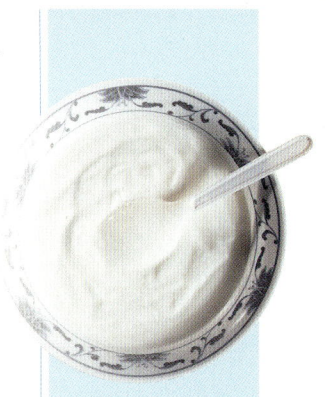

살아 있는 요구르트는 장을 편하게 해주고 면역력을 강화한다.

### 한방·민간요법

• 식중독에는 도라지와 녹두

식중독으로 인한 복통에는 해독 작용이 있는 도라지와 녹두가 특효약이다. 도라지 가루와 녹두 가루를 찻숟가락으로 각 2수저씩 물에 타서 마시면 가장 좋은데, 두 가지가 준비가 안 되어 있을 경우에는 어느 한 가지만 먹어도 괜찮다.

도라지는 생으로 씹어 먹어도 효과가 있다.

녹두는 생강과 마늘을 함께 넣고 끓여서 그 물을 마시거나 쌀을 넣고 녹두죽을 쑤어 먹어도 좋다.

## Gastritis
# 위염

위쪽 배가 아프고 불편하다. 음식과 관련이 있는 경우가 많다. 구역이나 트림이 나기도 한다.

갑자기 심해진 위염이나 위벽의 염증은 대부분 스스로 초래한 병이다. 과음, 심한 흡연, 너무 매운 카레, 약물 등이 원인이다.

**의사를 찾으세요**
증상이 계속되거나 제산제로 호전이 없을 때.

### ➕ 현대의학

진통제로 쓰이는 비스테로이드 항염증약은 삼간다. 부드러운 음식을 조금씩 자주 먹으면 증상이 가라앉는다. 제산제도 도움이 된다.

### 🌿 허브요법

사용법 | 슬리퍼리 엘름이나 마시멜로를 알약이나 가루 형태로 복용하거나 따뜻한 물로 페이스트를 만든다.

호로파 씨(1컵에 2티스푼) 달인 물에 계피가루를 약간 넣어 마시면 도움이 된다. 레몬밤, 매도우스위트, 펜넬을 달여(1컵에 각 1/2~1티스푼씩) 마셔도 좋다.

감초를 달이거나 감초 스틱 2.5cm를 뜨거운 물 1컵에 푼다.

### 한방 · 민간요법

• 율무차

위에는 율무가 좋다. 율무차만 먹어도 되고 무씨를 첨가하여 먹으면 더욱 좋다. 율무는 습기를 마르게 하여 위장을 튼튼하게 하고 무씨는 소화를 촉진한다.

• 애엽차

쑥을 한방에서는 애엽이라고 하는데 깨끗이 씻어 죽염과 함께 생즙으로 먹으면 위염 치료에 효과가 있다. 자라서 억세어진 쑥은 말려서 끓여 먹으면 된다.

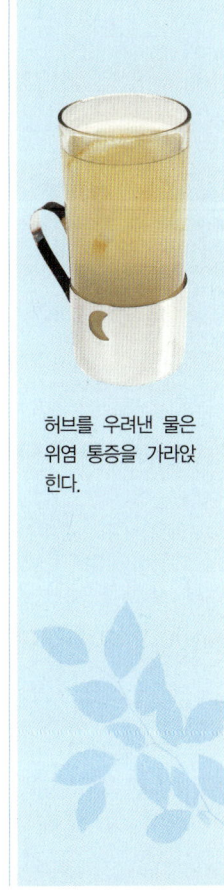

허브를 우려낸 물은 위염 통증을 가라앉힌다.

# 07

THE Good Health DIRECTORY

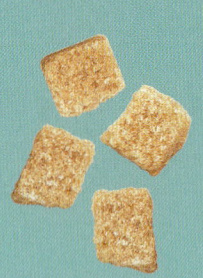
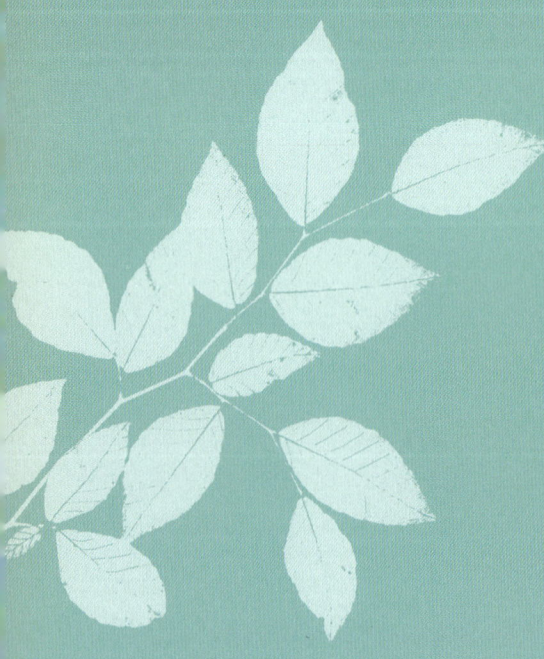

# 생식기

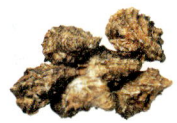

여성들은 가임 기간 동안 평균 400회 가량 월경을 한다. 월경은 호르몬의 작용에 의해 조절되는데, 호르몬 수치는 이 기간 동안 다양하게 변한다. 호르몬 균형이 깨지면 월경불순, 생리전증후군, 폐경 문제 같은 증상이 나타난다. 해결책은 적절한 영양 공급, 건강한 식습관, 호르몬 균형을 유지해주는 허브, 스트레스를 해소해주는 오일 등에 있다.

The Reproductive System

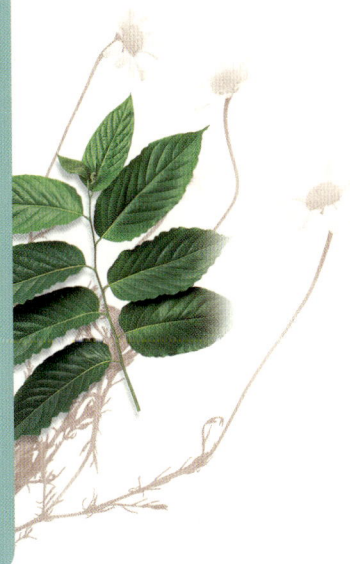

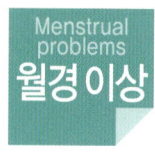

# 월경 이상

월경이 불규칙적이거나 너무 잦거나 너무 드문 현상. 생리통, 너무 오랜 생리 기간, 덩어리가 있는 과다한 월경도 포함된다.

생리 주기는 인체의 호르몬 양에 의해 결정된다. 이 메커니즘을 방해하는 요소(체중 증가나 감소, 스트레스, 불안이나 우울)가 생기면 주기가 영향을 받는다. 생리불순의 원인이 단순해서 의학적으로 별로 중요하지 않은 경우도 있고, 원인이 매우 복잡해서 제대로 치료를 받아야 하는 경우도 있다. 하지만 민간요법이 문제를 해결하는 데 주요한 역할을 한다.

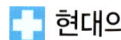

**의사를 찾으세요**
생리 기간이 길거나 생리 문제로 고통스러울 때.

### 현대의학

생리 주기의 변화는 대개 일시적이다. 변화가 6개월 이상 지속되면 주치의가 검사를 제안할 수도 있다. 생리통은 검사를 해봐야 할 필요가 있다. 하지만 대체로 메페남산이 함유된 진통제를 복용하면 낫는다. 이 약은 과다한 출혈을 줄여주기도 한다. 월경을 거르는 가장 흔한 이유는 임신이다. 과도한 체중 감소와 운동으로 인해 월경이 멈출 수도 있다.

### 허브요법

따뜻한 허브티는 생리통을 완화한다.
**사용법** | 세인트 존스 워트, 라즈베리 잎, 스컬캡을 같은 양으로 섞는

다.(1잔에 2티스푼)

블랙허브는 경련이 일어나면서 아픈 통증에 좋다. 따뜻한 물에 팅크처 4티스푼을 섞어 마신다. 필요하면 4시간 후에 다시 한 번 마신다. 월경 과다에는 레이디스 맨틀, 냉이, 메리골드 (1컵에 각 2티스푼씩) 차를 마신다.

아그너스 카스투스는 호르몬 균형을 촉진한다. 매일 아침 팅크처 20방울을 물에 타서 마신다.

메리골드, 냉이, 레이디스 맨틀을 섞어 마시면 월경 과다에 도움이 된다.

## 🍎 식이요법

먹고 마시는 음식이 월경 문제에 중요한 역할을 한다. 통밀 시리얼, 효모추출물, 맥아, 말린 과일, 견과류, 바나나, 오트를 충분히 먹어 비타민B를 섭취한다. 필수지방산은 기름진 생선에서 섭취한다. 저온 압착 오일, 맥아, 아보카도, 모든 식용 씨앗은 비타민 E가 풍부하다. 아연(패류, 정어리, 호박씨, 완두콩에 많다)과 셀레늄(통밀빵, 브라질너트, 아몬드, 콩제품에 많다)을 충분히 섭취한다. 보리지 꽃을 샐러드에 넣어 먹으면 월경 이상에 도움이 된다.

오랫동안 다이어트를 하고 있고 체중이 계속 감소하고 있고 생리가 불규칙하면 거식증과 인위적인 폐경이 나타날 수도 있다. 월경 과다는 철분 부족과 빈혈의 위험이 있으므로 철분이 풍부한 음식을 많이 먹는다. 간(임신 중에는 삼간다), 짙은 녹색 잎채소, 건포도, 대추, 물냉이, 달걀에 철분이 많다.

### 예방

변비를 해결해야 한다. 변비는 복부를 압박하고 월경 문제를 더 악화시킨다. 수용성 섬유를 많이 섭취하고(밀기울은 제외) 하루 2.75리터의 수분을 섭취한다. 술과 카페인이 과하면 자궁으로 가는 혈액의 흐름이 방해를 받아 월경 이상이 올 수 있으므로 주의한다. 소금은 주요한 장해물로 체액저류를 야기할 수 있다. 생리 기간 중에 각별히 신경을 써야 한다.

### 🜢 아로마테라피

- 로즈
- 제라늄
- 클라리 세이지

이러한 오일은 부인병과 연관이 있으며, 자신의 몸을 스스로 관리하고 있다는 느낌을 갖게 해준다.

사용법 | 목욕이나 마사지 오일, 마사지 로션, 습포에 사용한다.

### ❈ 한방 · 민간요법

- 홍화꽃잎차

홍화는 어혈을 제거하고 기의 순환을 원활하게 하여 생리 주기를 정상화해준다.

① 말린 홍화꽃잎 5g에 물 2L를 붓고 중간불로 끓인다.
② 3분의 1 이하로 줄어들면 하루 세 번 나누어 마신다.
③ 홍화는 소화작용에 약간 지장을 줄 수 있어 소화기능이 약한 사람은 피하는 것이 좋다.

- 약쑥 찜질

생리 중에는 몸을 따뜻하게 해야 한다. 쑥찜질로 아랫배를 따뜻하게 해주면 통증이 사라질 것이다. 쑥은 혈액 순환을 좋게 하고 몸을 따뜻하게 해주는 작용을 한다.

① 물을 약간 뿌려 축축해진 약쑥을 면 보자기에 잘 펴놓는다.
② 쑥 위에 따끈하게 데운 돌멩이를 놓고 잘 싸서 아랫배를 찜질한다.

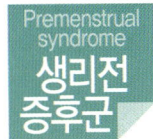

## 생리전 증후군
### Premenstrual syndrome

요통, 두통, 복부팽창, 쥐, 유방통증, 집중력 저하, 우울감, 짜증 등 다양한 증상이 반복적으로 나타난다.

생리전증후군은 대부분의 가임 여성들에게서 나타나는 증상으로 70퍼센트가량이 이 증상으로 고통을 받고 있다. 배란 직후 몸과 마음의 변화가 나타나기 시작해 월경 일주일 전에 증상이 나타난다. 월경이 시작되면 곧 사라진다. 아쉽게도 생리전증후군은 의학에서 제대로 주목받지 못하고 있다. 하지만 경미한 증상에도 일상생활이 많이 불편해진다.

### ➕ 현대의학

월경과 관련해 증상이 나타날 때 생리 주기 차트를 보는 습관을 들이면 도움이 된다. 특별히 힘든 일을 해야 하는 날을 조정할 수도 있고, 어떤 요법이 효과가 있는지 파악하는 데 도움이 되기 때문이다. 유방통증은 달맞이꽃기름을 함유하고 있는 제품으로 줄일 수 있다. 생리전증후군이 심하면 주치의가 호르몬요법을 권할 수도 있다.

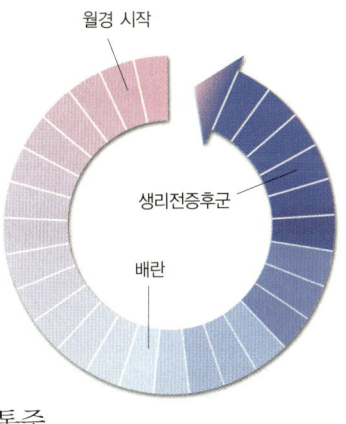

사용법 | 성인과 16세 이상의 소아. 캡슐로 된 달맞이꽃기름을 하루 2번, 2~3달 동안 복용한다. 자세한 사항은 포장지의 용법을 참조한다.

생리 주기를 관찰하면 어떤 문제가 생길지 예측하고 그에 맞게 필요한 요법을 실천할 수 있다.

### 🌿 허브요법

애그너스 캐스터스(agnus-castus)는 생리전증후군에 효과가 있다.

사용법 | 매일 아침 팅크처 10~20방울을 복용한다. 월경일 전까지 열흘 동안 20~40방울까지 늘린다. 배란을 촉진하는 헤로니아스가 캡슐이나 알약으로 나와 있다. 당귀도 편하게 복용할 수 있도록 제품이 많이 있다. 세인트 존스 워트, 라즈베리, 버베인을 같은 양 넣고 매일 차로 마시는 방법도 좋다.

### 💧 아로마테라피

- 제라늄
- 펜넬
- 클라리 세이지
- 로즈
- 일랑일랑
- 네롤리
- 백단
- 베티버
- 자스민
- 베르가모트

시행착오를 통해 이 가운데 어떤 오일이 자신에게 가장 잘 맞는지 찾아내야 한다.

사용법 | 자신의 상태에 적합한 방법으로 이용한다.

---

**의사를 찾으세요**

증상이 너무 심해서 일상생활이 힘들 때.

## 🍎 식이요법

중요한 것은 무엇을 먹는가가 아니라 피해야 할 음식과 먹는 시간이다. 생리전증후군이 있는 여성은 조금씩 자주 먹고 (최소한 2시간마다 먹어야 한다), 복합 탄수화물(통밀빵, 밥, 파스타, 감자, 뿌리채소, 콩)을 충분히 먹는다. 아울러 생선, 달걀, 치즈, 가금류, 기름기 없는 살코기 등 양질의 단백질을 섭취한다. 단 음식을 먹고 싶은 욕구는 과일로 해소한다. 진녹색 잎채소, 통밀빵을 충분히 먹는다. 엑스트라 버진 올리브오일, 견과류와 씨앗, 패류, 갑각류, 호박씨를 먹는다. 소금, 카페인, 알코올을 지나치게 섭취하지 않도록 주의한다.

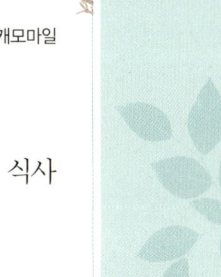

패류는 아연의 중요한 공급원이다. 아연은 생리전증후군에 중요한 역할을 하는 영양소다.

## 🌸 한방·민간요법

• **익모초고**

익모초는 자궁을 정상 상태로 긴장시켜 생리를 고르게 해주고, 생리로 유발되는 통증을 낫게 하는 작용을 한다.
① 익모초를 잘게 썰어 다섯 배 정도의 물을 붓고 끓이다가 물이 반으로 줄면 건더기를 건져낸다.
② 남은 물을 끈적거릴 때까지 약한 불로 달인다.
③ 끈적해진 익모초를 항아리나 유리그릇에 담아 두고 매일 3번 식사 전에 먹는다.

캐모마일

• **가물치탕**

가물치는 비장과 위장 기능을 돕고 혈을 보하는 기능이 우수하다. 당귀는 보혈하는 기능이 우수하여 부인과 질환에 좋다. 가물치를 푹 고아 먹으면 생리통에 좋은데, 당귀 달인 물에 고면 더욱 효과적이다.

• 관원과 중극혈에 뜸을 뜬다.

관원은 배꼽 아래에서 세 치 아래에 있으며 중극은 불두덩뼈 바로 위에 있다. 뜸쑥을 쌀알 크기로 잘 말아서 혈 위에 두고 향으로 불을 붙여서 뜸을 뜨면 된다. 한 번에 3~5장씩 생리 기간에 걸쳐 시행한다.

## Menopause 폐경

1년 이상 월경이 없으면 폐경으로 본다. 갑자기 얼굴이 달아오르고 질이 건조해지며 성관계 도중 통증을 느끼기도 한다. 요실금 등 비뇨기 문제가 나타나며 우울증과 불안을 동반하기도 한다.

사람에 따라 폐경기를 편안하게 지나가는 사람도 있고, 몇 달 혹은 몇 년 동안 고생하는 사람도 있다. 폐경은 병이 아니다. 사실상 오랜 세월 괴롭히던 월경과 피임에서 해방되는 시점이기도 하다. 민간요법으로 뼈를 튼튼하게 하고 심장병을 예방하며 피부 건강을 유지할 수 있다. 식욕감퇴, 지나친 운동, 저체중으로 인해 인공적인 폐경이 올 수도 있다. 난소 적출도 폐경의 원인이 된다.

### 현대의학

호르몬요법(HRT)은 증상을 완화시켜주고 노후의 골다공증과 심장병 위험을 낮추어준다. 알약, 패치, 젤이나 크림 등을 다양하게 이용할 수 있으며 정기적인 출혈이 일어날 수도 있다. 자세한 내용은 주치의와 상담한다.

### 허브요법

밤에 땀이 나고 얼굴이 화끈거리고 심장이 두근거리는 증상은 허브요법으로 개선된다.

사용법 | 버베인, 세이지, 쑥, 익모초(1컵에 2티스푼)를 차로 마신다. 세

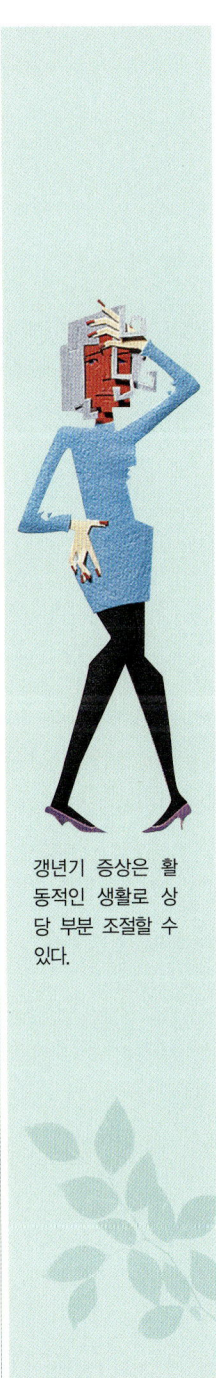

갱년기 증상은 활동적인 생활로 상당 부분 조절할 수 있다.

이지는 호르몬 성분이 풍부하므로 규칙적으로 마시면 도움이 된다. 중국 전통 강장제인 하수오가 효과가 좋은데, 지금은 많은 건강식품점에서 판매하고 있다.

### 아로마테라피

- 제라늄
- 로즈
- 펜넬

제라늄은 호르몬 균형을 유지해주고 펜넬은 식물성 에스트로겐을 생산하며, 로즈는 월경 주기를 규칙적으로 만들어준다. 항우울제 오일이나 변비 등 증상에 도움이 되는 오일을 사용한다.

사용법 | 목욕이나 족욕 시 사용한다. 어떤 방법으로 이용하든 자신에게 맞는 게 가장 좋은 방법이다. 스타플라워 보충제도 도움이 된다.

### 식이요법

좋은 식습관은 폐경기 이후 나타나는 여러 가지 질병의 위험을 낮추는 데 가장 쉬운 방법이다. 특히 호르몬요법을 하지 않을 생각이라면 영양에 더 신경을 써야 한다. 지금 인체가 필요로 하는 영양소를 포함해서 전보다 더 균형 잡힌 식사를 하도록 한다. 칼슘과 비타민D는 뼈를 보호해주므로 저지방 유제품, 정어리를 비롯한 기름진 생선(뼈째 먹으면 더 좋다), 진녹색 잎채소, 병아리콩을 충분히 먹는다. 비타민C와 E, 베타카로틴, 가용성 섬유, 필수지방산 섭취를 위해 아보카도, 올리브 오일, 견과류, 씨앗, 오트, 현미, 통밀 시리얼, 살구, 브로콜리를 먹는다. 일주일에 최소한 1번은 간을 먹고 기름진 생선을 많이 먹는다. 양배추 종류를 많이 먹는다. 콩 제품도 많이 먹는다. 이 시기는 일생에서 비타민과 미네랄 보충제가 정말 필요한 때이다. 종합비타민과 미네랄 보충제, 비타민D가 들어 있는 칼슘 보충제, 1그램의 달맞이꽃 종자유를 섭취한다. 얼굴이 달아오르는 증세가 있으면 비타민B6, 마그네슘, 아연을 추가한다.

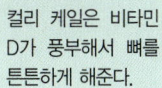

컬리 케일은 비타민 D가 풍부해서 뼈를 튼튼하게 해준다.

### 한방 · 민간요법

• 칡즙

칡뿌리에 있는 이소플라본이라는 화합물은 폐경기에 나타나는 정서적인 문제를 치료해준다. 또한 칡즙을 계속해서 먹으면 헛구역질과 두통도 해소된다.

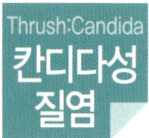

# 칸디다성 질염
Thrush:Candida

걸쭉하고 크림 같은 질분비물이 나오며 음순 부분이 가렵고 따끔거리는 증상. 성관계 시 통증이 있고 소변 볼 때 화끈거리는 느낌이 든다.

질염은 칸디다라는 효모에 감염되어 나타나는 증상이다. 소변 볼 때 아프고 화끈거리는 느낌이 들고, 걸쭉한 분비물이 나오며 음순 주변이 몹시 가렵고 불편하다. 몇 년 동안 집에서 할 수 있는 요법으로 관리를 잘 해주면 효과를 볼 수 있다.

레몬밤은 항균 작용을 하며 질염으로 고생하는 사람들에게 도움이 된다.

## 현대의학

병원에서는 보통 항균제를 처방하는데, 좌약을 질 속에 삽입하거나 알약을 먹는 방법이 있다. 질염이 반복되는 여성의 파트너 역시 치료를 받을 필요가 있다.

사용법 | 큰 좌약 한 알을 쓸 수 있는데, 작은 좌약을 이틀에 걸쳐 쓰는 것이 더 낫다. 주치의의 처방에 따른다. 알약 하나를 먹는 방법도 있다. 어떤 약이든 음부에 바르는 크림과 함께 복용한다.

## 허브요법

가새풀, 마늘, 캐모마일, 레몬밤, 타임, 메리골드 같은 항균과 살균 작용을 하는 허브뿐만 아니라 황기와 레이쉬 같은 면역증강제도 도움이 된다. 아마존 허브인 파우 다르코(pau d'arco)가 유명한데, 알약으로 이용할 수 있다.

**사용법** | 메리골드, 레몬밤, 캐모마일, 엘더플라워를 우려내(1컵에 2티스푼) 하루 4번 마신다.

질염에는 티트리나 타임 오일 좌약을 쓰거나 티트리 오일 2방울을 적은 탬폰에 묻혀 질에 넣고 4시간 동안 둔다.

## 🔴 아로마테라피

- 라벤더
- 티트리
- 몰약
- 팔마로사

라벤더는 통증을 완화하고 치료를 촉진한다. 티트리와 몰약은 질염을 일으키는 세균을 억제하는 기능을 한다. 하지만 티트리는 점막을 손상시킬 수 있으므로 묽게 희석해서 이용한다. 팔마로사는 장내 박테리아의 균형을 유지해준다. 장기적으로 트리트먼트를 이용하거나 질염이 재발할 때 이용한다.

## 🍎 식이요법

마늘은 강력한 항균제이므로 다양하게 이용한다. 조리 시 이용하거나 샌드위치에 넣어 먹는 등 여러 방법으로 하루 2통 이상 먹는다. 장내 박테리아의 균형을 유지하기 위해 요구르트를 매일 먹는 것도 도움이 된다. 그러면 칸디다균의 번식을 예방할 수 있다. 비타민B도 중요한 영양소이므로 통밀빵, 파스타, 현미를 많이 먹는다. 또한 뮤즐리, 해바라기씨, 렌즈콩, 비타민B6가 풍부한 흰살 생선도 많이 먹

### 예방

면 속옷을 입는다. 너무 뜨거운 목욕과 살균비누를 삼가고, 너무 자주 씻지 말고 향기가 강한 제품을 쓰지 말고 거품 목욕에 중독되지 않도록 한다. 대체의학을 실천하는 사람들은 효모를 제한하는 다이어트가 효과가 있다고 주장하는데, 과학적인 근거는 없다. 설탕을 많이 섭취하면 칸디다균이 번식할 수 있으므로 설탕 섭취는 줄이는 게 좋다.

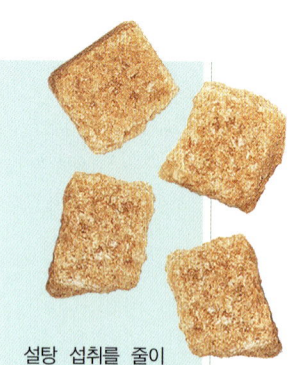

설탕 섭취를 줄이면 질염의 위험을 낮출 수 있다는 명백한 증거가 있다.

는다.

달걀, 정어리, 패류, 호박씨를 먹어 아연을 충분히 섭취한다.

### ❀ 한방·민간요법

• 토란 찜질

　토란은 소염작용이 우수하다. 생감자에는 염증을 가라앉히는 효능이 있다. 질염으로 통증이 있을 때 토란 찜질을 하면 효과가 있다. 토란을 구하기 힘들면 대신 감자를 써도 된다. 토란을 갈아 생강즙을 넣고 밀가루에 반죽하여 헝겊 위에 편 다음 아랫배에 붙여둔다.

# 자궁근종
Fibroids

특별한 증상이 없는 경우가 많으나 간혹 생리 양이 많을 수 있다. 자궁근종이 방광 같은 주변 기관을 압박해 소변이 자주 마렵다. 아랫배가 불룩하게 나온다.

자궁근종은 자궁의 대부분을 이루고 있는 평활근에 생기는 양성종양으로 35세 이상 여성의 20퍼센트 가량이 이로 인해 고생을 한다. 아프리카 흑인 여성들에게 더 흔하게 나타난다. 자궁근종으로 인해 자궁을 적출하는 경우가 많다. 하지만 최근에는 침습적 시술을 할 수 있고, 민간요법으로 폐경까지 근종의 성장을 억제할 수도 있다. 폐경 이후 체내 에스트로겐 분비가 줄면서 근종 크기가 점점 줄어든다.

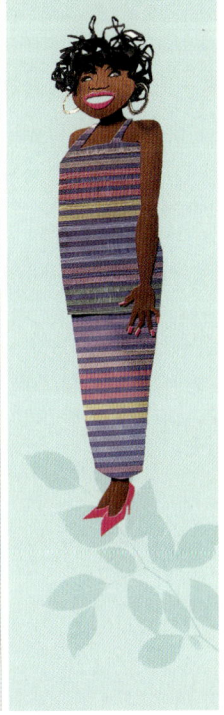

자궁근종이 있는 여성은 간단한 허브 요법으로 효과를 볼 수 있다.

## 현대의학

자궁근종은 특별한 증상이 없는 경우가 많다. 하지만 증상이 심각하면 의사와 상담해야 한다. 약물로 치료가 안 될 때는 수술로 근종을 제거하거나 자궁을 적출할 수도 있다.

## 허브요법

전문가의 도움이 필요하지만 간단한 요법으로 증상을 완화할 수 있다.
**사용법** | 크램프박이나 블랙 허(black haw)를 달이거나 팅크처로 이용하면 통증이 줄어든다. 냉이 우려낸 물은(1컵에 1티스푼) 지혈 작용을 한다. 또는 제비꽃 잎과 냉이, 익모초를 차로 마셔도(1컵에 2티스푼을 넣어 하루 3번 마신다) 좋다.

# 08
THE Good Health DIRECTORY

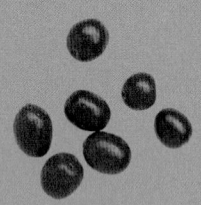
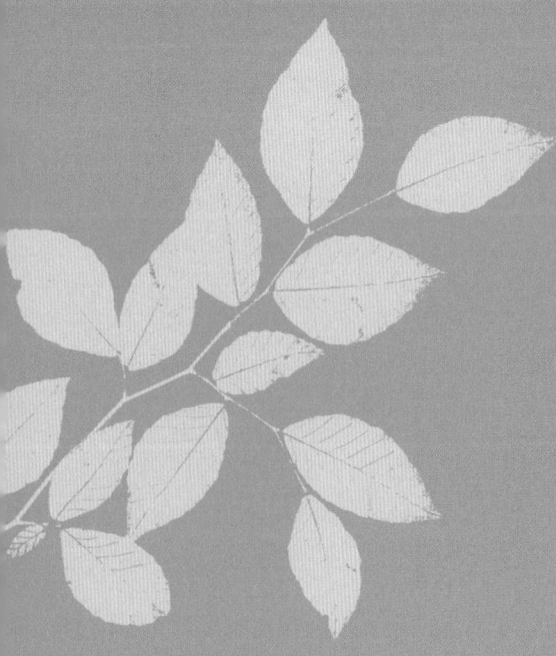

# 배설계

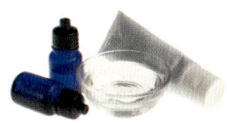

신장은 하루 150리터 가량의 물을 여과하여 약 900밀리리터는 오줌으로 내보내고 나머지는 재흡수한다. 방광이나 요도가 감염되면 방광염이 생길 수 있다. 특별한 이유 없이 야뇨증이 나타나기도 하는데 아이들의 경우 대부분 자연 치유된다. 배설계 질환으로 치핵이 있다. 이러한 병은 병원 치료와 병행해 식습관 개선과 아로마테라피, 민간요법을 실천하면 쉽게 개선된다.

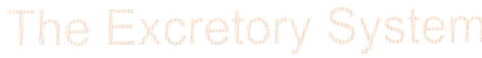

The Excretory System

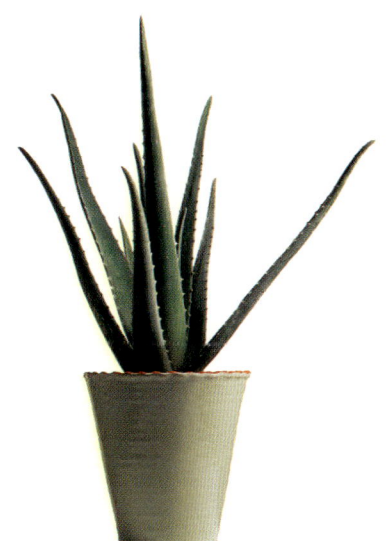

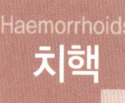
# 치핵
## Haemorrhoids

출혈로 인해 대변 볼 때 변이나 휴지에 피가 묻어난다. 대변 볼 때 직장 일부가 탈항되기도 하는데, 정상으로 돌아가기도 하고 그대로 늘어져 있기도 한다.

임신, 변비, 과체중, 오랫동안 서서 근무하는 직업 등이 치핵의 원인이다. 항문을 덮고 있는 부드러운 조직에 하지정맥류가 생기는 심각한 치핵은 수술을 받아야 한다. 하지만 민간요법으로 증상이 개선되는 경우도 많다.

**의사를 찾으세요**

항문 출혈이 있을 경우 심각한 질병이 있는지 검사해야 한다.

### 현대의학

사과, 배, 콩, 오트, 통밀빵, 현미 등 고섬유 식품을 많이 먹는다. 물을 많이 마신다. 그러면 변이 물러져 편하게 배설할 수 있다. 주치의가 항염증제가 들어 있는 크림과 함께 좌약을 처방할 수 있다.

### 허브요법

예로부터 치핵에 효과가 좋다고 알려진 허브로 파일워트가 있다. 이것은 강력한 수렴 작용을 하며 손상된 조직을 치유한다.

**사용법** | 파일워트 잎과 뿌리로 만든 연고가 나와 있다. 말린 허브로 만든 캡슐을 복용할 수도 있다. 야로우나 라임플라워, 멜리오트는 순환과 혈관을 강화한다. 신선한 알로에 베라 잎이나 희석한 위치하젤, 별꽃 크림, 보리지 주스는 가려움에 좋다.

## 아로마테라피

- 사이프레스
- 제라늄
- 주니퍼
- 몰약

이러한 오일은 순환을 개선한다. 사이프레스는 천연 수렴제로 치핵을 수축시키는 데 도움이 된다.

사용법 | 찬물과 뜨거운 물에 번갈아가며 좌욕을 할 때 사용하거나 치핵이나 항문에 뜨거운 찜질을 할 때 3~4방울 떨어뜨린다. 또는 윤활 젤리 튜브에 제라늄 10방울과 사이프레스 10방울을 섞어서 사용한다. 작은 병에 넣어 보관한다.

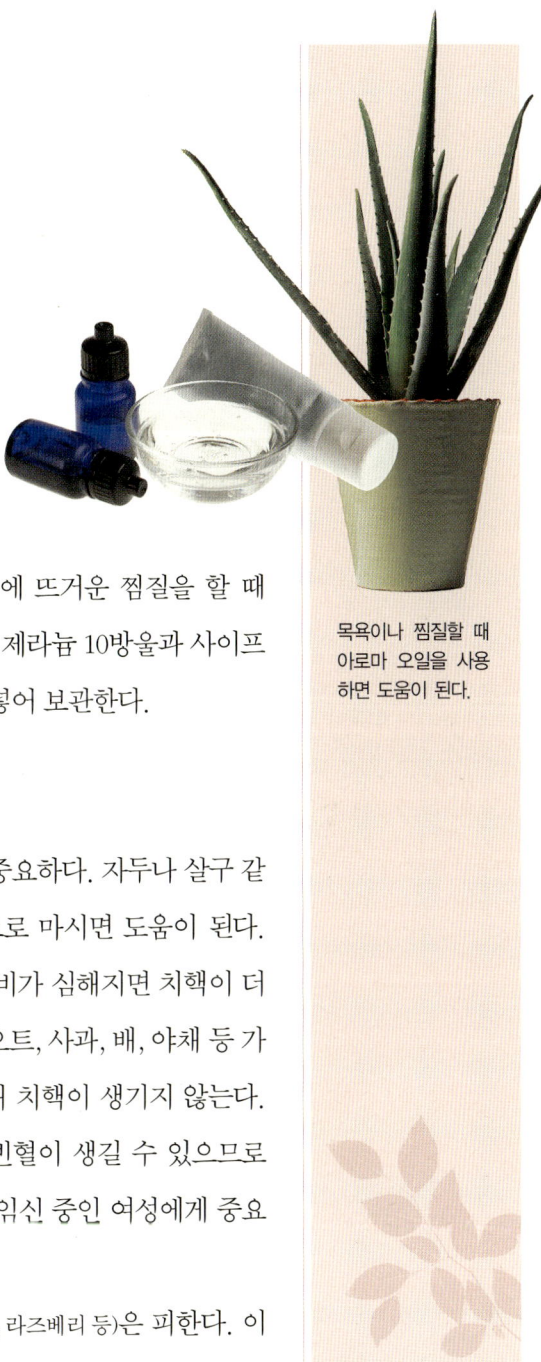

목욕이나 찜질할 때 아로마 오일을 사용하면 도움이 된다.

## 식이요법

치핵이 있을 때는 대변을 무르게 만드는 게 중요하다. 자두나 살구 같은 말린 과일을 먹고, 자두 주스를 규칙적으로 마시면 도움이 된다. 통증이 있더라도 변을 참아서는 안 된다. 변비가 심해지면 치핵이 더 악화되기 때문이다. 수분을 많이 섭취하고 오트, 사과, 배, 야채 등 가용성 섬유를 충분히 섭취하면 변비를 예방해 치핵이 생기지 않는다. 치핵에서 적은 양이라도 출혈이 계속되면 빈혈이 생길 수 있으므로 빈혈을 예방하는 음식을 먹도록 한다. 특히 임신 중인 여성에게 중요하다.

증상이 사라질 때까지 씨가 많은 음식(토마토, 라즈베리 등)은 피한다. 이러한 음식이 증상을 더 악화시킬 수 있기 때문이다.

### 주의 사항

에센셜오일 원액을 그대로 사용하지 않는다. 출혈이 있으면 에센셜오일을 사용하기 전에 의사의 진료를 받는다.

### 🌼 한방·민간요법

• 항문호흡법

숨을 들이쉬면서 항문의 괄약근을 조이고 숨을 내쉬면서 괄약근을 풀어준다. 적어도 하루에 3백 번 이상 실시한다. 혈액 순환을 촉진하고 항문 주변의 어혈을 풀어주어 항문 관련 질환을 예방, 치료해준다. 항문 호흡은 특별히 시간을 내지 않고 TV를 보거나, 지하철로 이동하는 시간 등 자투리 시간을 이용하여 얼마든지 할 수 있는 간편하고 확실한 치료법이다.

### 예방

치핵을 예방하려면 직장 부위까지 혈액 순환이 잘 이루어져야 한다. 이를 위해 가장 좋은 방법은 매일 냉욕과 온욕을 번갈아 하는 것이다.

## 방광염
Cystitis

소변 볼 때 쑤시고 아프다. 소변이 끝나갈 때 더 아프다. 출혈로 인해 오줌 색깔이 핑크 빛을 띨 수 있다. 작은 핏덩어리가 나올 수도 있다. 오줌이 자주 마렵고 화장실에 가도 조금밖에 나오지 않는다. 열이 난다.

방광염은 남성에게는 거의 나타나지 않고 대부분 여성들에게 나타난다. 방광염을 일으키는 특별한 박테리아를 찾기는 힘들다. 질염을 수반하는 경우가 많다. 방광염이 재발하면 예방약으로 치료하기도 한다.

### 의사를 찾으세요
방광염과 함께 고열이나 구토가 날 때. 요통과 함께 방광염이 있을 때. 증상이 계속될 때.

### 현대의학
일반 판매약으로 요산을 중화할 수 있다. 증상이 계속되면 항생제를 복용해 신장으로 염증이 퍼지지 않도록 해야 한다.

**사용법** | 성인은 3~7일 동안 항생제를 하루 서너 번 복용한다. 자세한 사항은 의사의 지시를 따른다.

**사용법** | 소아는 하루 4번 항생제 시럽을 먹인다. 연령과 체중에 따라 복용량이 달라진다. 의사의 지시에 따르고, 반드시 치료 과정을 끝까지 완수해야 한다.

### 식이요법
하루에 2.25~2.75리터 이상의 물을 마시고, 샐러리, 파슬리, 민들레 잎 등 이뇨 작용을 하는 음식을 충분히 먹는다. 카페인을 삼가고 알코

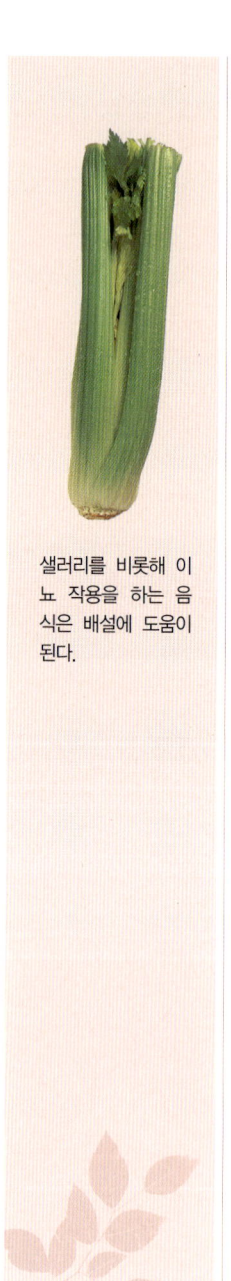

샐러리를 비롯해 이뇨 작용을 하는 음식은 배설에 도움이 된다.

올을 조금만 마시고, 약한 차만 마신다.

방광염 민간요법으로 레몬 보리 물이 있다. 끓는 물 900밀리리터에 씻은 보리 50그램과 레몬 껍질, 레몬 즙을 넣는다. 여기에 설탕 2분의 1 티스푼을 넣고 잘 저어서 하루 세 번 마신다. 최근의 연구에 따르면 북미 원주민들의 민간요법인 크랜베리 주스가 더 효과가 좋은 것으로 나타났다. 주스에 들어 있는 화학 성분이 방광염을 일으키는 박테리아가 방광 조직에 서식하지 못하도록 막는 것으로 보인다. 크랜베리 주스를 물에 50:50으로 희석해 하루에 600밀리리터 이상 마신다. 이 방법은 방광염 치료에 도움이 되며 장기적으로 방광염을 예방해준다.

### 허브요법

요도 살균 작용을 하는 허브가 감염 치료에 도움이 된다. 아울러 허브 티를 마시면 수분을 많이 섭취하게 된다.

사용법 | 부추, 개밀, 베어베리, 콘실크를 각 1파트씩 넣고 차를 만들어(1컵에 2티스푼) 하루 4컵씩 마신다. 혈뇨가 있으면 냉이 2파트를 추가한다. 증상이 계속되면 전문가와 상담해야 한다.

매운 음식과 육류와 패류 같은 산성식품을 삼간다.

### 아로마테라피

- 몰약
- 티트리
- 로만 캐모마일
- 라벤더

이러한 오일은 진정, 완화, 항염 작용을 한다. 티트리는 항바이러스,

항균, 항박테리아 작용을 한다.

사용법 | 허리 아래쪽을 온찜질할 때 사용한다. 온욕이나 냉온욕을 할 때 사용한다.

### 한방·민간요법

• 옥수수수염차

옥수수수염은 몸의 신진대사를 촉진하고 이뇨 작용을 활발히 하여 방광 관련 질환에도 도움이 된다. 옥수수수염을 물에 넣고 끓인 물을 수시로 마신다. 옥수수수염과 느릅나무를 함께 넣으면 효과가 더욱 좋다.

• 수박씨

수박씨는 이뇨작용이 우수하다.

여름에 수박씨를 말려 두었다가 달여 먹어도 효과가 있다.

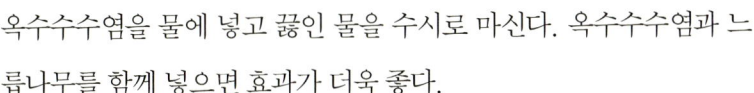

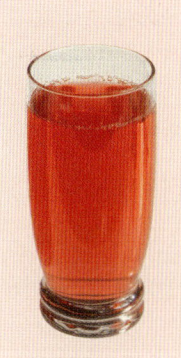

크랜베리 주스와 레몬 보리 물은 방광염 예방과 치료에 효과가 좋다.

**주의 사항**

소변에 혈액이나 고름이 보이면 즉시 의사에게 연락한다. 항생제를 처방해주어도 아로마테라피 요법을 계속하면 치료에 도움이 된다.

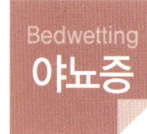
# 야뇨증
Bedwetting

배변 훈련을 하는 아이가 소변을 이불에 싸는 증상. 어른도 과음 후에 이불을 적시기도 한다.

야뇨증은 여자 아이보다 남자 아이에게 많다. 4~5살이 넘으면 대개 자연히 사라진다. 심각한 질환으로 인해 야뇨증이 나타나는 경우는 거의 없으나 간혹 그런 경우도 있다. 스트레스, 불안, 동요로 인해 나타나지만 대개는 특별한 원인이 없다.

**의사를 찾으세요**
이러한 조치를 취한 후에도 야뇨증이 개선되지 않을 때.

##  현대의학

몇 살이 되면 밤에 이불을 적시지 않아야 한다고 정해진 규칙은 없다. 하지만 7살 이상인데 야뇨증이 있으면 의사의 치료를 받아야 한다. 새 학교에 다니기 시작하거나 요도 감염으로 인해 야뇨증이 나타나기도 한다. 아이를 야단치거나 물을 많이 먹이지 말고 화장실을 잘 사용하도록 격려해준다. 밤에 이불을 적시지 않으면 칭찬해준다.

##  허브요법

낮 동안에 방광을 튼튼하게 하고 스트레스를 해소해주는 허브 차를 희석해서 먹인다.

**사용법** | 물 250밀리리터에 콘실크, 냉이, 스컬컵을 1티스푼씩 넣고 우려낸다. 3살 미만의 아이에게는 반 컵에 저온살균한 꿀 1티스푼을

넣어 하루 2~3번 먹인다. 잠자기 1시간 전에 스위트수막(sweet sumach) 팅크처 10방울을 물 1티스푼에 희석해 먹인다.

### 한방·민간요법

• 감꼭지

감꼭지는 '시체'라 하여 한방에서 약재로 쓰이는 재료 가운데 하나이고, 민간에서 야뇨증의 치료제로 널리 쓰였다. 감꼭지 10개에 물 1L를 붓고 물이 한 대접 정도로 줄어들 때까지 달인다.

• 닭똥집

닭똥집은 한방에서 계내금이라는 약재로 쓰이는데, 방광의 수축 작용을 도와 배변을 원활하게 해주는 작용을 한다. 닭똥집을 볶거나 구워서 참기름을 넣은 소금에 찍어 먹는다.

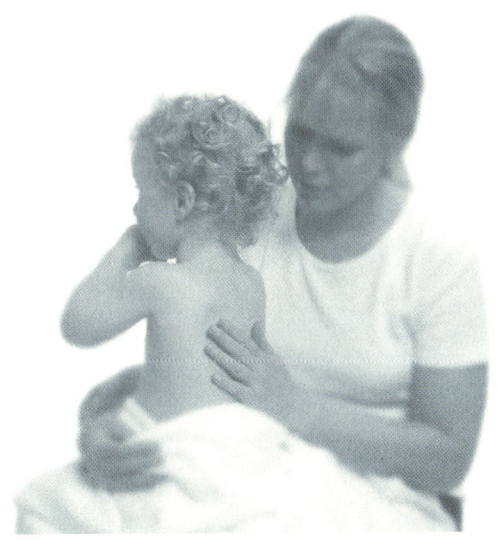

어린 아이의 야뇨증에는 인내와 이해가 유일한 치료법이다.

# 09

THE Good Health DIRECTORY

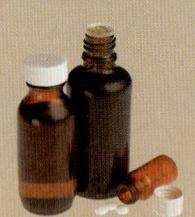
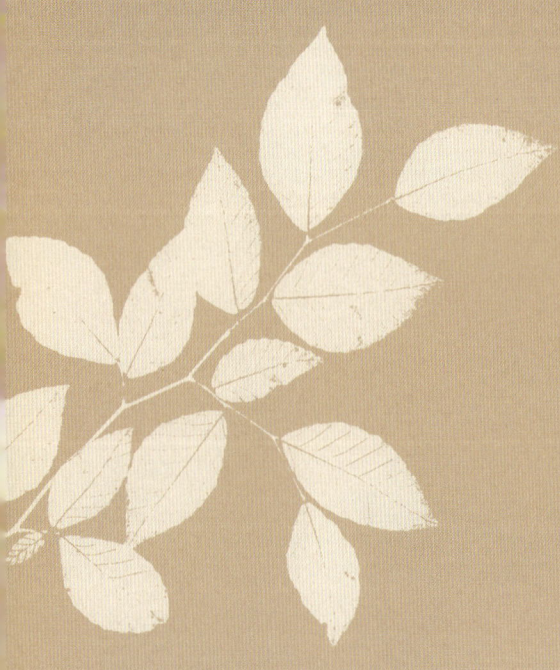

# 감각

피부는 인체에서 가장 큰 기관으로 모든 내부 장기를 보호하는 보호막 역할을 한다. 땀으로 노폐물을 배출하며 통증과 접촉, 열에 매우 예민하게 반응한다. 피부는 또한 여러 가지 질병에 노출되기도 하는데, 여드름과 사마귀부터 피부염, 셀룰라이트에 이르기까지 다양하다. 건강을 유지하려면 영양이 중요하다. 청각, 시각, 미각 등 다른 감각기관도 귀앓이, 결막염, 구강궤양 같은 질병이 생긴다. 하지만 안과 밖에서 필요한 조치를 해주면 치료가 된다.

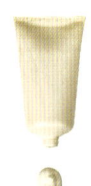

The Senses

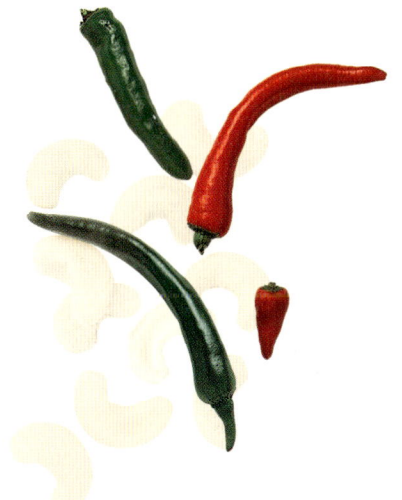

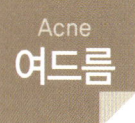
## 여드름

블랙헤드, 반점, 번들거리는 피부로 나타난다. 대부분 얼굴에 생기는데, 목이나 어깨, 등과 가슴에 생기는 경우도 있다. 10대에게 흔히 나타난다.

여드름은 12살부터 24살 사이 젊은이들 가운데 80퍼센트 가량이 고민하는 피부 질환이다. 모공을 통해 분비된 피지나 기름이 쌓인 것이 감염되면서 반점이 생긴다. 여자보다 남자들에게 더 흔하게 나타나며 청소년기 호르몬 수치의 불안정으로 인해 증상이 나타난다. 식습관은 여드름 개선과 악화에 중요한 역할을 한다.

여드름을 만드는 독소를 해결하는 방법은 과일과 야채를 먹는 것이다.

### 현대의학

경미한 여드름은 피부를 건조하게 하는 로션만으로도 충분하다. 다소 심한 경우라면 피부에 바르는 항생제를 건조하게 만드는 로션과 함께 쓴다. 여드름이 계속되면 항생제 알약이 더 효과적일 수 있다. 심각한 경우에는 피부과 전문의가 비타민A 유도제를 처방할 수 있다. 치료는 대개 3~6개월 걸리는데, 그 이상 걸릴 수도 있다.

**사용법** | 성인과 소아 모두. 로션과 크림을 하루 2번 여드름에만 바르지 말고 전체 부위에 골고루 바른다. 알약은 하루 한 번 또는 그 이상 복용한다. 의사의 지시에 따른다.

### 🌿 허브요법

허브로 내부를 청소하고 스팀 목욕이나 로션, 살균 세정으로 외부도 깨끗이 한다.

사용법 | 물 500밀리리터에 짚신나물, 우엉 잎, 메리골드 꽃잎 10그램씩을 넣고 우려낸 차를 하루 3컵 마신다.

위치하젤과 로즈워터 로션 50그램을 티트리와 타임 오일 1티스푼에 섞어 바른다. 매일 밤 마늘로 여드름 농포를 문지르는 방법도 있다.

### 🔥 아로마테라피

- 라벤더
- 베르가모트
- 티트리

이러한 오일은 살균 작용을 하며 이완 효과가 있어 스트레스 해소에 도움이 된다. 티트리는 인체의 면역력 향상에 도움이 된다.

사용법 | 라벤더 니트를 면봉에 묻혀 여드름에 바른다. 위의 세 가지 오일을 얼굴 스팀이나 찜질, 목욕에 이용할 수 있다.

### 🍎 식이요법

지방과 설탕이 많은 인스턴트식품을 삼간다. 초콜릿, 아이스크림, 소금, 버거와 모든 육가공품이 피해야 할 음식에 해당된다. 생과일, 야채, 샐러드, 염분이 첨가되지 않은 야채 주스, 허브티만 먹는 해독 프로그램을 한 달에 3일간 실시해야 한다. 3일 후에 통곡식과 조리한 야채를 추가하고, 4일째부터 정상 식단을 시작한다.

베타카로틴이 풍부한 진한 녹황색 채소와 과일을 충분히 먹는다. 감

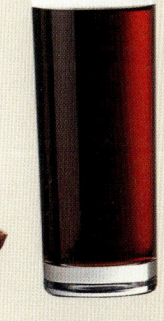

탄산음료와 초콜릿을 삼가야 깨끗한 피부를 유지할 수 있다.

귤류에서 비타민C를 섭취한다. 효소가 풍부한 열대과일을 많이 먹는다. 씨앗, 식물성 기름에서 비타민E를 섭취한다. 매일 양배추를 먹는다. 감자, 현미, 통밀빵 같은 복합 탄수화물을 충분히 먹는다. 생선, 기름기 없는 가금류, 채식주의자들이 먹는 단백질 식품을 먹는다.

### 한방·민간요법

• 살구씨 무즙 마사지

살구씨를 갈아 무즙에 섞어 여드름 부위를 마사지해준다. 살구씨는 피부를 진정시키고 무는 지방 분해 작용과 해독 작용이 있어 여드름을 없애준다.

**주의 사항**

라벤더 외에 다른 오일은 피부에 직접 바르지 않는다.

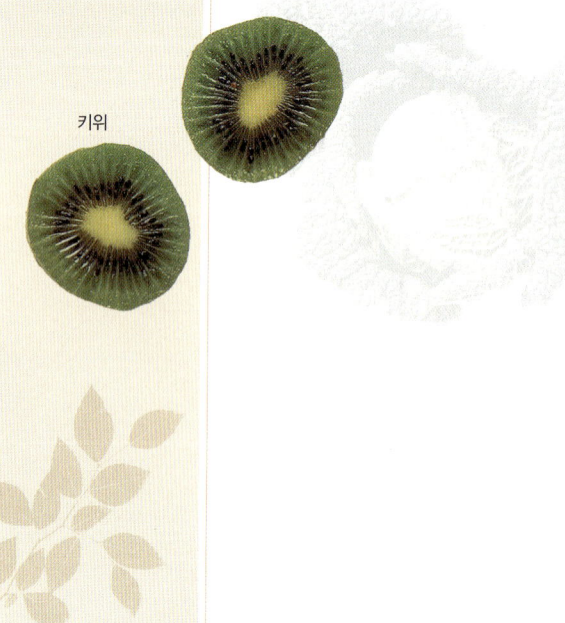

키위

## Boils
## 종기

모낭 주위에서 감염이 시작되어 고름이 생기고 부분적으로 부어오르는 증상. 부풀어 오른 부위가 빨갛고 열이 나며 욱신거리고 아프다. 노란색 고름이 나오기도 한다.

누구나 특별한 시기 없이 종기가 생길 수 있다. 종기가 생기면 불쾌하고 통증을 느낀다. 하지만 제대로 치료하면 깨끗이 낫는다. 종기가 계속 생기면 심각한 질병의 증상이거나(예를 들면 당뇨) 어떤 이유에 의해 저항력이 약화되었다는 징후일 수 있다. 종기가 가장 잘 생기는 부위는 뒷목과 콧방울, 겨드랑이, 다리와 엉덩이 사이.

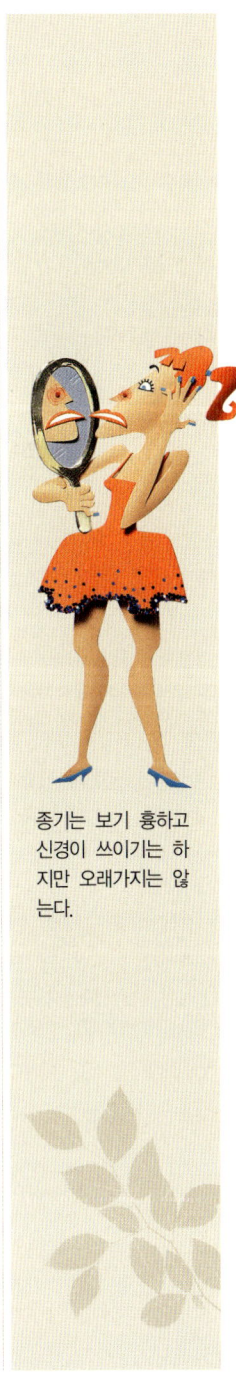

종기는 보기 흉하고 신경이 쓰이기는 하지만 오래가지는 않는다.

### 현대의학

어느 날 갑자기 종기가 부풀어 오르면 고름을 짜내야 할 필요가 있을 수 있다. 초기에 항생제를 먹으면 종기가 커지는 것을 막을 수 있다.

사용법 | 성인. 항생제를 3~7일간 하루 3~4번 복용한다. 의사의 지시를 따른다.

사용법 | 소아. 항생제 시럽을 하루 4번 먹인다. 의사의 지시를 따른다.

### 허브요법

예로부터 허브요법사들은 종기를 없애는 데 습포제나 연고를 이용하고 있다. 슬리퍼리엘름이나 별꽃 연고가 시중에 나와 있으므로 이용할 수 있다.

**사용법** | 슬리퍼리엘름 가루 1티스푼을 뜨거운 물이나 메리골드를 우려낸 뜨거운 물로 되직하게 반죽한다. 반죽한 것을 종기에 붙인다. 소량의 가새풀이나 메리골드 크림으로 남아 있는 것을 닦아낸다. 마늘이나 가새풀(2×200mg 캡슐)을 복용하면 인체의 저항력이 향상된다.

### 🔥 아로마테라피

- 티트리
- 라벤더
- 베르가모트
- 주니퍼

티트리는 살균 작용을 한다. 라벤더와 베르가모트는 진정, 완화 작용을 하며 천연 진통제 역할을 한다. 주니퍼는 해독 작용을 한다.

**사용법** | 티트리, 라벤더, 베르가모트는 온찜질에 이용하고, 주니퍼와 라벤더는 목욕에 이용한다.

### 🍎 식이요법

블랙커런트, 블루베리, 감귤류, 키위, 신선한 과일 주스 등 비타민C가 풍부한 음식을 많이 먹는다. 간, 당근, 브로콜리, 시금치 등 비타민A가 풍부한 음식을 많이 먹는다. 호박씨와 패류는 아연이 풍부하고, 마늘과 양배추는 항박테리아 성분이 풍부하다. 설탕과 지방이 많은 음식을 줄이면 종기가 생길 위험이 줄어든다. 그러므로 설탕과 정제 탄수화물 섭취를 줄이고 단 탄산음료를 많이 마시지 않는다.

> **예방**
> 신선한 과일과 야채를 많이 먹고, 설탕 섭취를 줄이는 것이 종기를 예방하는 가장 좋은 방법이다.

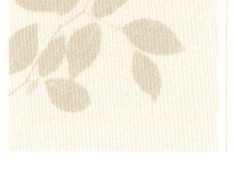

### 한방 · 민간요법

• 민들레

말린 민들레를 물에 달여 수시로 마신다. 민들레는 소염, 항균 작용이 탁월하여 곪거나 붓는 각종 피부 질환에 효과가 있다.

• 삼백초 잎

삼백초는 소염 기능이 있어 종기 치료에 효과가 있다. 삼백초 잎을 약한 불에 구워 종기 부위에 붙여 준다.

블랙커런트, 마늘, 브로콜리, 감귤류, 호박씨, 패류는 영양이 풍부하다.

블랙커런트

브로콜리

마늘

# 사마귀
Warts

피부에 튀어나온 양성종양으로 별다른 증상이 없다. 발바닥에 사마귀가 나면 통증이 있을 수 있다.

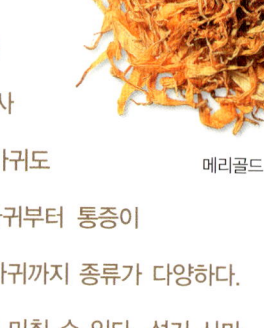
메리골드

사마귀는 인두유종 바이러스에 의해 생기며, 일반적으로 몸의 한 부위에서 다른 부위로 번지거나 다른 사람에게 옮는다. 사마귀 바이러스가 죽으면 대개 사마귀도 없어진다. 아무런 증상 없이 한 개가 튀어나온 사마귀부터 통증이 있는 발바닥 사마귀, 성기 주변에 잇따라 생기는 사마귀까지 종류가 다양하다. 특히 여성의 성기 사마귀는 아기에게 안 좋은 영향을 미칠 수 있다. 성기 사마귀는 성관계를 통해 옮을 수 있으므로 파트너와 함께 치료를 받아야 한다.

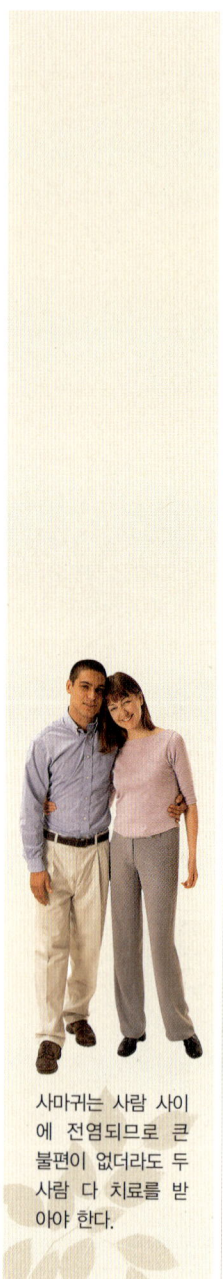
사마귀는 사람 사이에 전염되므로 큰 불편이 없더라도 두 사람 다 치료를 받아야 한다.

## 현대의학

사마귀는 대부분 별다른 치료를 받지 않아도 저절로 없어진다. 하지만 다른 데로 옮거나 아플 수 있기 때문에 많은 사람들이 치료를 받는다.

사마귀 치료의 기본 원칙은 주변의 정상 조직을 손상시키지 않고 사마귀 조직을 제거하는 것이다. 염증이 퍼지지 않도록 반드시 사마귀를 덮어두어야 한다. 치료에 앞서 줄질로 딱딱해진 피부를 없애는데, 피부가 상하지 않도록 주의해야 한다. 사마귀가 계속 없어지지 않거나 다른 데로 번지면 의사와 상담해야 한다.

**사용법** | 소아와 성인. 사포나 페미스 스톤으로 표면을 줄질한 후 약을 바른다. 자세한 사항은 포장지에 적힌 용법을 참조한다.

### 🌿 허브요법

측백나무는 탁월한 항바이러스와 항균제 역할을 한다.

**사용법** | 팅크처 2방울을 아침저녁으로 사마귀에 바르면 효과가 빨리 나타난다. 소량의 물에 팅크처 5방울을 타서 하루 2번 마셔도 좋다.

티트리 오일, 메리골드, 알로에 베라, 하우스리크, 신선한 애기똥풀 액즙도 도움이 된다.

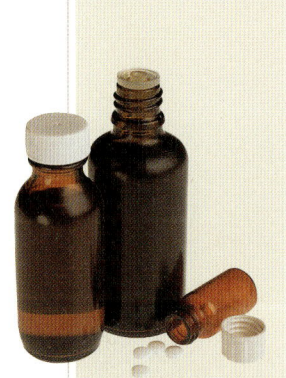

아로마테라피는 치료에 몇 주일이 걸리지만 효과가 좋다.

### 💧 아로마테라피

- 레몬
- 티트리

티트리는 항바이러스 작용을 하며 레몬과 티트리 오일은 살균 작용을 한다.

**사용법** | 이쑤시개에 오일을 묻혀 사마귀에 직접 바른다. 그러고 나서 반창고를 붙이거나 붕대로 감는다. 하루 2번 이상 반복한다. 최대의 효과를 원한다면 2~3주 후에 레몬과 티트리 오일을 번갈아 발라준다.

### 🍎 식이요법

음식은 사마귀 치료에 중요한 역할을 한다. 또한 식재료가 예로부터 많이 이용되고 있다. 성기에 난 사마귀가 아니라면 마늘 끝을 잘라 문지르거나 민들레 줄기나 레몬주스 원액을 바르면 효과가 있다. 한두 주 동안 하루 2번씩 발라준다. 정원에 무화과나무가 있으면 잎이나 줄기에서 젖빛 유액을 짜내 사마귀에 바른다. 위생장갑을 끼고 사마귀 주변의 피부에 바셀린을 바른다. 몇 시간 후 사마귀 주변이 빨갛게 달아오를 것이다. 그러면 곧 사마귀가 작아지면서 없어진다. 필요하면 며칠 계속한다.

### 한방 · 민간요법

- 율무

율무는 우리 몸의 불순물을 몸 밖으로 몰아내는 작용을 한다.
율무는 껍질째 달여 마셔도 되고, 율무를 으깨어 사마귀가 난 부위에 올려놓고 붕대와 반창고를 붙여두어도 된다.

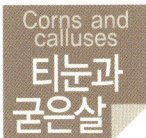

## 티눈과 굳은살

피부가 두껍고 딱딱해지는 증상으로 통증이 있을 수 있다. 흔히 발가락에 생긴다. 정원 일처럼 손으로 하는 일을 계속한 후에 손에 생기기도 한다.

발에 맞지 않는 신발을 신으면 발에 티눈과 굳은살이 생긴다. 발 기형이 생기면 서 있거나 걸을 때 과도한 압박이 가해지거나 체중 안배가 달라질 수밖에 없다. 그렇게 되면 티눈이나 굳은살이 생긴다. 티눈은 전문의의 치료를 받아야 한다. 티눈제거기 같은 것으로 마구 후벼 파서는 안 된다. 굳은살은 손바닥이나 손가락에도 생길 수 있다. 정원 일이나 손으로 하는 일을 반복해서 하고 난 후에 생긴다.

### 예방

뾰족한 신발 대신 둥그런 모양의 신발을 신어야 하며 제일 긴 발가락과 신발 사이 간격이 최소한 2.5센티미터는 돼야 한다. 하이힐과 펌프스를 신으면 발이 발가락 끝으로 몰리므로 신지 않는다.

### 현대의학

굳은살을 살살 줄질한 다음 피부에 수분을 공급해준다. 목욕 후에 하면 피부가 말랑말랑해서 줄질이 더 쉽게 된다.

티눈에 쿠션이 있는 반창고를 붙여두면 티눈에 압박이 바로 가해지지 않아 통증을 줄일 수 있다. 그렇지 않으면 발 치료 전문가와 상담한다.

### 허브요법

티눈에 효과가 있는 허브로는 여러 가지가 있다. 짓이긴 하우스리크나 양파, 마늘, 레몬즙을 티눈 부위에 직접 바른다. 세인트 존스 워트

## 주의 사항

티눈제거기를 사용하지 말고 족병 전문의나 발 치료 전문가와 상담한다.

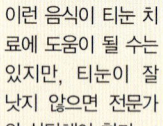

이런 음식이 티눈 치료에 도움이 될 수는 있지만, 티눈이 잘 낫지 않으면 전문가와 상담해야 한다.

크림이나 콤프레이 오일로 감염을 막을 수 있다. 신선한 질경이 잎을 발에 문지르면 티눈이 예방된다는 설이 오래 전부터 전해진다.

### 🔴 아로마테라피

- 로만 캐모마일
- 라벤더
  - 양질의 식물성 오일(혹은 칼렌둘라 오일, 믿을 만한 업자가 제공하는 것)

로만 캐모마일과 라벤더는 항염증제로 티눈과 굳은살을 작아지게 해 통증이 줄어든다. 양질의 식물성 오일을 바르면 딱딱한 피부에 도움이 된다.

**사용법** | 양질의 식물성 오일과 에센셜오일을 섞어 매일 마사지를 한다. 감염이 된 경우라면 감염 부위가 매우 예민해서 만지기도 힘들다. 그러므로 손 목욕이나 발 목욕을 하는 편이 좋다.

### 🔵 한방·민간요법

- 대추

티눈에 씨를 뺀 대추 속살을 올려놓고 반창고를 붙여두고 잔다. 빠질 때까지 반복한다. 이렇게 하면 티눈 주변의 각질층이 부드러워져서 쉽게 빠진다.

- 마늘 약쑥뜸

얇게 저민 마늘 위에 약쑥을 팥알 만하게 만들어 붙여 뜸을 뜬다.

세인트 존스 워트

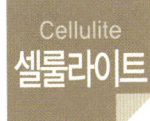

# 셀룰라이트

허벅지 위쪽, 엉덩이, 팔 등 특정한 신체 부위에 오렌지 껍질처럼 생긴 울퉁불퉁한 것이 뭉쳐 있는 상태. 대개 여성에게 많이 나타난다.

이 '질병'에 관해 많은 이야기가 오고가고 이에 관한 글도 많지만 병은 아니다. 셀룰라이트는 오렌지 껍질 같은 피부가 특징인데, 독소가 쌓여 만들어진 것은 아니다. 셀룰라이트가 생기는 사람 가운데 98퍼센트가 여성이다. 여성은 남성보다 외피가 얇다. 그러다 보니 얇은 진피층과 피하지방층이 결합해 밖으로 쉽게 밀고 나오는 것이다. 셀룰라이트는 호르몬 변화, 피부 조직, 지방층이 결합하면서 생긴다. 체격에 상관없이 모든 여성에게 생길 수 있으나 과체중인 여성에게 더 많이 나타난다.

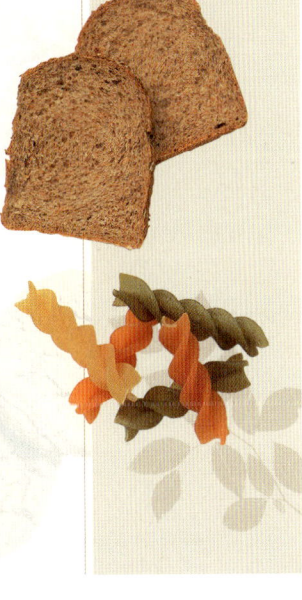

비싼 크림보다 건강한 식습관이 셀룰라이트에 더 효과가 좋다.

### ➕ 현대의학

규칙적인 운동으로 체중을 줄이면 좋아진다. 임신 중에 더 심해지기도 한다. 비싼 크림이나 오일을 바르면 효과가 있다는 증거는 없다.

### 🍎 식이요법

셀룰라이트는 병은 아니지만 몸에 생기면 신경이 많이 쓰인다. 여성의 전체 지방 세포는 어머니의 임신 중 영양에 크게 영향을 받는다. 그러므로 셀룰라이트가 더 쉽게 생기는 여성이 있다.

**주의 사항**

고혈압이나 간질이 있는 사람은 로즈마리와 펜넬 오일을 사용하면 안 된다.

체중 감소는 셀룰라이트를 줄이는 첫 번째 단계다. 하지만 주의할 점이 있다. 너무 급격하게 체중을 줄이면 몸 상태가 안 좋아진다. 극단적인 다이어트도 위험하므로 현명한 다이어트를 하기 바란다. 설탕, 비스킷, 케이크, 단 탄산음료 등 정제 탄수화물을 절제하고 복합 탄수화물(통밀 시리얼, 파스타, 콩, 감자 등)을 많이 섭취하면 가용 섬유와 비가용 섬유를 모두 적절하게 섭취할 수 있다.

이렇게 하면 인체의 콜레스테롤 수치가 낮아지고 지방 섭취가 줄어든다. 현미, 오트, 콩, 통밀빵, 파스타를 충분히 먹어 섬유소를 섭취한다. 피망, 브로콜리, 시금치, 고구마는 베타카로틴이 풍부하다. 소량의 간으로 비타민A를 섭취하면 피부 건강에 좋다. 소금과 알코올은 피부의 혈액 순환을 방해하므로 섭취를 줄인다.

### 아로마테라피

- 주니퍼
- 펜넬
- 로즈마리

펜넬은 이뇨 작용을 한다. 주니퍼는 해독 작용을 하고 로즈마리는 림프계를 자극해 인체가 노폐물을 배출하도록 돕는다. 호르몬 불균형이 의심되면 제라늄(또 하나의 이뇨제)을 사용할 수 있다.

**사용법** | 이러한 오일을 마사지와 목욕에 이용한다.(족욕 포함) 단기적으로는 별다른 효능이 없지만 장기적으로 효과가 나타난다. 피부가 예전보다 더 좋아진 것을 느낄 수 있다. 스트레스도 한 가지 요인이 된다는 사실을 기억하시라!

## 🌿 허브요법

셀룰라이트를 줄이는 데 효과가 있는 허브 제품이 시중에 많이 나와 있다. 대개 켈프처럼 대사 촉진을 기반으로 한 제품으로 체중을 감소시키므로 2~3주 이상 사용하면 안 된다. 강력한 하제(세나, 카스카라사그라다, 대황 뿌리 등)를 사용해 급작스러운 체중 조절을 위해 만들어진 제품은 피한다. 피부 연고는 주니퍼나 페퍼 같은 발적제 오일로 만들어지는데, 혈류를 좋게 해서 손상된 조직을 재생하는 역할을 한다.

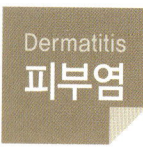
# Dermatitis
# 피부염

자극성이 있는 비누나 세제를 오랫동안 만진 후에 작은 수포가 생기면서 가려운 증상. 긁으면 피부가 벗겨진다.

피부염은 피부의 알레르기 반응으로, 국부적으로 심한 감염 증상이 나타난다. 금속, 향수, 화장품, 식물 같은 자극성이 있는 물건을 접촉한 것이 원인이 되는 경우가 있고, '아토피'나 일반적인 알레르기일 수도 있다. 후자는 천식, 건초열과 연관이 있다. 접촉에 의해 생긴 피부염은 인체의 다른 부위로 번질 수 있다. 간단한 민간요법이 반드시 필요하다.

**의사를 찾으세요**
감염되어 진물이 나고 딱지가 생길 때.

## 현대의학
피부에 규칙적으로 수분을 제공해준다. 피부염이 심하면 의사와 상담한다. 스테로이드제가 필요할 수도 있다.
사용법 | 성인과 소아. 향기 없는 화장품을 골라 자주 발라준다.

## 식이요법
피부염은 음식에 의해 생기는 경우가 많다. 천연식품과 가공식품 모두 원인이 될 수 있다. 마늘, 익히지 않은 생선, 망고를 만지면 피부염이 나타나기 쉽다. 모든 식품첨가제를 피하는 것이 치료의 첫 번째 단계이다. 음식 일지를 써서 어떤 식품이 영향을 미치는지 파악한다. 가장 일반적으로 원인이 되는 음식은 우유와 유제품, 패류, 달걀, 감귤류, 딸기, 붉은 살코기, 밀가루 제품이다. 비타민A와 E, 베타카로틴을 충분히 섭취해야 하고 필수지방산은 매우 중요한 영양소이므로 당근 주스를 매일 한 컵씩 마신다. 브로콜리, 시금치, 파슬리, 토마토, 살구, 해바라기씨와 오일, 기름진 생선, 견과류, 콩 제품, 붉은 피망과 푸른 피망, 맥아, 오트, 현미를 충분히 먹는다. 물을 충분히 마시고 파슬리와 샐러리를 먹어서 신장의 기능을 촉진한다.

### 🔥 아로마테라피

- 티트리
- 라벤더
- 로만 캐모마일

티트리는 항바이러스, 항균 작용을 한다. 또 티트리를 수건 세탁에 이용하면(다른 가족과 분리해서 쓴다) 감염이 확산되는 것을 막을 수 있다.

### 🌿 허브요법

보리지를 비롯한 허브는 접촉성 피부염을 진정시키는 효과가 있다.

**사용법** | 보리지 주스와 증류한 위치하젤을 같은 양 섞어 로션을 만든다. 믹서기로 신선한 보리지 주스를 만들거나 시중에 나와 있는 제품을 구입하면 된다. 달맞이꽃이나 콤프레이 크림도 도움이 된다. 신선한 알로에 베라 잎에서 즙을 짜내 사용해도 된다. 마늘은 알레르기 반응을 진정시키는 항히스타민 효능을 갖고 있다. 마늘을 요리에 넣어 먹거나 마늘 캡슐을 복용한다. 버독과 갈퀴덩굴 차는 진정 효과를 갖고 있다.

> **예방**
> 접촉으로 인한 피부염을 예방하려면 니켈과 금속 합금이 몸에 닿지 않도록 해야 한다. 향수, 비누, 세제, 화장품도 원인이 되므로 저자극성 제품을 구입한다. 민감한 사람은 머리 염색, 고무장갑, 약용 크림과 연고를 사용하지 말고, 앵초, 등대풀, 루타 같은 식물도 만지지 않는다. 피부 보습제를 잊지 말고 계속 발라주어야 한다.

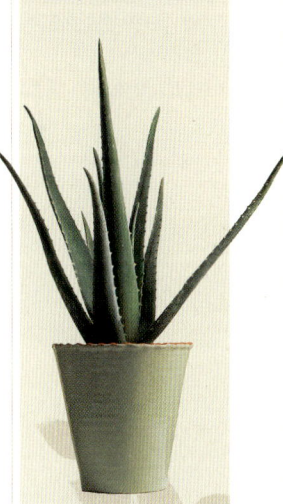

알로에 베라는 허브로 많이 쓰이는데, 즙은 피부염을 진정시키는 효과가 있다.

## Eczema 습진

피부에 작은 수포가 생기면서 가렵다. 긁으면 빨갛게 되고 피부가 벗겨진다. 습진이 오래되면 피부가 딱딱해진다. 머리 비듬처럼 피부가 벗겨지기도 한다.

천식, 건초열, 습진은 모두 아토피성 질환에 해당한다. 아토피 환자들은 모두 이런 고통을 안고 있으며, 유전되는 경우가 많다. 습진과 피부염은 유사점이 많은데, 피부염이라 진단받았어도 사실은 습진인 경우가 있다.

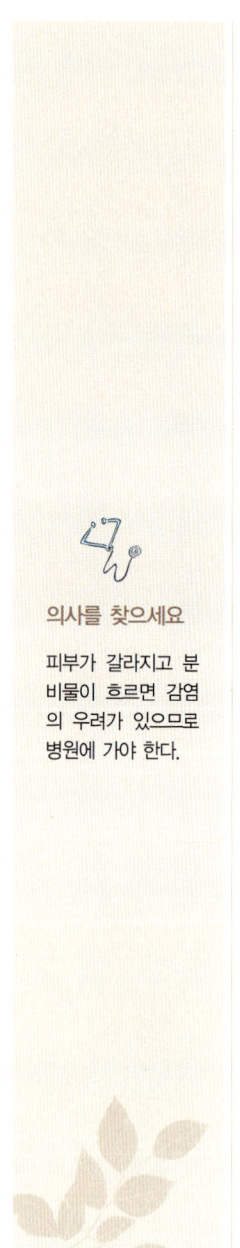

**의사를 찾으세요**
피부가 갈라지고 분비물이 흐르면 감염의 우려가 있으므로 병원에 가야 한다.

### 현대의학

목욕용 오일이나 비누 대용품, 로션으로 피부를 계속 보습해준다. 습진이 심하면 주치의와 상담한다. 스테로이드 크림이 필요할 수도 있다.

### 식이요법

음식은 증상을 개선하는 데 중요한 요소가 된다. 하지만 음식으로 치료는 되지 않는다. 천식을 앓는 아이들에게 색소, 풍미강화제 등 화학첨가제는 가장 일반적인 알레르기원이므로 피해야 한다. 어린 나이에 우유를 먹이면 소아 습진이 생길 수 있으므로 가능한 한 늦게 우유를 먹이는 게 좋다.

유제품과 감귤류는 습진을 유발할 수 있다. 하지만 패류부터 딸기, 초콜릿, 캐슈넛까지 반응을 일으키는 식품은 사람마다 다르다. 음식 일지를 쓰면 어떤 음식에 반응을 보이는지 파악할 수 있다. 반응을 보이는 음식이 많거나 영양상 문제가 될 수 있으면 전문가의 지도하에 장기적으로 식단 조절을 해야 한다.

## 🌿 허브요법

허브요법 전문가들은 아토피성 습진에 클린징 허브티와 크림을 제한적으로 이용한다.

사용법 | 붉은토끼풀, 삼색제비꽃, 버독잎, 푸미토리(fumitory), 쐐기풀을 같은 양 섞어 이용하면 염증에 효과가 있고, 소화와 순환이 촉진되며 해독 작용을 한다. 끓는 물 1컵에 허브 섞은 것 2티스푼을 넣어 우려내 하루 3번 마신다.

달맞이꽃 크림을 바르거나 복용하면(하루 2그램) 도움이 된다.

별꽃, 마시멜로, 캐모마일 크림도 효과가 있다.

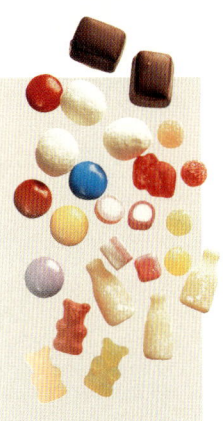

사탕이나 과자에는 색소와 방부제 등 첨가제가 많이 들어 있다.

## 🔥 아로마테라피

- 라벤더
- 로만 캐모마일
- 제라늄
- 주니퍼
- 로즈
- 시더우드

이러한 오일은 항염과 진정 작용을 한다. 주니퍼는 해독 작용을 한다.(상태가 더 나빠질 수도 있으나 명현현상이므로 계속 사용한다)

주의 사항

전문가의 지시 없이 물집이 생기고 고름이 흐르거나 갈라진 피부에 에센셜오일을 바르지 않는다.

사용법 | 백단 베이스 오일이나 수성 크림에 오일을 섞어 가려운 부위에 부드럽게 문질러준다. 무엇이 도움이 되는지 알 때까지 바꿔가

감각 **203**

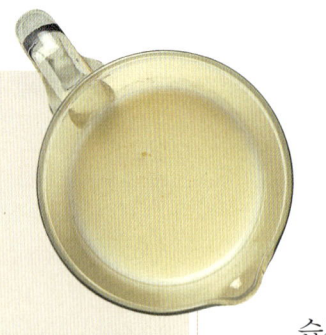

음식 일지를 쓰면 습진을 유발하는 음식이 무엇인지 알 수 있다.

면서 사용한다. 알레르기와 스트레스 편을 참조한다.

### 한방·민간요법

• 습진에 피해야 할 음식

습진에는 자극이 강한 음식, 예를 들어 고추, 생강, 파, 후추나 너무 단 음식을 피해야 한다. 이런 음식들은 폐와 간을 자극해 피부를 거칠게 하는 원인이 된다.

• 감자 찜질

감자에는 염증을 억제하는 작용이 있어 진물이 흐르는 습진에 효과가 있다. 감자 싹을 도려내고 즙을 내어 습진 부위에 발라준다.

## Hives
# 두드러기

피부가 붉거나 흰색으로 부풀어 오르고 몹시 가려운 증상. 피부의 한 부분이나 전체에 생긴다. 시간이 지나면 아무런 흔적을 남기지 않고 사라진다. 며칠 후에 더 심해질 수도 있고 몇 달 동안 지속될 수도 있다.

두드러기는 알레르기 반응으로 음식, 식물 접촉, 화장품, 약물, 세제, 알코올, 급격한 온도 변화, 태양광선이 원인으로 작용한다. 식품첨가제와 색소는 알레르기의 주범이다. 스트레스와 불안으로 두드러기가 생길 수도 있다.

### ➕ 현대의학

두드러기를 유발하는 물질이 무엇인지 알면 피할 수 있다. 하지만 미리 알기 어렵기 때문에 두드러기가 생기면 증상을 가라앉히기 위해 애쓰는 수밖에 없다. 두드러기가 생겼을 때 몸을 시원하게 하면 좀더 편안해진다. 항히스타민제는 두드러기가 더 악화되는 것을 막아주지만 약에 따라 졸릴 수도 있다. 칼라마인 로션은 발열과 가려움을 완화시켜준다.

**사용법 | 성인.** 대부분의 항히스타민제는 하루에 한 번 복용한다. 자세한 사항은 용법을 참조하거나 의사의 지시에 따른다. 필요하면 칼라마인 로션/크림을 부위에 직접 바른다.

**사용법 | 소아.** 항히스타민 시럽을 나이에 맞게 먹인다. 자세한 사항은 용법을 참조하거나 의사의 지시에 따른다. 필요하면 칼라마

**의사를 찾으세요**
발진이 계속되거나 온 몸으로 번질 때

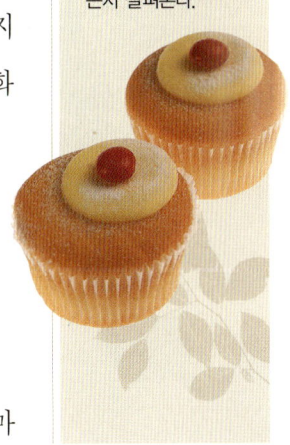

음식이 두드러기의 원인이 되는 경우가 많다. 자신이 어떤 음식에 반응을 보이는지 살펴본다.

인 로션/크림을 부위에 직접 바른다.

### 🍎 식이요법

장기적인 요법은 마이너스 다이어트(293쪽 참조)를 따르면서 원인이 되는 음식을 찾아내 피하는 것이다. 일반적으로 원인이 되는 음식으로는 패류, 초콜릿, 딸기, 달걀, 견과류, 유제품, 밀가루를 들 수 있다. 식품첨가제(특히 타르타르진)는 두드러기를 일으킬 가능성이 더 크다. 아스피린과 유도제도 중요한 원인 물질이다. 아스피린에 반응을 보이는 사람은 천연 아스피린이 함유된 모든 음식(대부분의 베리, 말린 과일과 생과일, 몇 가지 견과류와 씨앗)을 먹지 않는 게 좋다. 태양광선으로 인해 두드러기가 생기는 사람은 당근, 살구, 시금치, 브로콜리, 피망, 토마토 등 베타카로틴이 풍부한 음식을 많이 먹는다. 홍차와 메밀을 삼간다.

### 💧 아로마테라피

- 로만 캐모마일
- 라벤더
- 멜리사

캐모마일과 라벤더는 발진을 완화시켜주고, 멜리사와 캐모마일은 알레르기 반응을 진정시켜준다.

사용법 | 크림 베이스를 발진 부위에 발라준다. 그 부위가 너무 예민해져 있으면 스프레이를 이용하거나 스폰지로 닦아준다. 목욕에 이용해도 된다.

수영 잎은 두드러기로 인한 통증을 진정시키는 효과가 있다.

쐐기풀

수영 잎

## 🌿 허브요법

가벼운 증상이나 갑자기 생긴 두드러기에는 캐모마일 크림이나 보리지 주스가 효과가 있다. 수영 잎이나 얇게 썬 양파, 짓이긴 양배추 잎 등은 오래 전부터 이용되던 것들이다.

**사용법** | 음식 알레르기로 인해 생긴 두드러기가 낫지 않을 때는 짚신나물과 캐모마일(각 2파트), 삼색제비꽃과 쐐기풀(각 1파트)을 섞어 차를 만든다. 히스타민의 활동을 억제하고 장내 알레르기 저항력을 향상시킨다. 1컵에 2티스푼을 넣어 하루 3번 마신다.

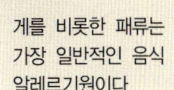

게를 비롯한 패류는 가장 일반적인 음식 알레르기원이다.

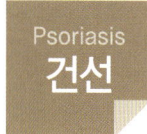

# 건선

건선은 피부가 은백색의 비늘로 덮여 있고, 딱딱하고 붉은 발진이 나타나는 증상으로 무릎과 팔꿈치 혹은 몸통에서 시작된다. 전신으로 퍼지는 경우도 있다.

건선은 만성 피부질환으로, 유전되는 경향이 있다. 미국과 영국인 50명 가운데 1명꼴로 발병하며 흑인은 이보다 훨씬 드물다. 피부 세포가 정상보다 너무 빨리 재생해서 생기는 병이다. 정상 주기는 311시간이 걸리는데, 건선 환자는 36시간밖에 걸리지 않는다. 흡연, 폭음하는 사람에게 더 많이 나타난다. 연령에 상관없이 발병하는데, 대개 20대 후반에서 30대에 시작된다. 세균성 인후염을 앓으면서 발병하거나 심한 스트레스를 받고 난 후 시작될 수 있다. 약물에 대한 반응으로 생길 수도 있다.

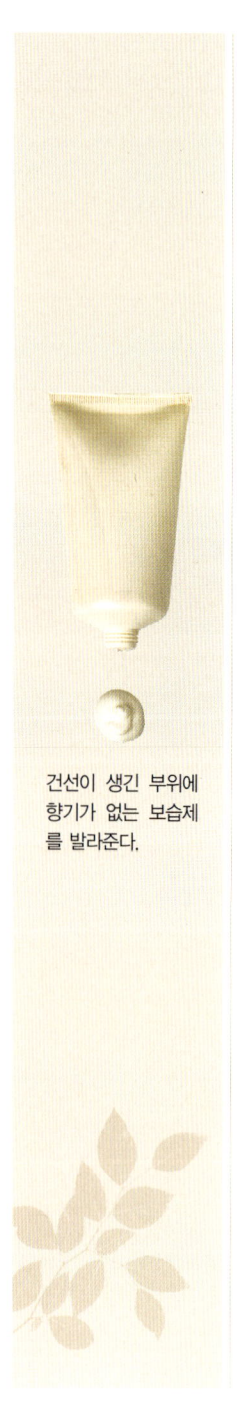

건선이 생긴 부위에 향기가 없는 보습제를 발라준다.

## ➕ 현대의학

목욕 오일이나 비누 대용품, 로션으로 피부 보습을 잘 해주는 것이 중요하다. 라디에이터 옆에 물 한 양동이를 놓아두고 가습을 해준다. 증상이 계속되면 의사와 상담한다. 처방받은 로션, 샴푸, 크림을 피부에 바른다. 더 심한 경우 울트라바이올렛라이트(ultravioletlight) 치료를 하면 도움이 된다.

사용법 | 성인과 소아. 향이 없는 보습제를 골라 가능한 한 자주 발라준다.

## 🌿 허브요법

신체 일부의 작은 건선은 갈퀴덩굴 크림으로 낫는다.

사용법 | 갈퀴덩굴 우려낸 물 1컵에 녹인 유화제 연고를 넣는다. 식어서 단단해질 때까지 젓는다.

블루플래그(blue flag) 뿌리와 우엉, 소리쟁이를 같은 양 섞어 달이거나(1컵에 1티스푼) 갈퀴덩굴, 붉은토끼풀 꽃, 우엉 잎을 우려내(1컵에 2티스푼) 사용한다. 스트레스가 원인이면 스컬컵이나 패션플라워를 추가한다.

## 💧 아로마테라피

- 라벤더
- 바질
- 베르가모트
- 베티버

몸과 마음이 연결되어 있다는 사실이 중요하다. 건선이 있으면 보기에 안 좋아 스트레스를 받게 된다. 스트레스는 건선을 더 악화시킨다. 스트레스를 해소하는 오일로 이 악순환에서 벗어나야 한다.

사용법 | 양질의 베이스 오일이 필요하다. 정제하지 않은 아보카도(혹은 일반적인 아보카도라도 좋다)나 당근 오일이 적당하다. 수성 크림 베이스가 너무 끈적끈적하면 이 오일에 에센셜오일 몇 방울을 떨어뜨린다. 전문가에게 정기적으로 마사지를 받고, 집에서도 부분 마사지를 해주면 도움이 된다.

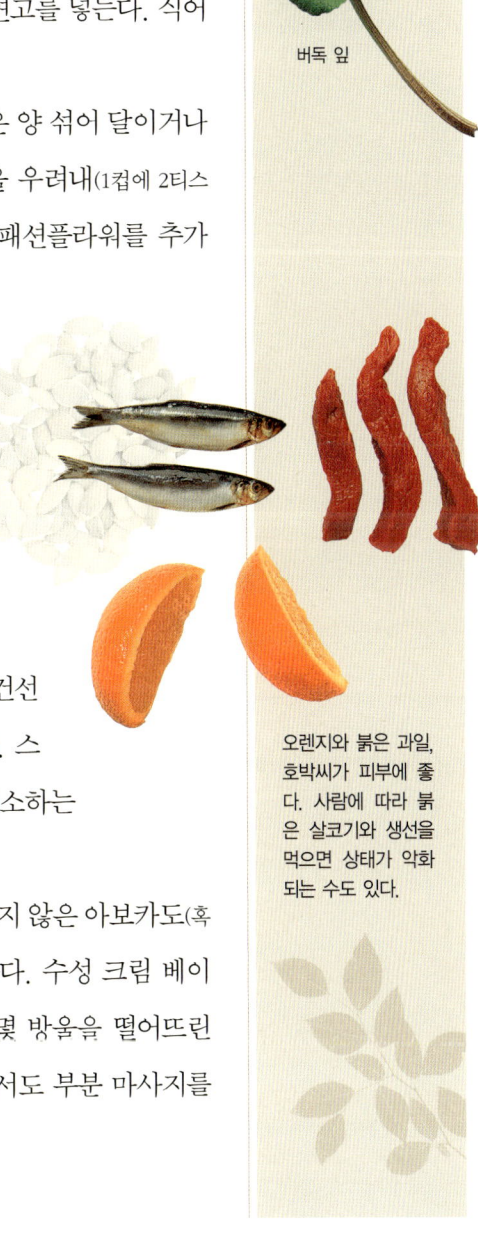

버독 잎

오렌지와 붉은 과일, 호박씨가 피부에 좋다. 사람에 따라 붉은 살코기와 생선을 먹으면 상태가 악화되는 수도 있다.

## 예방

건선을 예방하는 특별한 방법은 없지만 주의할 수는 있다. 태양광선이 도움이 된다. 스트레스가 주요 요인이 되므로 이완요법도 도움이 된다. 비타민D, 베타카로틴, 아연 보충제도 일정한 역할을 한다.

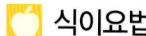 **식이요법**

아연, 베타카로틴, 비타민D, 오메가3 지방산이 반드시 필요한 영양소이다. 비타민D와 지방산이 풍부한 기름진 생선을 많이 먹는다. 오렌지, 붉은 과일과 진녹색 과일, 야채를 많이 먹어 베타카로틴을 보충한다. 패류, 갑각류, 호박씨로 아연을 섭취한다.

건선은 알레르기 질환은 아니지만 특정 음식이 상태를 악화시키기도 한다. 생선, 패류, 감귤류, 붉은 살코기, 유제품, 카페인, 알코올이 주요 원인이다. 어떤 음식이 자신에게 좋지 않은지 파악해서 그 음식을 피한다. 간을 비롯해 내장을 삼간다. 이런 음식은 체내에서 복합 화학물질 생성을 증가시킬 수 있고, 이로 인해 건선이 악화될 수 있기 때문이다.

## Ringworm 백선

둥근 모양의 각질이 1개나 여러 개 생겨 가렵고 보기에 흉하다. 이상이 생긴 부위의 가운데는 정상으로 보이고, 링 모양이 된다. 겨드랑이, 사타구니, 발 같이 습한 곳에 흔히 생긴다.

백선은 피부가 사상균이나 진균류(세균 감염의 90퍼센트가 소아포균, 표피균, 백선균이 원인이다)에 감염되면서 생기는 질환이다. 백선 감염은 따뜻하고 습한 부위에서 번성한다. 민간요법이 효과가 크다. 백선은 감염이 잘되는데, 신체 접촉으로 인해 감염된다. 말, 가축, 고양이가 옮길 수 있다.

### 현대의학

인체의 백선은 항균 크림으로 치료가 잘된다. 2주가 지나도 낫지 않으면 의사와 상담한다. 두피나 발톱에 생긴 백선은 치료가 어려우므로 주치의와 상담해야 한다.

사용법 | 성인과 소아. 크림은 대개 하루 2번 바른다. 자세한 사항은 용법을 참조한다.

### 아로마테라피

- 티트리
- 몰약
- 라벤더

티트리는 항균 작용을 하므로 백선의 원인이 되는 세균을 퇴치한다. 라벤더 오일밖에 없을 때는 라벤더를 사용해도 항균 효과를 다소 볼 수 있다.

**사용법** | 찜질, 워터 스프레이(눈 근처는 사용하지 않는다), 마사지할 때 이용한다. 백선은 전염성이 있으므로 다른 사람과 오일을 함께 쓸 때 위생 관리를 철저히 해야 한다. 손을 깨끗이 씻고 난 후에 오일을 사용하도록 한다.

## 허브요법

티트리, 타임, 메리골드는 항균 작용을 하므로 백선 같은 질환에 효과가 아주 좋다.

**사용법** | 티트리나 타임, 메리골드를 감염 부위에 하루 서너 번 바른다.

각질이 생기면 메리골드 우려낸 물로 린스를 해준다. 또는 샴푸를 한 후 린스할 때 티트리나 타임 오일 5방울을 떨어뜨린다.(비누풀 우린 물은 클린징 효과가 강력하므로 같이 섞으면 더 좋다)

클리버(cleaver)와 별꽃 차도 도움이 된다.(1컵에 1티스푼씩)

타임

## 식이요법

영양상 불균형이 생기면 저항력이 떨어져 사상균이나 진균류에 감염되기 쉽다. 비타민A, C, E와 아연, 셀레늄 등 모든 필수 영양소를 풍부하게 섭취하는 식습관이 인체의 면역력을 유지하는 데 매우 중요하다.

비타민A가 풍부한 오렌지와 붉은 과일, 진녹색 잎채소, 간(임신 중이면 심간다)을 충분히 먹는다. 감귤류와 생과일로 비타민C를 섭취한다. 아보카도, 씨앗, 견과류, 올리브오일로 비타민E를 섭취한다. 패류, 갑각류, 호박씨로 아연을 섭취한다. 브라질너트에는 셀레늄이 많다. 항균 작용을 하는 마늘을 매일 섭취하는 것이 좋다. 특히 손가락이나 발톱에 생긴 백선에는 마늘이 효험이 있다.

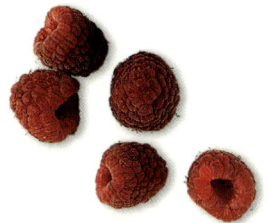

라즈베리는 맛도 좋고 비타민C도 풍부하다.

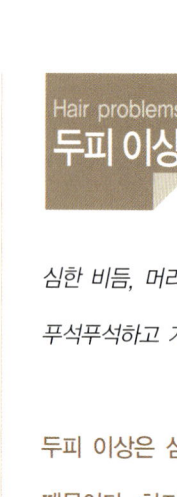

## Hair problems
## 두피 이상

심한 비듬, 머리카락이 빠지는 원형탈모증, 갑상선기능저하증으로 인해 머리카락이 푸석푸석하고 가늘어지는 증상, 남자의 대머리 같은 문제가 나타난다.

두피 이상은 심각한 질병의 신호인 경우가 많다. 머리는 건강의 바로미터이기 때문이다. 하지만 적절하게 두피 관리를 해주지 않아서 나타나는 경우도 많다. 여성들은 출산 후 머리가 많이 빠지지만 시간이 지나면 다시 자란다. 남자나 여자나 중한 병을 앓고 난 뒤 머리가 빠진다.

### 현대의학

머리가 과도하게 자라는 경우 표백이나 전기분해, 왁싱으로 치료가 되는데, 검은 머리가 붉은색으로 변할 수 있다. 임신 후 생긴 탈모나 원형탈모증은 머리가 다시 자란다. 하지만 주치의가 갑상선이 정상으로 기능하는지 혈액 검사를 해볼 수도 있다. 남자의 대머리는 치료가 가능한데, 새로 난 머리는 가늘다. 치료를 중단하면 다시 빠진다. 비듬은 샴푸나 로션으로 해결할 수 있다. 심하면 주치의와 상담한다.

**사용법** | 성인과 소아. 남자의 대머리에는 미녹시딜이 함유된 제품을 하루 2번 바른다. 비듬에는 순한 세제로 일주일에 2번 샴푸한다. 케토코나졸이 함유된 제품이 제일 좋다. 표백을 할 경우 헤어 스킨을 바르고 10~15분 동안 그대로 둔다. 자세한 사항은 용법을 참조한다.

## 🍎 식이요법

빈혈은 탈모의 주요 원인이므로 간(임신 중이라면 피한다)을 비롯한 내장, 통밀 시리얼, 진녹색 잎채소, 달걀, 대추, 건포도 등 철분이 풍부한 음식을 많이 먹는다. 비타민C는 철분 흡수를 돕는다. 그러므로 과일이나 야채를 함께 먹도록 한다. 비타민E도 모발이 자라는 데 중요한 요소이므로 아보카도, 견과류, 올리브오일을 늘 먹도록 한다. 동물성 지방과 설탕은 피지 생성을 촉진하므로 섭취를 줄인다.

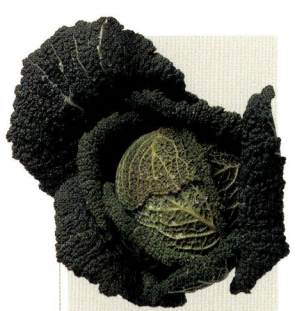

양배추는 철분을 많이 함유하고 있어 빈혈을 예방한다.

## 🌿 허브요법

허브는 두발 문제에 여러 방면으로 효과가 있다.

**사용법** | 샴푸 후 로즈마리나 쐐기풀 달인 물 1~2컵으로 헹구어주면 비듬 치료에 효과가 있다. 아르니카나 로즈마리, 개사철쑥을 우려내 두피를 마사지하면 탈모에 효과가 있다. 마시멜로와 우엉을 차로 마시면(1컵에 1티스푼씩) 푸석푸석한 머리카락에 효과가 있다. 캐트민트나 캐모마일 우린 물로 마지막에 헹구어주면 가려움증에 효과가 있다.

## 💧 아로마테라피

- 로즈마리
- 로만 캐모마일
- 레몬
- 그레이프푸르트
- 시더우드

로즈마리는 검은 머리에 사용하고, 캐모마일은 금발에 사용한다. 로

감각

머리 감을 때 마지막 헹구는 물에 그레이프프루트 오일을 넣으면 비듬이 준다.

즈마리, 레몬, 그레이프프루트, 시더우드는 순환을 촉진하고 분비 작용의 균형을 유지해주어 비듬이 줄어든다.

**사용법** | 마지막 헹구는 물이나 양질의 식물성 오일에 에센셜오일 2방울을 떨어뜨려 두피를 마사지한다. 랩으로 머리를 둘러싸고 따뜻한 타올을 두른 후 2~3시간 동안 있거나 하룻밤 잔다. 그런 다음 순한 샴푸(의약품이 아닌)로 머리를 감는다. 피지 분비의 균형을 유지할 수 있다.

### ❀ 한방·민간요법

• 뽕나무

말린 뽕나무 재로 머리를 감으면 비듬이 없어진다. 뽕나무에는 항균, 소염 성분이 있어 두피의 피지선과 땀선의 기능을 정상화해주기 때문에 말린 뽕나무를 태운 재로 머리를 감으면 비듬이 없어진다.

• 국화

말린 국화잎으로 머리를 헹구어도 비듬을 없앨 수 있다.

**주의 사항**

고혈압이 있거나 피부가 예민한 사람은 로즈마리 오일을 삼간다. 반응이 나타나지 않을 정도로 레몬과 그레이프프루트를 사용한다.

## Earache
## 귀앓이

열이 나고 울리고 아프다. 감기를 앓고 나서 생기는 경우가 많다. 비행기에서 더 심해지기도 한다. 중이염이나 카타르를 앓는 아이는 소리를 지르면서 귀를 잡아당기기도 한다. 세척이나 수영 후에 외이염으로 인해 더 아프다.

어린 아이들에게 귀앓이는 흔한 질환이다. 대개 감염으로 인해 생긴다. 코 뒤쪽과 목을 중이로 연결하는 유스타키오관으로 인해 이 예민한 부위에 박테리아가 침입할 수 있다. 이도의 벽은 매우 얇아서 긁거나 과하게 씻으면 쉽게 손상을 입는다. 이도가 감염되면 쑤시고 분비물이 나온다. 소아 귀앓이는 심각한 질환이므로 반드시 의사의 검진을 받아야 한다. 하지만 매번 항생제를 복용해야 하는 것은 아니다. 민간요법을 잘 이용하면 강한 약을 쓰지 않고 치료할 수 있다.

**의사를 찾으세요**
아이가 귓병이 났을 때, 귀앓이가 심할 때.

### ➕ 현대의학

이도 손상을 예방하려면 면봉으로 귀를 세척하거나 과하게 긁지 말아야 한다. 진통제로 통증을 줄일 수 있지만 통증이 계속되거나 귀에서 분비물이 나오면 의사와 상담해야 한다. 귓병이 났을 때는 샤워할 때 귓속에 탈지면을 넣어 귀에 물이 들어가지 않게 한다.

**사용법** | 성인. 통증이 있으면 4시간마다 진통제를 1~2알 복용한다. 자세한 사항은 포장지에 적힌 용법을 참조한다.

**사용법** | 소아. 진통제 시럽을 규칙적으로 먹인다. 자세한 사항은 용

법이나 의사의 지시를 따른다.

### 🌿 허브요법

고막에 구멍이 날 위험이 조금이라도 있으면 귀에 아무것도 넣지 말아야 한다.

사용법 | 따뜻한 허브 오일(예를 들면, 뮬레인이나 세인트 존스 워트)을 귓속에 떨어뜨리면 도움이 된다.

캐모마일 티백을 몇 분 동안 우려내 따뜻할 동안 귀 위에 갖다 대고 있는 것도 좋은 방법이다.

### 💧 아로마테라피

- 라벤더
- 로만 캐모마일

캐모마일은 은근한 통증에 좋고, 라벤더는 찌르는 듯한 통증에 효과가 있다.

사용법 | 탈지면에 라벤더 한 방울을 떨어뜨려 귀를 막는다. 캐모마일로 얼굴 옆쪽을 온습포한다.

### 🍎 식이요법

아이의 귓병이 재발하면 당분간 유제품을 먹이지 않는다. 그러면 점액 분비가 줄어들 수 있다. 아이에게 유제품을 먹이지 않을 때는 전문가와 상의해 영양 결핍이 없는지 확인한다.

파인애플 주스는 치료 효소를 함유하고 있고, 감귤류 주스는 비타민C가 풍부하므로 많이 먹인다. 아이들은 음식을 삼킬 때 통증이 더 심해

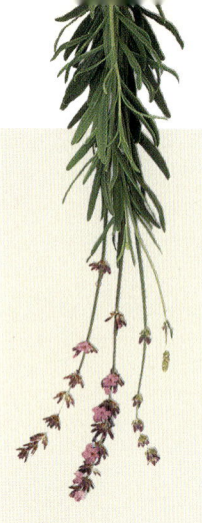

라벤더는 진정 효과가 커서 귀의 통증을 줄여준다.

져 음식을 먹으려고 하지 않을 것이다. 어른의 경우 계피, 생강, 고추, 겨자 등 매운 향신료가 도움이 된다.

### ❂ 한방 · 민간요법

• 발 지압하기

발에서 귀 반응구역을 찾아 지압해준다. 발바닥에서 넷째발가락과 새끼발가락 사이에(발가락과 발바닥이 연결된 부분) 주름진 부분을 엄지손가락으로 강하게 눌러준다.

• 아주까리 기름

귀에 염증이 있을 때에는 면봉에 아주까리 기름을 묻혀 귓속에 바르거나 약솜에 묻혀 귓속에 넣어둔다. 약솜을 넣은 경우 하루에 2~3번 정도 갈아준다. 염증을 가라앉히고, 상처를 잘 아물게 해준다.

계피

겨자

**주의 사항**

귓속에 에센셜오일을 직접 넣지 않도록 한다. 귀에 고름이 생기거나 열이 나면 약을 먹어야 한다. 진통제 포장지에 적힌 용법을 자세히 읽어보고 용량을 초과하지 않도록 주의한다.

## Bad breath
## 구취

숨 쉴 때 나는 안 좋은 냄새. 치아 위생이 안 좋아 생기는 현상이다. 카타르, 변비, 부족한 침 분비, 흡연, 음주가 원인이 되기도 한다.

구취는 의학적으로 중대한 질병은 아니다. 하지만 간질환이나 신장병, 당뇨 등 중대한 질환의 증상일 수 있다. 대체로 치석이나 잇몸 염증, 치아 농양, 충치, 양치질 부족 등 구강 관리를 제대로 하지 않아 구취가 생긴다. 사람들은 숨 쉴 때 신경을 곤두세운다. 하지만 요즘 치과의사들은 내쉬는 숨의 냄새를 전기기계로 측정한다. 충치보다 잇몸 질환으로 인해 구취가 생기는 경우가 많으므로 다음 주의 사항을 잘 실천하기 바란다.

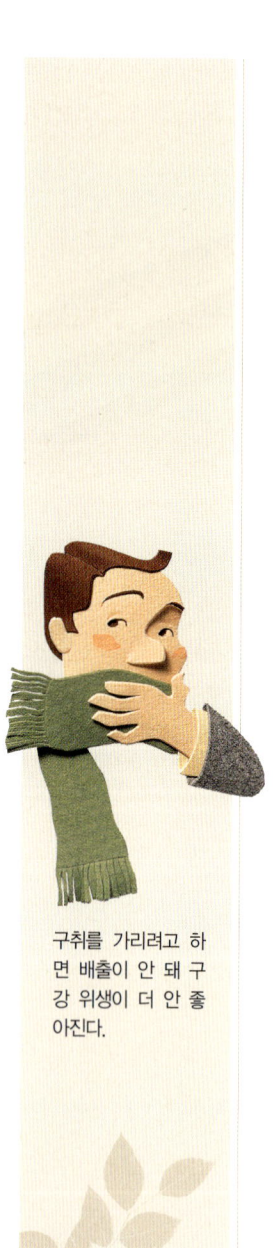

구취를 가리려고 하면 배출이 안 돼 구강 위생이 더 안 좋아진다.

### 현대의학

이와 잇몸을 관리하려면 규칙적으로 양치질을 하고 치실을 사용하며 치과 진료를 받아야 한다. 그래야 구강 위생으로 인해 생기는 구취를 예방할 수 있다. 건강한 식습관으로 문제를 해결할 수도 있다. 명확한 원인이 없을 때는 병원을 찾는다.

### 허브요법

구취의 원인을 찾아내는 것이 중요하다.

사용법 | 위산과다가 원인이면 메도우스위트 차가 도움이 된다. 소화불량이 원인이라면 짚신나물이나 호로파 씨앗(끓는 물 1컵에 1티스

푼을 넣는다)이 효과가 있다.

구취가 카타르와 관계가 있는 경우 페퍼민트나 티트리 오일을 흡입하면 다소 완화된다.

전통적인 요법으로 러비지나 펜넬 씨앗을 씹는 방법이 있다.

티트리와 로즈마리 오일 각 1티스푼을 물 100밀리리터에 섞어 스프레이 병에 붓고 입에 스프레이하면 효과가 좋다.

### 아로마테라피

- 티트리
- 페퍼민트
- 타임
- 레몬
- 니아올리

이러한 오일은 입과 목의 불필요한 박테리아나 바이러스를 퇴치해서 구취의 원인을 제거해준다. 입과 목을 시원하게 해주기도 한다.

**사용법** | 양치질 물약이나 가글에 이용한다.

**주의 사항**

아이들은 에센셜오일이 함유된 양치질 물약을 사용하지 않도록 한다.

### 식이요법

변비가 구취의 원인인 경우가 많은데, 변비는 쉽게 치료된다. 부비동염, 카타르, 만성 폐병이 원인인 경우도 있다. 마늘, 양파, 카레나 매운 식품에서 고약한 냄새가 난다는 사람도 많지만 이런 식품은 건강에 매우 유익하다. 살아 있는 요구르트를 매일 먹고 물을 많이 마시고 섬유소가 풍부한 음식(사과, 당근, 통밀 시리얼, 콩)을 적당히 먹으면 소화 기능이 좋아져 구취가 개선된다. 비타민C와 베타카로틴이 많은 브로콜

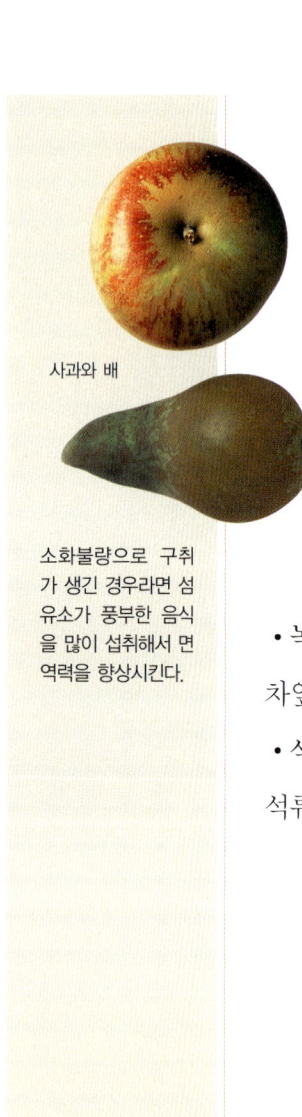

사과와 배

소화불량으로 구취가 생긴 경우라면 섬유소가 풍부한 음식을 많이 섭취해서 면역력을 향상시킨다.

리, 시금치, 감귤류를 충분히 먹는다. 생강, 양고추냉이, 겨자, 계피는 부비동에 좋다. 유제품 섭취를 줄이면 점액 분비가 줄어든다. 캐러웨이 씨앗이나 민트 잎, 커피콩을 약간 씹으면 구취가 개선된다.

### 한방·민간요법

• 생강

생강차를 마시거나 혹은 말린 생강을 씹어 먹으면 구취 해소에 도움이 된다.

• 녹차잎

차잎을 우려내 마시거나 혹은 차의 생잎을 씹어 먹는다.

• 석류

석류 끓인 물로 입 안을 양치한다.

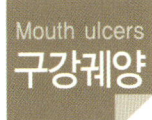

# 구강궤양
## Mouth ulcers

하얗고 가장자리는 빨간 궤양이 한 개 혹은 줄지어 생기는 증상. 아프고 재발하기 쉽다. 혀, 입천장, 잇몸과 뺨 사이의 홈, 뺨 안쪽에 주로 발생한다.

입 안에 주로 생기는 궤양으로, 일반적으로 입술(아랫입술)과 뺨 안쪽에 생긴다. 잇몸과 입천장에 생기기도 한다. 뺨이나 입술을 깨물거나 맞지 않는 틀니를 사용하거나 뾰족한 것에 찔려 상처가 나면서 생기는 경우가 많은데 명확한 원인이 없을 때가 있다. 드물게 소화기 이상으로 인해 발생하는 수도 있다.

**의사를 찾으세요**

치아 문제로 인해 같은 부위에 궤양이 여러 번 재발할 때, 3주가 지나도 궤양이 낫지 않을 때.

## 🏥 현대의학

궤양은 대부분 며칠이면 낫는데, 2주 동안 지속될 수도 있다. 국소 마취제가 함유된 선향이나 연고를 바르면 통증이 가라앉는다. 스테로이드가 함유된 치약을 함께 쓰면 치료가 더 잘된다. 뜨겁고 맵고 신 음식을 피한다.

**사용법** | 성인과 소아. 스테로이드가 함유된 치약과 함께 국소 마취제가 함유된 연고나 선향을 규칙적으로 바른다. 자세한 사항은 포장지에 적힌 용법을 참조한다. 하루 서너 번 식염수로 입을 헹구어주면 도움이 된다.

## 💧 아로마테라피

- 몰약

감각 **223**

몰약은 진통과 항염 효과가 있으며 궤양이 번지는 것을 막아준다. 몰약 에센셜오일이 없으면 몰약과 보드카 대신 몰약 팅크처를 사용한다.

<u>사용법</u> | 보드카 1티스푼에 몰약 2방울을 떨어뜨려 살살 문지른다.

## 허브요법

구강청정제로 적합한 허브에는 세이지, 로즈마리, 메리골드, 라즈베리 잎, 정향, 캐모마일이 있다.

<u>사용법</u> | 몰약과 골든실은 맛이 매우 쓰지만 구강청정 효과가 아주 크다. 팅크처를 구해서 따뜻한 물 한 잔에 10~20방울을 떨어뜨린다. 마늘 캡슐을 규칙적으로 먹으면 면역력이 향상되어 궤양 재발을 예방할 수 있다.

## 식이요법

스트레스와 연관이 있는 경우가 많으므로 비타민B가 풍부한 음식을 많이 먹는 것이 좋다. 육류, 가금류, 맥아, 맥주 효모, 녹색 잎채소, 통밀 시리얼과 통밀빵은 비타민B가 풍부하다. 매우 짠 음식, 포테이토칩, 가염 견과류, 피클, 고추, 매운 카레 같은 음식은 예민한 구강 점막을 손상시킬 수 있으므로 먹지 않는다. 궤양이 있을 때 이런 음식을 먹으면 더 아프다.

남부 유럽의 민간요법으로 마늘을 반으로 잘라 오일이 나올 때까지 즙을 짜낸 후 하루 두세 번 궤양에 바르는 방법이 있다. 쓰라리고 냄새가 심하기는 하지만 24시간 안에 궤양이 나을 정도로 효과가 좋다.

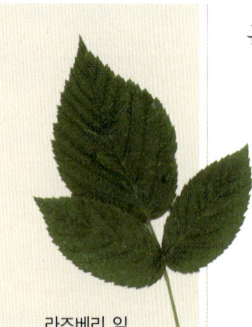

라즈베리 잎

**예방**

구강 궤양이 재발하는 사람은 비타민A 5000IU, 비타민E 200mg, 비타민B2 10g을 매일 복용한다. 비타민C와 아연이 함유된 목캔디를 매일 먹는 것도 도움이 된다.

### 한방·민간요법

• 다시마

다시마를 프라이팬에 바삭하게 구운 다음 갈아서 가루로 만들어 염증이나 헛바늘 돋은 부위에 발라준다. 입 안에 염증이 잘 생기는 사람은 평소에 다시마를 씹어 먹으면 예방 효과가 있다.

• 결명자

진하게 끓인 결명자차를 3~4분가량 입 안에 머금고 있다가 뱉는다. 결명자는 입 안의 점막을 보호하여 염증을 가라앉게 한다.

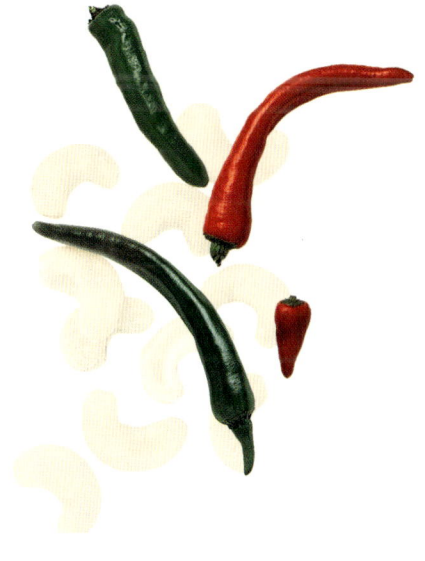

맵고 짠 음식은 구강 궤양을 유발하므로 피하도록 한다.

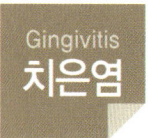
## 치은염
Gingivitis

잇몸이 시리고 충혈되어 양치질할 때 피가 난다. 잇몸에 쌓인 치석과 연관이 있다. 적절한 치료를 받아야 나중에 치아를 잃지 않는다.

충치보다 잇몸 질환으로 인해 치아를 잃는 경우가 훨씬 많다. 잇몸에서 피가 나고 잇몸에 치석이 쌓여 있는 치주염이 가장 흔하게 발생하는 잇몸 질환이다. 치은염을 치료하지 않으면 이 뿌리에 고름이 생겨 결국 이를 빼야 하는 일이 생긴다. 치은염을 예방하려면 구강 위생에 신경을 써야 한다. 민간요법이 큰 효과를 발휘한다.

### 현대의학

초기 단계에는 살균 구강청정제와 진통제가 도움이 된다. 증상이 계속되면 치과의사와 상담한다.

사용법 | 성인. 증상이 나타나면 진통제 1~2알을 4시간마다 복용한다. 자세한 사항은 용법을 참조한다. 추천받은 구강청정제를 하루 2번 사용한다.

사용법 | 소아. 액체 진통제를 규칙적으로 먹인다. 용법을 참조하거나 의사의 지시를 따른다. 추천받은 구강청정제를 하루 2번 사용한다.

### 아로마테라피

- 몰약

- 티트리
- 타임
- 펜넬

이러한 오일은 치료 효과가 있고 염증을 치료해준다. 타임은 살균 작용을 하고, 몰약은 항균 효과가 있다. 티트리는 인체의 면역력을 향상시킨다.

사용법 | 따뜻한 물 1컵에 에센셜오일 몇 방울을 떨어뜨려 구강청정제로 사용한다. 몰약 팅크처로 잇몸을 마사지하면 순환이 개선된다.(사용하기 전에 손을 깨끗이 씻는다)

## 식이요법

섬유소와 영양소, 음식의 종류가 치은염 치료에 중요한 역할을 한다. 사과, 배, 샐러리, 생당근을 씹으면 마사지 효과가 있어 잇몸의 혈류를 자극하고 치석 형성을 막는다. 치석은 박테리아의 서식지이다. 치은염이 이미 생기고 난 상태에서는 잇몸에서 쉽게 피가 나고 생채소나 과일을 먹으면 아파서 상태가 더 악화된다.

감귤류를 비롯해 신선한 농산물은 비타민C가 많으므로 충분히 먹는다. 설탕 섭취를 줄이고, 설탕이 많이 든 음식을 먹고 난 후에는 즉시 양치질을 한다. 양치질을 할 수 없을 때는 무가당 껌을 15분 동안 씹는다. 뜨거운 물 한 잔에 소금 1티스푼을 넣어 싸고 효과 좋은 구강청정제를 만들어 사용한다.

사과

**주의 사항**

구강청정제를 사용하면 이에 누런 얼룩이 생길 수 있다. 구강청정제 사용을 중지할 때 더 심해진다.

## 🌿 허브요법

허브 구강청정제는 잇몸 조직을 강화하고 염증을 치료하며 궤양을 진정시킨다.

사용법 | 에키나세아, 레이디스맨틀, 메리골드, 마저럼, 로즈마리, 세이지, 토멘틸 같은 허브를 우려내 식혀서 사용한다. 에키나세아나 골든실 캡슐은 면역력을 향상시킨다.

허브 구강청정제를 자주 사용해서 구강 위생을 관리한다.

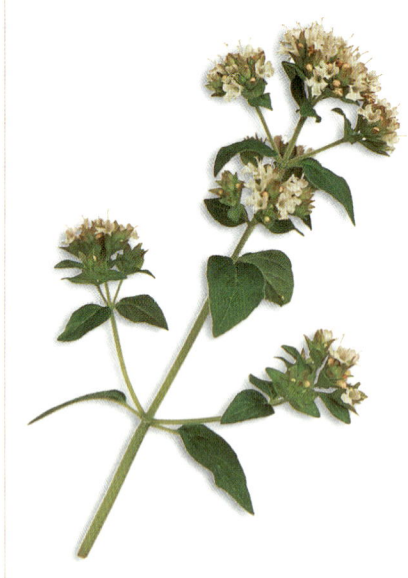

마저럼

## Toothache 치통

치아 주위의 통증. 충치로 인해 치수에 염증이 생겨 잠깐 동안 심하게 아프다. 치수의 염증으로 오랫동안 심하게 아프거나 갑자기 아프다. 농양으로 인해 예민해진 잇몸이 쑤시면서 아프다.

치통은 구강 위생 불량으로 인해 생기는 경우가 많다. 치실을 제대로 사용하고, 양치질을 꼼꼼히 하고 탄산음료와 설탕 섭취를 줄이는 것이 치통을 예방하는 첫 번째 단계이다. 그리고 치과 진료를 정기적으로 받아야 한다. 치통과 관련이 있는 여러 가지 문제는 건강한 식습관으로 막을 수 있다. 충치나 농양, 치은염이 치통의 원인이 될 수 있다. 치과의사와 상담하라! 몇 주 동안 진통제를 복용하면 통증은 사라지겠지만 결국 이를 잃고 만다.

### 주의 사항
진통제 포장지에 적힌 용법을 자세하게 읽고 정해진 용량을 초과하지 않도록 주의한다.

### 현대의학

필요하면 치통을 가라앉혀주는 진통제를 복용한다. 그리고 의사와 상담한다.

사용법 | 성인. 4시간마다 진통제를 1~2알 복용한다. 자세한 사항은 용법을 참조한다.

사용법 | 소아. 액체 진통제를 규칙적으로 먹인다. 용법을 참조하거나 의사의 지시를 따른다.

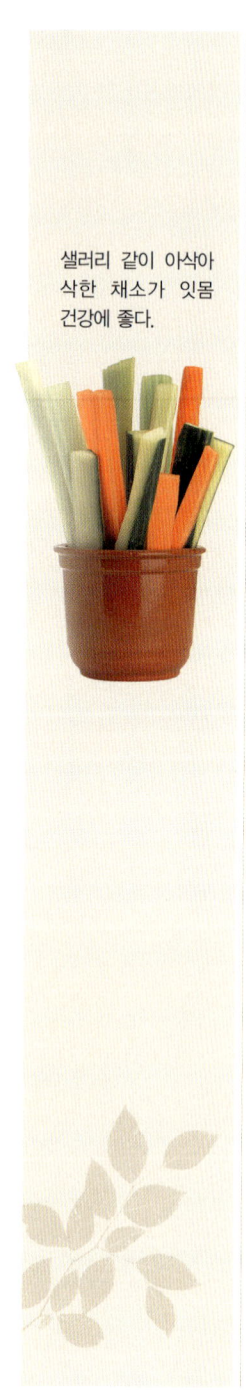

샐러리 같이 아삭아삭한 채소가 잇몸 건강에 좋다.

### 🍎 식이요법

치아 문제는 건강한 식습관으로 예방할 수 있지만 구강 위생 관리도 병행해야 한다. 비타민C가 풍부한 감귤류와 신선한 농산물은 가장 중요한 영양소이다. 사과, 생당근, 샐러리 같이 아삭아삭한 식품은 씹을 때 잇몸을 마사지해준다. 올리브오일, 해바라기씨 오일, 발아한 씨앗은 비타민A가 풍부하다. 당근, 진녹색 잎채소, 간(임신부는 피한다)에도 비타민A가 풍부하다. 설탕은 잇몸 건강을 해치는 주범이므로 섭취를 줄이고 설탕이 많이 든 음식을 먹고 난 후에는 즉시 양치질을 한다.

### 🌿 허브요법

농양, 염증은 강력한 항생제 작용을 하는 허브로 완치할 수 있다. 특히 현삼, 포시티아 베리(forsythia berry), 에키나세아가 좋다.

**사용법 |** 항생제 허브는 팅크처로 이용하는 게 가장 좋다. (하루 3번 1티스푼)

### 💧 아로마테라피

- 정향
- 로만 캐모마일

치과 치료를 받기 전에 이러한 오일로 우선 도움을 얻을 수 있다. 정향은 항균 효과가 있고 강력한 항생제 역할을 한다. 캐모마일은 진정 효과가 있어 통증을 줄여준다.

**사용법 |** 탈지면 한 조각을 정향 오일에 담갔다가 둥글게 말아서 치

통이 있는 부위에 붙인다. 정향 오일로 잇몸 주변을 마사지하거나 정향을 머금고 있어도 된다. 치통이 심하지 않을 때는 얼굴에 따뜻한 캐모마일 습포를 해주면 통증이 가라앉는다.

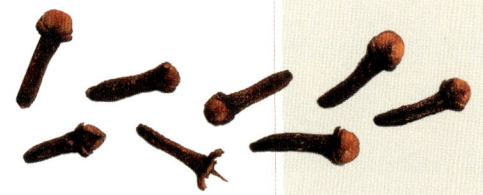

정향은 약물 치료 없이 치통을 치료할 수 있는 대체의약품이다.

### 한방·민간요법

치과에 가기 힘들 때, 혹은 치과 진료를 기다리는 중에 다음과 같은 방법을 쓸 수 있다.

• 죽염

소량의 죽염을 되도록 오래 입에 물고 있거나 죽염수로 양치한다.

• 토란 찜질

토란 껍질을 벗기고 강판에 갈아 밀가루와 섞어 반죽한 것을 거즈로 싸서 치통이 있는 쪽 뺨 위에 갖다 댄다.

• 치통점 지압해주기

손바닥에서 중지와 약지 사이를 따라 내려오다가 (손금의) 감정선 바로 직전에 눌러서 아픈 부위가 있는데 바로 치통점이다. 이 부위를 손톱 등을 이용하여 강하게 눌러준다.

### 예방

구강 위생을 철저히 하고 설탕과 설탕이 많이 든 음식 섭취를 줄이고 건강한 식습관을 유지하면 치통을 비롯해 치아 문제를 예방할 수 있다.

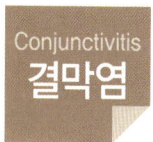

## 결막염
Conjunctivitis

눈이 빨갛게 충혈되고 붓는 증상. 눈에 모래가 들어간 듯한 느낌이 든다. 눈물이나 끈적끈적한 분비물이 나오고 눈이 가렵다. 한쪽 눈이나 양쪽 눈에 생긴다.

점막에 염증이 생기는 증상으로 눈의 흰자위와 결막에 나타나고 감염이나 알레르기로 인해 발생한다. 눈 속에 이물질이 있어도 비슷한 증상이 나타난다. 결막염은 심각해질 수 있으며, 함께 생활하는 사람들 사이에 쉽게 전염된다.

### 현대의학

경미한 염증에는 끓인 물을 식혀 눈을 씻는다. 이 방법이 도움이 안 되면 항생제 물약이나 연고를 사용한다. 알레르기성 결막염은 항히스타민 안약으로 증상이 완화된다.

사용법 | 성인과 소아. 아래쪽 눈꺼풀을 내려 항생제나 연고를 넣는다. 자세한 사항은 포장지에 적힌 용법을 참조하거나 의사의 지시를 따른다. 증상이 사라진 뒤 48시간 동안 약을 계속 사용한다.

### 허브요법

허브로 눈을 씻어주면 도움이 된다. 메리골드 꽃, 좁쌀풀, 캐모마일 꽃, 장미 꽃잎, 라즈베리 잎, 푸미토리, 엘더플라워가 적당하다.

사용법 | 끓인 물 1컵에 허브 1티스푼을 넣고 5분 동안 둔다. 물이 식으면 눈을 씻는다.

에키나세아(하루에 200mg 캡슐 6알)는 염증 치료 효과가 있고 면역력을 향상시킨다.

### 🔥 아로마테라피

에센셜오일을 눈에 직접 사용하지 않는다.

### 🍎 식이요법

베타카로틴이 풍부한 음식이 눈 건강에 중요하므로 오렌지와 붉은 과일, 진녹색 잎채소, 당근, 간(임신부는 삼간다)을 많이 먹는다. 얇게 썬 오이나 티백을 차게 해서 6분 동안 눈을 감고 올려놓으면 염증 치료에 도움이 된다.

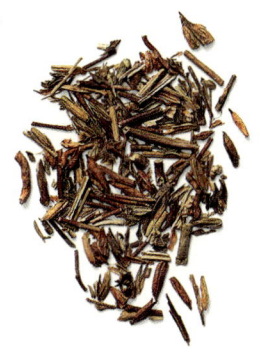

당근은 비타민A가 풍부하다. 오이는 결막염의 원인인 염증을 치료해준다.

에키나세아와 좁쌀풀 같은 허브요법이 도움이 안 되면 지체하지 말고 의사와 상담한다.

### ❀ 한방 · 민간요법

- **죽염수**(깨끗한 생수나 증류수에 죽염 2~3% 정도 농도)

죽염수는 그때 그때 만들어 사용하는 것이 좋다. 오래 두면 미생물이 번식할 수 있다.

가벼운 증상일 때에는 죽염수로 눈을 잘 씻어주기만 해도 낫는다.

- **황련 달인 물**

황련이라는 한약재가 있는데 맛이 아주 쓰고 소염력, 살균력이 강하다. 황련 달인 물을 식혀서 안약처럼 눈에 떨어뜨리면 안질환에 효과가 좋다.

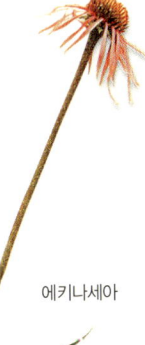

에키나세아

감각 **233**

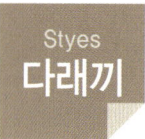

## Styes 다래끼

속눈썹 근처에 딱딱한 덩어리가 생겨 아프다. 통증이 심해지면서 화끈거리고 고름이 나올 수도 있다.

다래끼는 속눈썹이 시작되는 곳에 위치한 작은 분비샘에 농양이 생기는 현상이다. 이것이 눈꺼풀 바깥으로 나와 심한 눈꺼풀 염증을 일으킬 수도 있다. 염증이 눈으로 번질 수도 있으므로 다래끼를 대수롭지 않게 여겨서는 안 된다. 저항력이 약하고 건강 상태가 좋지 못한 사람들에게 흔히 발생한다.

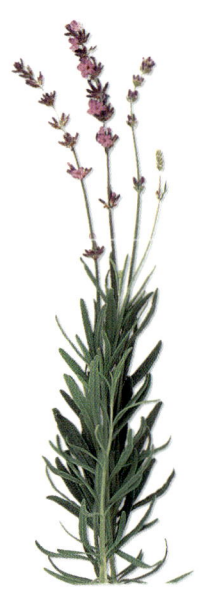

라벤더

### ➕ 현대의학

다래끼는 별다른 치료 없이 진통제만 복용하고 좋아지는 경우가 많다. 그렇지 않으면 항생제를 사용해야 한다.

사용법 | 성인. 진통제를 4시간마다 1~2알 복용한다.

사용법 | 소아. 진통제 시럽을 규칙적으로 먹인다. 자세한 사항은 포장지에 적힌 용법을 참조하거나 의사의 지시를 따른다.

### 🌿 허브요법

메리골드나 좁쌀풀을 우려 염증이 있는 부위를 씻거나 메리골드 크

림을 조금 바르면 도움이 된다.

사용법 | 허브를 우려낸 물로 눈을 씻을 때 우린 물을 확실하게 살균해야 한다.

다래끼가 재발하고 과로와 관련이 있을 때는 시베리안 인삼을 복용한다.

# 10

THE Good Health DIRECTORY

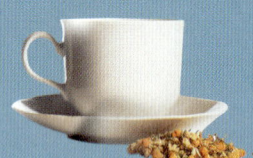

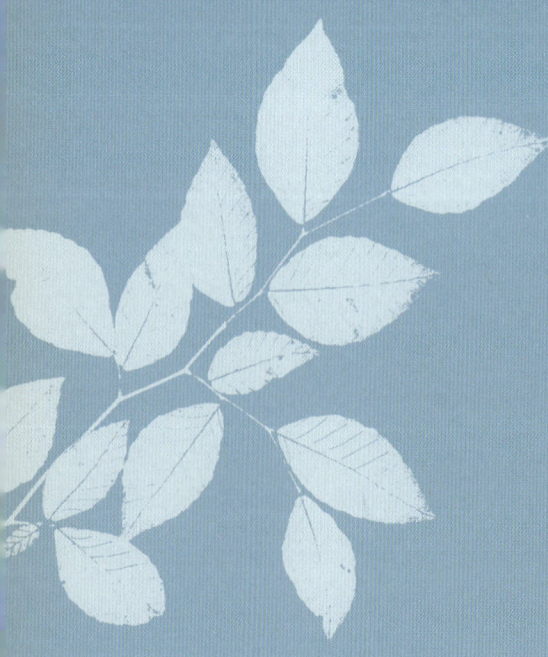

## 어린이 질병

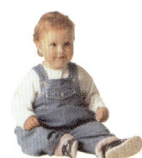

아이들은 자연치유력을 갖고 있다. 하지만 많은 아이들이 편도선염이나 홍역, 백일해 같은 병으로 몇 차례 힘든 시간을 보낸다. 아이들이 아파서 괴로워하는 모습을 무기력하게 지켜보는 것은 정말 괴로운 일이다. 현대의학이 중요한 역할을 하기는 하지만(특히 예방접종) 집에서 적절하게 조치를 취하는 것으로도 증상을 경감시킬 수 있다. 아울러 평소에 아이의 저항력과 면역력을 향상시켜야 한다.

Childhood Illnesses

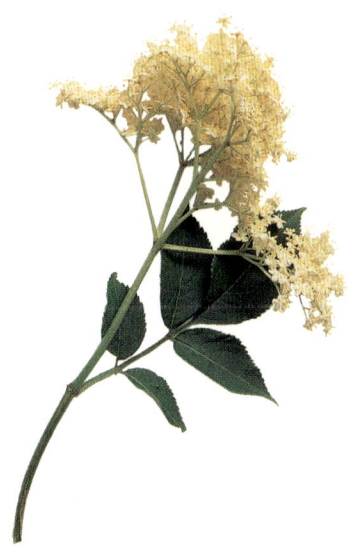

## Tonsillitis
# 편도선염

목이 아파서 음식을 삼키기 힘들다. 목의 분비선이 붓는다. 설태가 끼고 열이 나며 편도선이 빨갛게 부어오르고 염증이 있다. 노란 농양으로 덮여 있다.

편도선염은 편도에 염증이 생긴 것으로 바이러스가 원인이다. 박테리아가 원인인 경우도 있다. 편도선에 염증이 생겨 빨갛게 부어올라도 호흡할 때 미생물의 침입을 막는 역할은 수행한다. 편도선염은 대개 아이들에게 많이 발생한다. 특히 학교생활을 처음 시작할 때 다양한 세균에 노출되면서 많이 앓는다. 편도선염이 만성이 되는 경우가 있는데, 어른에게도 발생한다. 심한 편도선염은 항생제 치료를 해야 한다.(박테리아 감염일 때만 효과가 있다) 하지만 집에서 적절하게 조치를 취하면 통증을 줄이고 치료를 앞당길 수 있다.

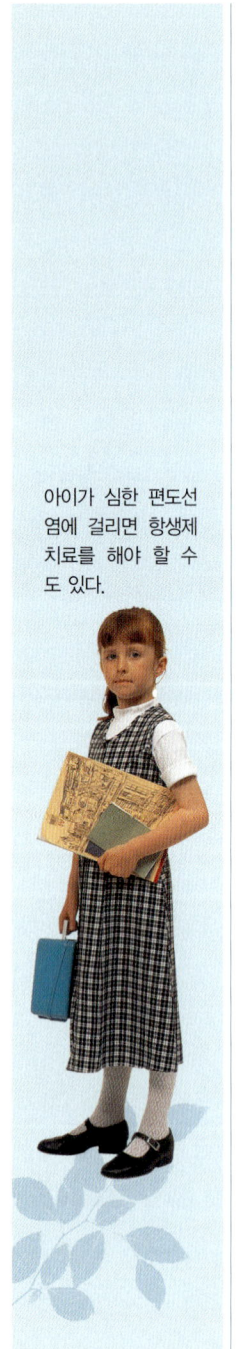

아이가 심한 편도선염에 걸리면 항생제 치료를 해야 할 수도 있다.

### ✚ 현대의학

대부분 특별한 치료 없이 낫는다. 하지만 며칠 동안 증상이 계속되면 의사는 박테리아성 염증을 치료하기 위해 항생제를 처방한다. 진통제는 목의 통증과 열을 가라앉혀주고, 마취제 작용을 한다. 오렌지와 뜨거운 음료는 진정 효과가 있다. 염증이 재발하면 편도선을 제거하는 수술로 예방할 수도 있다.

사용법 | 성인. 항생제를 하루 4번 복용한다. 의사의 지시를 따르고, 완치될 때까지 치료한다.

사용법 | 소아. 항생제 시럽을 4시간마다 먹인다. 연령과 체중에 따

라 용량이 다르다. 의사의 지시를 따르고, 완치될 때까지 치료한다.

### 🍎 식이요법

편도선염을 앓고 있을 때는 음식을 먹기가 매우 힘들다. 베타카로틴이 풍부한 당근과 고구마, 브로콜리로 만든 야채죽을 먹인다. 잘게 썬 양배추, 토마토는 비타민C가 풍부하다. 부추, 양파, 마늘은 항생제 역할을 한다. 마늘 2통을 즙을 내 꿀병에 넣고 2시간마다 1티스푼씩 먹인다.

뜨거운 물, 꿀과 레몬, 달지 않은 과일 주스를 많이 마신다. 파인애플 주스를 얼려 만든 롤리는 빨아먹기 좋다. 파인애플에 들어 있는 브로멜라인 성분은 부은 분비샘과 편도선을 가라앉히는 데 도움이 된다.

### 🌿 허브요법

세이지와 에키나세아 팅크처를 따뜻한 파인애플 주스에 희석해 가글을 하면 경미한 편도선염은 잘 낫는다. 라즈베리 잎차, 마시 커드위드 달인 물 또는 측백나무나 골든실 팅크처 10방울을 물 한 잔에 섞어 가글을 하면 효과가 있다.

**사용법** | 에키나세아 캡슐(600mg)을 하루 4번 복용하면 면역력이 향상된다. 캐모마일, 클레버, 세이지 차를 섞어 마시면 (한 컵에 같은 양으로 섞은 것 2티스푼) 림프계가 좋아진다.

**의사를 찾으세요**
침을 삼킬 수 없을 때

캐모마일 티를 마시거나 가글을 하면 좋다.

어린이 질병

### 🔥 아로마테라피

- 타임
- 라벤더
- 티트리

티트리와 타임은 염증 치료 효과가 있다. 라벤더와 타임은 가벼운 마취 효과가 있다.

사용법 | 스팀흡입기나 목 부위 온찜질에 이용한다. 귀앓이나 두통, 복통 같은 증상이 나타나면 다른 병이 있는지 검사해야 한다.

### ✿ 한방·민간요법

- 도라지

도라지 달인 물, 혹은 도라지 진액을 따뜻한 물에 타서 꿀을 첨가하여 마신다. 도라지는 가래를 삭여주고 염증을 억제하는 효과가 뛰어나서 다른 호흡기 질환에도 잘 듣는다.

## Measles
## 홍역

*열, 콧물, 기침, 눈의 충혈과 눈물이 나고 분비선이 붓는다. 3~4일 후 머리부터 발진이 생겨 가렵다. 발진은 아래쪽으로 내려가는데, 3일 후 없어진다.*

홍역은 바이러스에 의한 감염으로 호흡기를 공격한다. 지금은 모든 학생들에게 예방접종을 실시하기 때문에 예전에 비해 발병률이 훨씬 적다. 그래도 여전히 중대한 질병이므로 가볍게 여겨서는 안 된다. 민간요법으로 병원 치료를 대신할 수 없으나 적절하게 대처하면 환자의 불편을 덜어줄 수 있다. 홍역을 앓는 아이는 다른 사람과 접촉하지 못하게 해야 한다. 감염 기간은 카타르, 결막염, 고열과 심한 고통 등을 보이는 초기 증상부터 처음 발진이 나타난 후 5일까지 지속된다. 홍역을 앓는 사람과 접촉한 뒤 3주 후에 증상이 나타날 수 있다.

### 현대의학

진통제로 열을 내리고, 칼라마인 로션으로 가려움증을 가라앉힌다.

**사용법** | 성인. 열이 나면 진통제 1~2알을 복용한 후 4시간마다 복용한다. 자세한 사항은 포장지에 적힌 용법을 참조한다. 필요하면 칼라마인 로션/크림을 피부에 직접 바른다.

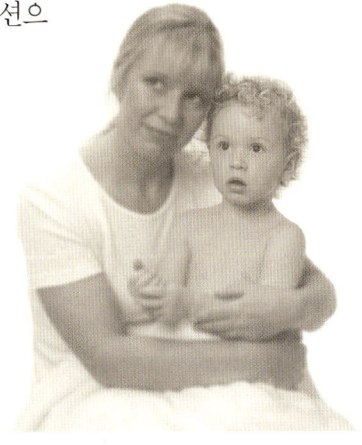

사용법 | 소아. 액체 진통제를 규칙적으로 먹인다. 자세한 사항은 포장지에 적힌 용법을 참조하거나 의사의 지시를 따른다. 필요하면 칼라민 로션/크림을 피부에 직접 바른다.

## 🌿 허브요법

허브는 증상을 완화시키고 염증 치료 효과가 있어 병원 치료를 보조한다.

사용법 | 히솝풀, 마시멜로, 캐트민트, 립워트 플랜테인(ribwort plantain)을 같은 양 섞어 우려내(아이의 연령에 따라 1/2~1티스푼) 꿀을 약간 넣어 마시면 기침이 가라앉고 건조한 목이 부드러워진다. 좁쌀풀이나 꿀풀을 달여 식힌 물로 눈을 씻거나 타올에 적셔 습포로 이용한다. 레몬밤 차는 열을 내려준다.

## 🍊 식이요법

홍역 초기에는 아이들이 음식을 먹으려고 하지 않는다. 입맛이 약간 회복되는 대로 비타민A와 C가 풍부한 음식을 먹여야 한다. 삶은 달걀을 넣은 당근 퓨레, 고구마를 작게 잘라 구운 것, 요구르트를 넣은 말린 살구 퓨레를 굳기 전에 젤리 컵에 담은 것, 꼭지를 잘라 삶은 달걀처럼 보이는 키위 등은 먹기 편하고 면역력 향상에 도움이 되며 눈을 즐겁게 해준다.

과일주스(특히 파인애플과 오렌지)를 물에 50:50으로 희석해 많이 먹여야 한다. 부추, 마늘, 양파는 홍역 뒤에 자주 발생하는 2차 흉부감염을 예방해준다.

먹기 편하고 재미있는 음식으로 회복기에 있는 아이를 유혹한다.

### 🜁 아로마테라피

- 티트리
- 유칼립투스
- 로만 캐모마일
- 라벤더

이러한 오일은 염증 치료와 진정 작용을 한다.

사용법 | 공기 중에 떠 있는 세균으로 인해 바이러스가 퍼지지 않도록 병실을 베이포라이즈한다. 약간의 따뜻한 물에 오일을 넣어 환자를 스폰지로 닦아주거나 공기 중에 분사한다. 목이 아플 때 흡입기에 넣어 사용할 수도 있다.

**주의 사항**

고열로 인해 경련이 생기지 않는지, 뇌수막염과 눈의 이상, 2차 감염이 오지 않는지 잘 살펴보아야 한다. 진통제 포장지를 주의 깊게 읽어보고 용량을 초과하지 않도록 한다. 모르빌리눔은 3일간만 복용한다.

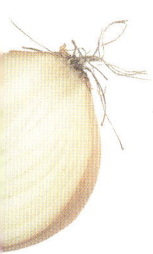

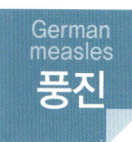

## 풍진 (German measles)

미열이 나고 목이 아프며 귀 뒤 림프절이 비대해진다. 얼굴에 발진이 생기기 시작해 아래쪽으로 번져 2~3일간 지속된다. 따로 생긴 발진이 합쳐져 피부가 더 붉어진다.

발진은 가벼운 감염성 질환이지만 임신한 여성에게 옮겨질 경우 위험한 일이 생긴다. 오늘날 대부분의 아이들은 풍진 예방접종을 한다. 하지만 풍진에 걸린 아이는 절대 임신한 여성과 접촉하지 않도록 해야 한다. 태아의 눈, 귀, 심장, 폐에 영향을 미칠 수 있으며 심지어 생명을 위협할 수도 있기 때문이다. 임신 초기에는 대개 임신 사실을 알지 못한다. 풍진을 앓는 아이들은 나을 때까지 집에 있어야 한다. 풍진은 초기부터 발진이 생긴 후 일주일 동안 지속된다.

**의사를 찾으세요**
풍진이 의심될 때, 임신 중에 풍진 환자와 접촉했는데 면역 상태가 확실하지 않을 때.

 **현대의학**

풍진에 걸리면 편히 쉬고 다른 사람과 접촉하지 않도록 해야 한다. 특히 학령기 아동과 임신부는 각별히 조심해야 한다. 대부분의 여성들이 풍진을 앓았거나 면역력을 갖고 있지만 임신 중인데 풍진이 염려되거나 환자와 접촉했다면 의사와 상담해야 한다.

 **허브요법**

수분이 많이 필요하므로 허브티를 마시는 게 가장 좋다. 꿀(아주 어린 아이에게는 저온살균한 제품을 이용한다)이나 레몬, 감초, 약간의 페퍼민트 에센스로 단맛과 향을 낼 수 있다. 레몬밤, 캐모마일, 캐트민트, 메리골드, 세이지, 히솝 등은 진정, 완화 작용을 하는 허브이다.

사용법 | 엘더플라워, 메리골드, 캐모마일을 섞어 아이의 나이에 따라 2분의 1 또는 2티스푼을 1컵에 넣는다. 에키나세아 캡슐(하루 100~600mg)은 풍진 감염을 치료하는 효과가 있다. 세이지나 짚신나물, 클레버, 계피차는 아픈 목과 비대해진 림프절에 도움이 된다.

캐모마일은 발진을 진정시켜준다. 목욕물에 넣어 사용한다.

## 아로마테라피

- 라벤더
- 로만 캐모마일
- 티트리
- 유칼립투스

캐모마일과 라벤더는 발진을 가라앉히는 효과가 있다. 티트리와 유칼립투스를 태우거나 증발시키면 공기 중에 떠다니는 바이러스를 막을 수 있다.

사용법 | 캐모마일과 라벤더를 목욕물에 사용한다. 몸이 끈끈해서 아이가 스트레스를 받으면 따뜻한 물에 오일을 넣고 스폰지에 묻혀 몸을 닦아준다. 유칼립투스와 티트리를 태우거나 베이포라이즈한다. 번갈아가며 워터 스프레이로 사용한다.

### 주의 사항

임신 첫 3개월 동안 풍진에 감염되면 태아에게 치명적인 영향을 미친다. 진통제 포장지에 적힌 용법을 자세히 읽어보고 용량을 초과하지 않도록 주의한다.

## 식이요법

수분 섭취가 매우 중요하다. 비타민C가 풍부한 신선한 감귤류 주스를 희석해서 많이 마시면 면역력이 향상된다. 파인애플 주스는 진정 효소를 함유하고 있다. 캐모마일, 라임블로섬, 엘더플라워 같은 허브 티(취향에 따라 꿀을 첨가해서)가 좋다.

### 예방

예방접종 외에 풍진을 예방하는 방법은 없다. 하지만 어떤 병이나 그렇듯이 아이의 면역력을 강하게 하는 것이 중요하다.

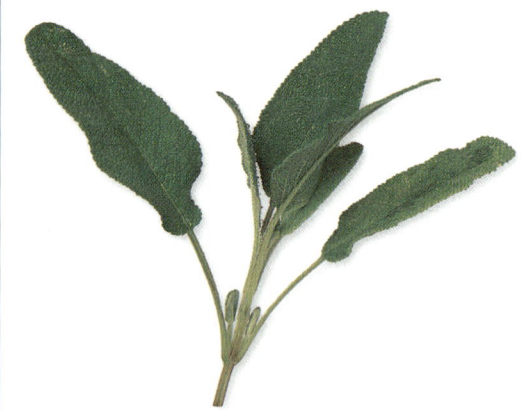

세이지 차는 풍진 증상을 진정시키는 효과가 있다.

## Mumps
## 볼거리

피로, 미열, 목이 붓고 음식을 삼키면 아프다. 턱 아래 타액선이 붓는다. 남자 아이들의 경우 고환염이 올 수 있다. 이틀 뒤 귀밑샘이 붓고 아프다. 체온이 급속하게 높아진다.

볼거리는 바이러스 감염으로 인한 질환으로 4세부터 14세 아이들에게 주로 나타난다. 일반적인 피로와 열로 시작해 얼굴 한쪽에 있는 타액선이 비대해지면서 아프다. 환자의 70퍼센트가 다른 쪽 타액선도 붓고 아픈 경험을 한다. 잠복기는 14~21일이고, 처음 붓는 증상이 나타난 후 9일까지 전염성이 강하다. 기침과 재채기 혹은 침을 통해 전염된다. 볼거리를 앓는 소년 중 25퍼센트에게 고환염이 발생한다.

볼거리에 걸린 소년은 각별히 주의해야 한다.

### 현대의학

열을 내리고 증상을 가라앉히기 위해 간단한 진통제를 복용한다. 부드러운 음식을 먹고 음료를 많이 마신다.

사용법 | 성인. 열이 나면 4시간마다 진통제 1~2알을 복용한다. 자세한 사항은 포장지에 적힌 용법을 참조한다.

사용법 | 소아. 진통제 시럽을 규칙적으로 먹인다. 포장지의 용법을 참조하거나 의사의 지시를 따른다.

## 허브요법

클레버, 타임, 메리골드를 섞어 이용하면 부은 분비샘을 가라앉힐 수 있다.

사용법 | 허브를 같은 양 섞어 우려낸 물에(아이의 나이에 따라 1/2~2티스푼) 꿀과 고춧가루를 조금 넣는다. 2시간마다 마신다.

에키나세아는 염증 치료 효과가 있다. 고환에 염증이 생기면 애그너스 캐스터스 팅크처 10방울을 물에 섞어 하루 3번 복용한다.

레몬밤이나 세인트 존스 워트 우려낸 물로 얼굴과 목을 찜질할 수도 있고 부은 부위를 씻는 방법도 있다.

## 식이요법

이 상황에서 아이가 충분한 칼로리를 섭취하기가 무척 어렵다. 부드러운 음식이나 믹서로 간 것, 음료가 가장 좋다. 따뜻한 물로 희석한 액체 주스, 사과 주스나 배 주스, 당근과 감자 퓨레, 꿀을 넣어 믹서로 간 요구르트, 말린 살구와 망고, 파파야 같은 과일은 영양이 풍부하고 치유 효과도 있으므로 많이 먹인다. 브로멜라인 효소가 풍부한 파인애플 주스는 항염 효과가 있고 천연 설탕 성분이 많아 도움이 된다. 스크램블 애그, 밥이나 죽, 파스타, 으깬 감자나 아보카도, 아이스크림, 분쇄한 닭고기, 바나나를 될 수 있는 한 일찍 많이 먹인다. 가용성 비타민C 환(500mg)을 매일 먹여야 한다. 산성 주스는 침이 많이 분비되어 매우 고통스러우므로 피한다.

믹서에 간 과일이 아이들의 입맛을 유혹하기에 가장 좋은 음식이다.

### 🜂 아로마테라피

- 라벤더
- 로만 캐모마일
- 티트리
- 니아올리
- 레몬

라벤더와 캐모마일은 완화 작용을 하며 진통제 효과가 있다. 다른 오일은 염증에 효과가 있다.

사용법 | 오일이나 로션을 부어오른 부위에 부드럽게 바르거나 습포로 이용한다. 에어 스프레이나 베이포라이제이션은 공기에 세균이 떠다니지 않도록 해준다.

### ❀ 한방·민간요법

- 선인장 찜질

선인장을 찢어서 거즈에 대고 해당 부위에 붙여준다. 선인장에는 염증을 가라앉히는 성분이 들어 있어서 곪기 전에 붙이면 붓기가 가라앉고, 곪은 다음에 붙이면 빨리 곪아 터진다.

- 토란 찜질

토란을 강판에 갈아 밀가루에 반죽하여 거즈에 싸서 찜질해준다. 토란에는 소염, 해열 작용이 있어 볼거리 증상과 통증을 가라앉게 한다.

#### 주의 사항

고환염은 보통 한쪽 고환에 생기는데, 양쪽 고환에 심하게 발생하면 불임 가능성이 높다. 어른이 감염되면 위험이 더 커진다. 언제나 진통제의 포장지를 자세하게 살펴보고 용량을 초과하지 않도록 주의한다.

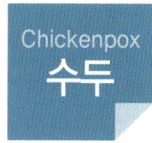
# 수두

미열로 시작되고 구토가 나며 신체 전반이 가렵다. 몸에 작은 발진이 생기기 시작해 얼굴과 사지로 번진다. 이어 피부, 눈, 입에 가려운 수포가 생겼다가 딱지를 남기고 호전된다.

수두는 전염성이 높은 질병으로 대상포진 바이러스가 원인이며 아이들에게 흔하게 생긴다. 감염된 사람과 접촉하면 2~3주 후 증상이 나타난다. 불편하고 고통스러운 병이지만 가장 심각한 부작용은 나중에 상처가 남는다는 것이다. 감염이 심하면 아이들이 무척 힘들어한다. 어른이 수두에 걸리면 증상이 매우 심하고 쇠약해지며 폐렴으로 이어질 수 있다. 수두 환자는 긁지 않아야 감염이 확산되지 않고 상처가 남지 않는다.

## 현대의학

진통제로 열을 내리고 칼라마인 로션으로 피부 가려움을 완화시킨다. 감염이 더 심해지면 항바이러스제를 처방한다. 어른의 경우 초기에 항바이러스제를 처방할 수도 있다.

사용법 | 성인. 열이 나면 진통제 1~2알을 복용하고 이어 4시간마다 복용한다. 자세한 사항은 포장지에 적힌 용법을 참조한다. 칼라마인 로션/크림을 피부에 직접 바른다.

## 🌿 허브요법

허브는 수두로 인한 열을 내리고 발진을 완화시킨다.

사용법 | 등골나무, 엘더플라워, 캐모마일을 같은 양으로 섞어 차를 마시면(1컵에 1/2~2티스푼, 나이에 따라 달라진다) 열이 내린다.

보리지 주스(2테이블스푼)와 별꽃 우린 물(100ml), 희석한 위치하젤을 섞어 씻어주면 발진이 가라앉는다. 면봉에 묻혀 부드럽게 바른다.

에키나세아 캡슐(200mg)을 매일 6알씩 복용하면 염증 치료에 도움이 된다.

## 🍎 식이요법

수분 공급이 중요하다. 특히 파인애플 주스는 브로멜라인 효소가 풍부하므로 물과 50:50으로 희석해 마신다. 캐모마일 차와 물도 많이 마신다. 짧은 기간 동안(24~48시간) 체내 백혈구 수치가 올라가 염증 치료에 도움이 된다.

## 💧 아로마테라피

- 라벤더
- 로만 캐모마일
- 유칼립투스
- 베르가모트

이러한 오일로 목욕을 하거나 오일이 함유된 로션을 바르면 가려움이 가라앉는다. 베이포라이제이션은 바이러스 확산을 막아 다른 사람에게 전염되지 않도록 해준다.

사용법 | 미지근한 목욕, 베이포라이저, 스프레이에 넣어 사용한다.

엘더플라워

위의 오일을 미지근한 목욕물에 1방울 넣고 아이를 2시간마다 담근다. 규칙적인 목욕은 수두에 걸려 힘들어하는 어른에게도 도움이 된다.

### 주의 사항

진통제 포장지에 적힌 내용을 자세히 읽어보고 용량을 초과하지 않도록 주의한다.

허브티는 가려움을 진정시키고 열을 내려준다.

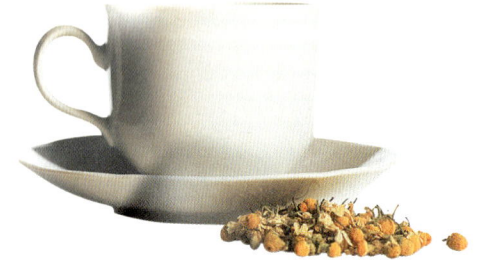

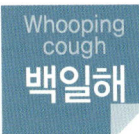

## Whooping cough 백일해

재채기, 눈물, 충혈, 목의 통증, 미열, 기침이 난다. 기침이 시작된 후 2주쯤 지나 발작적인 기침을 하는데, 한 달까지 계속된다. 발작성 기침을 계속하다가 끝에 길게 숨을 들이쉴 때 '흡' 하는 소리가 난다.

기침과 재채기로 전염되는 아이들의 질병으로, 초기에 전염성이 매우 강하다. 평범한 감기 증상으로 시작되어 2주 후 참을 수 없는 발작적인 기침을 한다. 기침 끝에 구토를 한다. 기침을 하는 동안 숨을 쉴 수 없기 때문에 숨이 막히는 듯한 느낌을 받을 수 있다. '흡' 하는 소리가 괴롭게 들린다. 어린 아기들의 경우 산소 공급이 안 되어 위험해질 수 있다. 기침은 폐에 영구적인 손상을 미칠 수 있다. 하지만 민간요법으로 회복을 앞당길 수 있다.

백일해는 심각한 질병이다. 하지만 아이들은 쉽게 면역력을 가질 수 있다.

### 현대의학

백일해 면역이 안 된 상태에서 아이가 백일해 환자와 접촉한 경우 초기 단계에서 치료를 제대로 해야 하므로 잘 지켜봐야 한다. 항생제로 치료한다.

### 아로마테라피

- 유향
- 라벤더
- 백단

유향은 진정 효과가 있고, 호흡을 천천히 깊게 해준다. 백단은 항염 효과가 있고 진정, 완화 작용을 한다.

사용법 | 오일을 환자 방에서 태우거나 가슴과 등을 마사지해준다.

## 🌿 허브요법

차는 환자를 진정시키고 발작성 기침을 줄여주어 병원 치료에 도움이 된다.

사용법 | 감초와 목향(1컵에 1티스푼씩) 달인 물에 상추, 타임, 캐모마일 우려낸 물(1컵에 1티스푼씩)을 섞어 아이의 나이에 따라 1테이블스푼부터 반 컵까지 먹인다. 바질, 히솝, 사이프레스 오일(아몬드 오일 1티스푼에 2방울씩 넣어)로 가슴을 마사지한다. 에키나세아 캡슐은 면역력을 향상시킨다. 나이에 따라 하루에 100~600mg을 복용한다.

## 🍊 식이요법

백일해에 걸린 아이가 정상적인 식사를 하기는 힘들다. 수분 공급을 충분히 하는 것이 무엇보다 중요하다. 특히 구토를 할 때는 더 신경을 써야 한다. 따뜻한 사과 주스, 꿀을 탄 물, 파인애플 주스와 블랙커런트 주스를 탄 따뜻한 물, 따뜻한 야채 믹스 주스, 꿀을 넣은 따뜻한 생강차, 야채나 닭고기로 만든 묽은 스프, 효모 추출 음료를 많이 먹인다. 이러한 음식은 영양을 공급하고 완화 작용을 한다. 처음 며칠 동안은 우유를 많이 먹이지 않도록 한다.

조금 나아지면 애그 스크램블, 잘게 썬 닭고기와 밥, 정향을 넣은 사과 퓨레, 계피와 꿀, 꿀을 많이 넣은 죽, 감자와 당근 퓨레, 육두구 씨 약간과 저지방 요구르트 1~2테이블스푼으로 만든 크림 등 가벼운 식

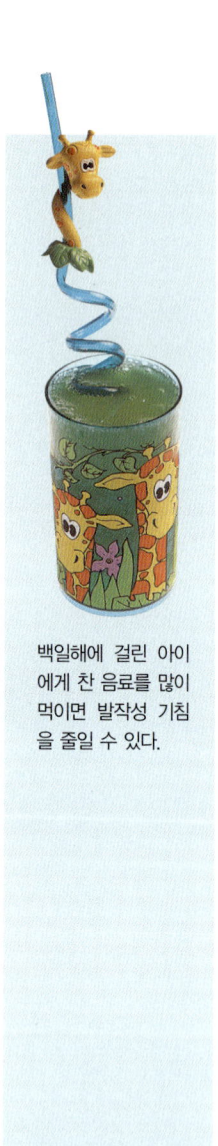

백일해에 걸린 아이에게 찬 음료를 많이 먹이면 발작성 기침을 줄일 수 있다.

사를 조금만 먹인다. 한 번에 한 숟갈이라도 잊지 말고 수분을 섭취하게 해야 한다.

### 한방·민간요법

• 오미자, 도라지차

오미자와 도라지를 같은 비율로 넣고 물을 부어 끓인 후 하루 세 번 식사 후에 마신다. 오미자는 폐를 튼튼하게 해주고 기침을 멎게 하며, 도라지는 사포닌이라는 성분이 있어 가래를 삭여주는 역할을 한다.

• 살구씨

살구씨의 아미그달린이라는 성분이 기침 중추를 진정시키는 작용을 하므로 백일해뿐 아니라 기관지천식, 기관지염에도 효과가 확실하다. 살구씨를 물에 담갔다가 속껍질을 벗겨서 찧는다.
찧은 살구씨 10~15g을 물에 달여 하루 세 번 나누어 먹는다.

### 주의 사항

백일해는 심각한 질병이다. 대부분의 아이들이 완치되지만 합병증이 올 수 있으므로 병원 치료가 반드시 필요하다. 특히 3세 이하 아이들은 더욱 신경을 써야 한다.

### 예방

감염된 아이들은 물론 그 형제와 부모들하고도 접촉하지 않는다. 안전하고 효과적인 예방접종으로 백일해 발병률이 현저하게 줄었다.

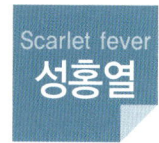
## Scarlet fever
# 성홍열

발열, 두통, 구토 증상이 나타나고 혀에 두꺼운 백태가 끼고 붉은 발진이 돋아난다. 전신에 붉은 발진이 생기고(가렵지는 않다) 뺨이 붉은색이 되기도 한다.

성홍열은 대개 아이들이 편도선염을 앓고 난 후 발병한다. 목이 아프고, 삼킬 때 통증이 있으며 고열이 나고, 편도선에 염증이 생긴다. 그리고 48시간 후 목, 가슴, 배, 팔과 다리에 발진이 생기면 성홍열이 틀림없다. 100년 전 성홍열은 1세 이하 아이들이 사망하는 가장 큰 원인이었다. 하지만 지금은 드물게 발병한다. 박테리아 감염이 원인이며 일주일 동안 지속된다. 성홍열은 전염성이 강하므로 이 병을 앓는 사람과 접촉하지 않도록 해야 한다.

### 현대의학

어른이나 아이가 성홍열 증상을 보이면 병원에 가야 한다. 단순한 진통제로 열을 내릴 수 있다. 하지만 성홍열이 확실하다면 의사는 항생제를 처방할 것이다.

사용법 | 성인. 열이 나면 진통제 1~2알을 복용하고, 4시간마다 복용한다. 자세한 사항은 포장지에 적힌 용법을 참조한다.

사용법 | 소아. 진통제 시럽을 규칙적으로 먹인다. 자세한 사항은 포장지에 적힌 용법을 참조하거나 의사의 지시를 따른다.

---

**의사를 찾으세요**

성홍열이 의심될 때

**주의 사항**

성홍열은 류머티즘열, 신장염 등 합병증을 일으키는 경우가 있으므로 성홍열이 의심되거나 증상이 지속되면 의사와 상담한다. 진통제 포장지에 적힌 내용을 자세히 읽어보고 용량을 초과하지 않도록 주의한다.

## 🍎 식이요법

목의 통증과 편도선염으로 인해 음식을 먹기가 고통스럽고 힘들며 고열이 날 때는 수분 공급이 중요하다. 파인애플과 파파야 주스는 아주 좋은 음식이다. 천연 효소가 들어 있어 입과 목의 점막에 생긴 염증을 치료하고 완화하는 작용을 한다. 브로콜리, 부추, 양파, 마늘, 당근으로 만든 야채 스프를 묽게 끓여 따뜻하게 먹인다. 야채 스프는 인체의 산화방지제 영양소 수치를 높여주어 저항력이 생긴다.

항생제를 복용하면 장내 천연 박테리아도 죽기 때문에 보충을 해주어야 한다. 요구르트 1병, 바나나, 꿀 1디저트스푼, 우유 120ml를 함께 갈아 만든 유동식을 아침저녁으로 두 번 먹인다.

## 🌿 허브요법

성홍열을 앓는 동안 겪는 불편함을 덜어주는 허브가 있다.

**사용법** | 골든실이나 몰약 팅크처 10~20방울을 넣은 물이나 세이지 차(1컵에 2티스푼)로 가글을 하면 목의 통증이 나아진다. 캐트민트, 캐모마일, 엘더플라워, 둥골나물을 섞어(아이의 나이에 따라 1/2~2티스푼) 만든 차를 마시면 열이 내리고 불편함이 준다.

에키나세아 알약은 염증에 도움이 된다. 나이에 따라 하루에 100~600mg을 먹인다.

요구르트는 성홍열을 앓는 아이들에게 매우 좋은 음식이다. 항생제로 죽은 유익한 박테리아를 보충해주기 때문이다.

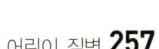

# 11
THE Good Health DIRECTORY

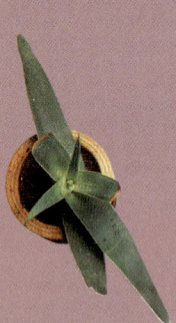
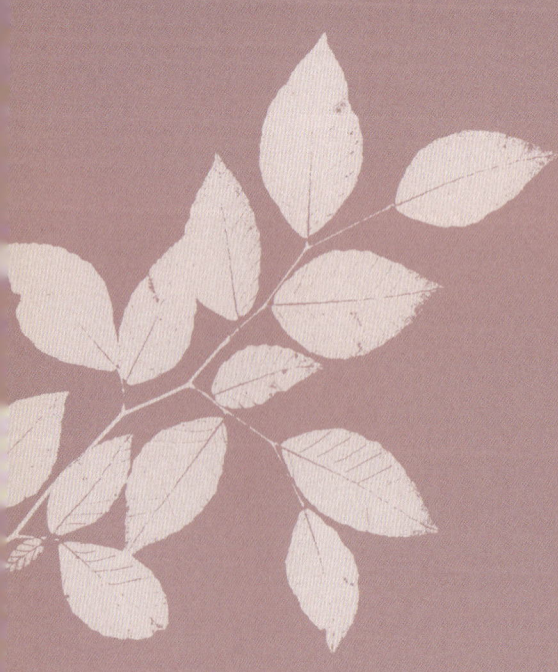

# 응급치료

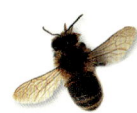

응급 상황이 발생하면 병원에 가야 한다. 하지만 심하지 않은 사고와 질병은 응급치료 요법으로 집에서 안전하게 처치할 수 있다. 사고가 나면 병원에서 응급조치를 취하게 된다. 하지만 도움을 받을 수 있는 허브요법과 아로마테라피, 한방·민간요법이 많이 있다. 수많은 요법으로 찔리거나 화상으로 인한 통증을 가라앉힐 수도 있고, 현기증이 나거나 멀미가 나는 사람을 진정시킬 수도 있으며 타박상이나 물린 후 상처를 치료할 수도 있다. 식재료도 중요한 역할을 한다. 예를 들어 마늘을 갈아 꿀을 넣어 벤 상처를 치료할 수 있고, 빵을 헝겊에 발라 파프제를 만들어 피부에 박힌 가시를 제거할 수 있다.

First Aid

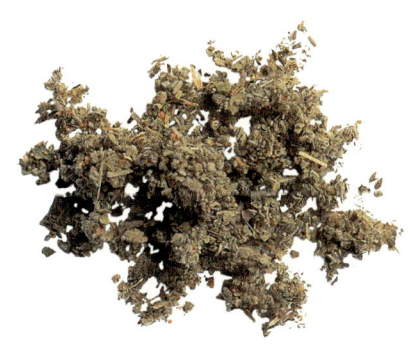

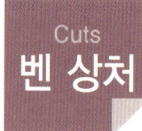
## 벤 상처
Cuts

작은 상처는 특별히 치료를 하지 않아도 된다. 재빨리 피떡이 형성되어 상처를 봉해주기 때문이다. 하지만 출혈이 멈추고 나면 깨끗하게 소독하고 나서 붕대나 드레싱으로 감싸야 한다.

### 현대의학

깨끗하고 마른 천으로 베인 자리를 10분 동안 눌러준다. 상처에 유리 같은 것이 박혀 있으면 제거하지 말고 주위를 압박하고 병원에 간다. 상처가 난 부위를 가슴 위치보다 더 높게 둔다. 출혈이 계속되면 10분 동안 다시 한 번 압박을 한다. 출혈이 계속되면 다시 압박을 하고 병원에 간다.

### 식재료 요법

따뜻한 물 600ml에 듬뿍 담은 소금 1티스푼을 넣어 만든 소금물은 효과 좋은 살균제다. 찬물 600ml에 식초 2티스푼을 넣고 깨끗한 천에 적셔 만든 습포제도 효과가 좋다. 간 마늘에 꿀을 넣고 깨끗한 거즈에 얇게 스프레이하면 효과 좋은 고약이 된다.

### 허브요법

메리골드 우린 물로 벤 상처를 씻어내고 메리골드나 별꽃, 세인트 존스 워트, 에키나세아, 캐모마일이 함유된 크림이나 로션을 바른다.

꽃풀이나 운드워트, 이질풀, 허브로버트, 짚신나물, 냉이를 으깨 응급 파프제로 사용할 수 있다.

### 🜆 아로마테라피

연관이 가장 많은 오일은 라벤더와 티트리이다. 따뜻한 물 한 바가지에 오일 5방울을 넣고 상처 부위를 깨끗이 씻는다.

### ❀ 한방·민간요법

- 알로에

피가 멎으면 알로에를 잘라 안의 젤리 같은 부분을 환부에 붙여둔다. 알로에는 소염 작용을 하여 상처가 곪지 않고 쉽게 아물게 해준다.

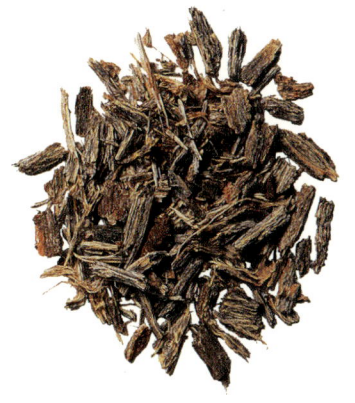

에키나세아는 벤 상처로 인한 감염을 막아준다.

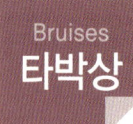

## 타박상

타박상은 충돌이나 추락에 의해 피하 출혈이 일어나 피부로 나타나는 증상을 말한다. 며칠 동안 피부 색깔이 변하는데, 피하 출혈 양에 따라 회복 기간이 다르다.

### 현대의학

가능하면 빠른 시간 내에 얼음찜질을 해야 붓기와 멍을 줄일 수 있다. 파라세타몰이나 이부프로펜 같은 진통제를 복용한다.

### 허브요법

콤프레이나 별꽃, 아르니카 크림이나 로션을 바른다.(피부가 찢어진 경우 아르니카를 사용하지 않는다) 참반디나물이나 루타, 세인트 존스 워트를 우려낸 물로 냉습포를 하거나 양배추 잎을 찧어 이용한다.(필요하면 반창고로 고정시켜 놓는다)

### 아로마테라피

뜨거운 물 한 그릇에 라벤더와 캐모마일을 2방울씩 떨어뜨린다. 찬물 한 그릇에도 두 가지 오일을 2방울씩 떨어뜨린다. 두 그릇에 수건을 담가 적신 후 번갈아가며 다친 부위를 찜질한다.

### 식재료 요법

파인애플 주스와 얼음찜질이 타박상 치료에 가장 좋다. 엑스트라 버

진 올리브오일로 마사지를 하면 멍이 없어지고, 피부에 비타민E가 스며들어 치료에 도움이 된다.

### 한방·민간요법

• 냉찜질과 온찜질

타박상을 입으면 먼저 얼음이나 찬물로 찜질한다. 얼음찜질은 출혈을 멈추게 하고, 염증을 막아준다. 2~3일 후부터 따끈한 물로 찜질하여 혈액순환을 촉진해주면 더 빨리 회복할 수 있다.

• 생강, 파, 겨자, 마늘 등

생강, 파, 마늘, 겨자 등을 즙을 내어 환부에 발라주면 염증을 억제하고 혈액 순환이 왕성해져 통증이 쉽게 멈추고 부기도 빨리 빠진다.

• 제비꽃

제비꽃이 피는 계절엔 꽃에 소금을 넣고 짓이겨서 환부에 발라준다. 꽃을 말려두면 꽃이 피지 않는 계절에 달여서 사용할 수 있다.

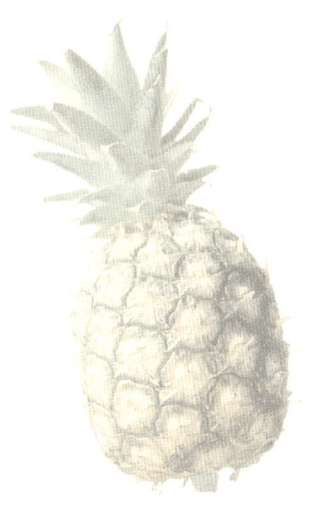

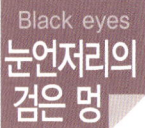

## 눈언저리의 검은 멍
Black eyes

눈꺼풀과 눈구멍에 심각한 타박상을 입어 눈 주위에 검은 멍이 생기는 증상. 내부의 출혈로 인해 붓고 피부가 검푸르게 변한다. 대부분 사고나 분노로 인해 생긴다.

**주의 사항**
머리를 부딪친 경우 두 눈에 멍이 생기면 두개골절일 수 있으므로 즉시 전문의의 치료를 받는다.

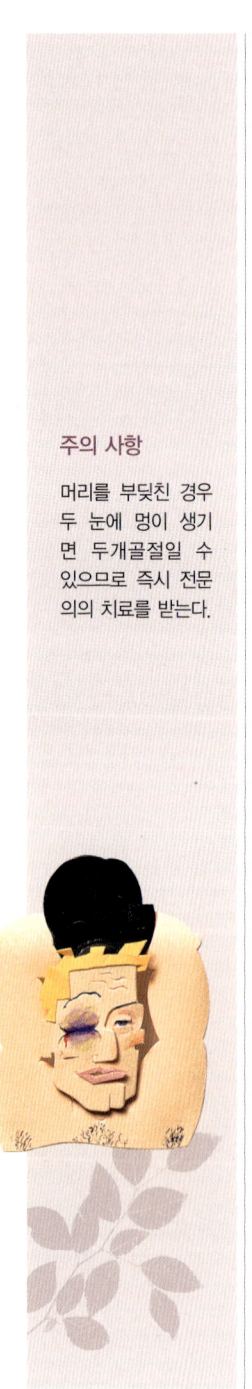

### 현대의학
상처가 난 직후 즉시 얼음 팩을 해주어야 부기와 멍이 심해지지 않는다. 파라세타몰이나 이부프로펜 같은 진통제를 복용한다.

### 허브요법
알로에 베라 즙이나 짓찧은 질경이 잎을 바른다. 루타나 콤프레이를 달여 냉찜질을 한다.

### 아로마테라피
캐모마일 1방울을 찬물 2티스푼에 넣고 면봉에 묻혀 상처 부위에 바른다.

### 식재료 요법
가장 좋은 요법은 예로부터 이용해 온 쇠고기 요법이 아니라 파인애플 주스를 마시는 방법이다. (권투선수라면) 부상을 입기 전에 마시는 게 더 좋다. 부상을 입은 후라도 파인애플 주스는 멍을 더 빨리 낫게 해준다. 깨끗한 티 타올에 얼음을 담아 상처 부위에 올려놓으면 빨리 낫는다.

## Bites
## 물린 상처

동물이나 사람에 물린 경우 파상풍 면역 항체가 있는지 확인해야 한다. 물린 상처는 가능한 한 의사의 진료를 받는 게 좋다. 상처를 물로 충분히 씻는다.

### ➕ 현대의학

동물에게 물린 경우(사람에게 물린 경우도 마찬가지)는 감염의 위험이 높다. 모든 동물은 입 속에 침이 있기 때문이다. 상처를 비누와 물로 세심하게 씻고 붕대나 살균 드레싱으로 감싼 후 병원에 간다.

### 🌿 허브요법

벌레에 물린 데는 알로에 베라 즙을 바른다. 라벤더나 티트리를 희석하거나(물 1티스푼에 5방울) 신선한 레몬밤이나 질경이 잎을 이용한다. 물린 상처가 감염되면 메리골드나 에키나세아로 목욕을 한다.

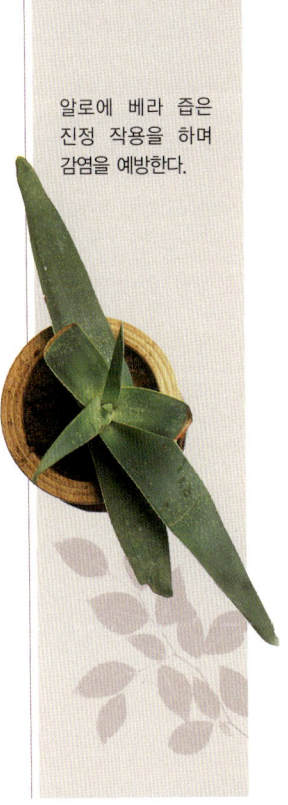

알로에 베라 즙은 진정 작용을 하며 감염을 예방한다.

### 💧 아로마테라피

라벤더를 물린 자리에 직접 바른다.

### 🍎 식재료 요법

야외에 나와 있으면 질경이 잎을 한 입 가득 씹어 상처에 붙인다. 벼룩에 물렸을 때는 생양파를 잘라 문지른다. 모기에 물린 자리는 통마늘의 끝을 잘라내고 상처에 문지른다.

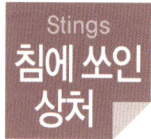
## 침에 쏘인 상처
Stings

곤충과 해양동물의 침은 힘과 심각성이 매우 다양하다. 대개 신체 일부에 통증이 나타나며 빨갛게 부어오른다. 구역, 현기증, 호흡 곤란이 나타나는 경우도 있다.

### 주의 사항
말벌에 물리면 입과 목 안이 따갑다. 각얼음을 입 안에 넣고 있으면 붓기가 가라앉는다. 호흡 곤란 증상이 조금이라도 나타나면 즉시 가까운 병원으로 간다.

### 현대의학
침이 눈에 보이면 핀셋으로 침을 제거한다. 냉찜질을 한다. 칼라마인이나 항히스타민제를 바르면 가려움이 줄어든다. 곤충퇴치제를 이용해 더 이상 물리지 않도록 한다.

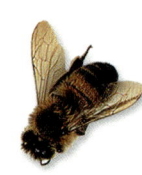

### 허브요법
벌과 말벌에 물린 데는 생양파를 바른다. 세이지나 메리골드 크림, 짓찧은 질경이 잎도 좋다.
침을 제거한 후 세이지나 메리골드 우린 물로 물린 부위를 씻는다.

### 아로마테라피
가능하면 침을 제거하고 라벤더 오일 1방울을 바른다. 쐐기풀 같은 식물의 가시가 있으면 가시를 제거하고 오일을 바른다.

### 식재료 요법
말벌에 물린 데는 소금과 식초로 페이스트를 만들어 환부에 바른다. 벌에 물린 데 베이킹파우더나 탄산수소나트륨을 페이스트에 섞어 바르면 침을 확실하게 제거할 수 있다.

쐐기풀에 찔린 데는 예로부터 수영 잎을 이용해왔다. 찬물에 쐐기풀 티백을 담가 이용하는 방법도 똑같은 효과를 발휘한다.

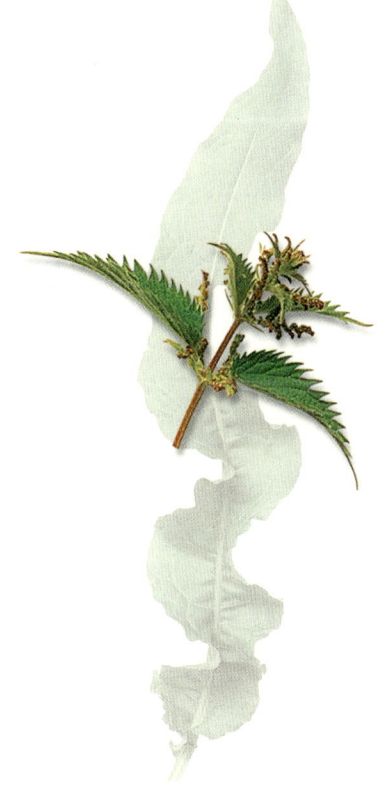

쐐기풀의 가시는 수영 잎을 문질러 제거할 수 있다.

# 화상

화상은 쇼크를 동반하는 경우가 많다. 절대로 버터나 오일을 바르지 않는다. 화상 부위가 작을 때는 통증이 없어질 때까지 상처 부위에 찬물을 틀어놓거나 찬물에 담그고 있는다. 최소한 10~15분간 찬물에 대고 있어야 한다.

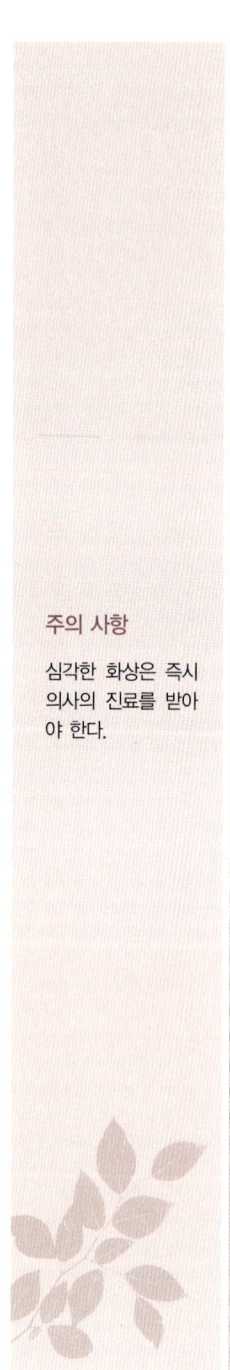

**주의 사항**

심각한 화상은 즉시 의사의 진료를 받아야 한다.

### 현대의학

화끈거리는 느낌이 사라질 때까지 화상 입은 부위를 흐르는 물에 대고 있는다. 상처에 옷이 들러붙어 있지 않으면 옷을 떼어낸다. 비닐봉지나 랩 같이 깨끗하고 보풀이 없는 것으로 상처를 감싼다. 화상 부위가 넓거나 얼굴이나 입 근처에 화상을 입었을 때는 즉시 병원에 가야 한다.

### 허브요법

경미한 화상에는 별꽃이나 세인트 존스 워트, 메리골드, 질경이 우린 물을 차게 해서 찜질을 한다. 흐르는 물에 화상 부위를 대고 있다가 시원해지면 세인트 존스 워트 인퓨즈드 오일(infused oil)을 약간 바른다. 알로에 베라 생즙이나 슬리퍼리엘름 파우더를 약간의 우유나 물에 넣고 페이스트를 만들어 발라도 좋다.

### 아로마테라피

먼저 찬물을 틀어놓고 화상 부위를 대고 있는다. 그런 다음 라벤더 오일을 즉시 바른다.

### 🍎 식재료 요법
자신의 한 손으로 덮을 수 있는 크기보다 더 큰 화상을 입은 경우라면 수분을 충분히 보충해야 탈수증을 막을 수 있다.

### ✿ 한방·민간요법
1도 화상의 경우에는 다음과 같은 방법을 써보면 도움이 될 것이다.

• 오이 혹은 감자

오이를 강판에 갈아 환부 위에 올려놓거나 얇게 썰어 붙여둔다. 감자도 같은 방법으로 이용할 수 있다. 오이와 감자는 화상으로 인한 열을 내리고 피부를 진정시켜준다.

• 우뭇가사리

우뭇가사리를 얇게 썰어 환부에 붙이거나 우뭇가사리 삶은 물에 환부를 담근다.

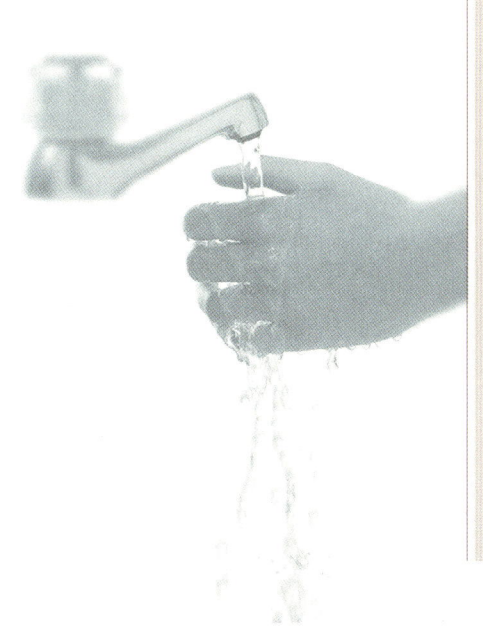

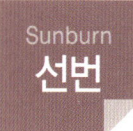
## 선번

선번(sunburn)은 자외선과 피부의 민감성, 색소 양에 의해 생긴다. 과도한 햇빛 노출과 피부암이 연관이 있다는 사실을 모르는 사람들이 아직 많다.

### 현대의학

그늘에 앉아 찬물을 많이 마신다. 스폰지에 찬물을 묻혀 그을린 부위를 닦아주거나 찬물에 화상 부위를 담근다. 경미한 화상은 칼라마인이나 애프터선 제품으로 진정된다.

### 허브요법

세인트 존스 워트 인퓨즈드 오일에 라벤더 오일 몇 방울을 넣어 바른다. 알로에 베라 생즙이나 연고를 바른다. 화상이 낫기 시작할 때 달맞이꽃이나 보리지 크림을 바른다.
라임플라워, 엘더플라워, 야로우 우린 물을 마셔 땀을 낸다.

### 아로마테라피

페퍼민트나 라벤더 오일을 찬물에 넣고 목욕을 한다. 화상이 매우 심하면 찬물 목욕 후 라벤더 오일을 떨어뜨린다. 필요하면 2~3시간마다 반복한다. 화상 부위를 만질 수도 없을 정도로 화상이 심하면 오일을 스프레이로 사용한다. 햇빛에 많이 노출된 후 애프터선 로션에 오일을 첨가한다.

### 식재료 요법

미지근한 물에 캐모마일 티백을 15분간 담가 둔다. 캐모마일 우려낸 물에 목욕을 하면 화상이 좋아진다. 올리브오일 3분의 1과 사과즙 발효식초 3분의 2를 섞어 화상 부위를 가볍게 문질러주면 도움이 된다.

**의사를 찾으세요**

심각한 선번으로 수포가 생길 때

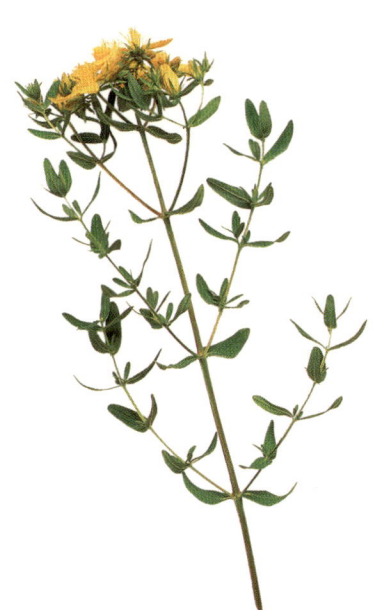

## Sprains 삠

관절을 지지하는 인대가 늘어나거나 찢어지는 경우를 말하며 손목과 발목에 주로 발생한다.

미역

### 현대의학

가능하면 빨리 얼음찜질이나 냉찜질을 해주어야 붓기와 멍이 가라앉는다. 압박이 되더라도 붕대를 감는다. 삔 관절을 사용하지 않도록 다친 부위를 삼각건이나 발 올려놓는 대에 올려놓는다. 진통제를 복용한다.

### 허브요법

콤프레이나 양배추 잎을 짓찧어 습포제로 사용한다.

라벤더 오일이나 타임 오일 몇 방울을 아르니카나 메리골드, 콤프레이 크림에 넣어 바른다. 또는 희석한 팅크처나 우린 물에 천을 적셔 찜질을 한다.

얼음찜질을 하고 로즈마리를 우려낸 뜨거운 물에 손상 부위를 담근다. 족탕이나 찜질로 이용한다.

### 아로마테라피

얼음찜질로 붓기를 가라앉힌다. 그런 다음 생강, 라벤더, 캐모마일을 이용해 전체 부위를 마사지해준다.

## 🍎 식재료 요법

삔 데 얼음찜질을 해주면 도움이 된다. 엡섬솔트(Epsomsalt) 1컵이나 겨자가루 1테이블스푼을 가득 넣고 목욕을 하면 진정 효과가 있다. 뜨거운 목욕물에 바닷물 한 양동이나 해초 한 줌을 넣어도 염좌 치료에 큰 효과가 있다.

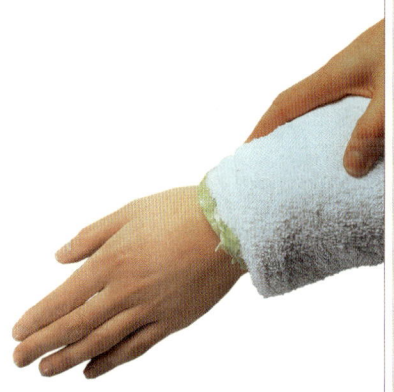

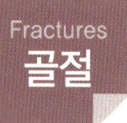
## 골절

골절은 뼈에 금이 가거나 부러진 상태를 말한다. 직접적인 충격(주먹이나 발길질)이나 간접적인 충격에 의해 발생한다. 간접적인 충격을 받은 경우 실제로 충격을 받은 부위에서 거리가 있는 지점의 뼈가 부러진다.

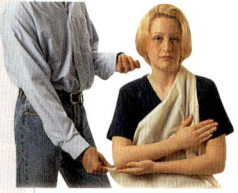

다친 팔의 팔꿈치 뒤에 삼각형 모양 붕대의 중심점을 갖다 댄다.

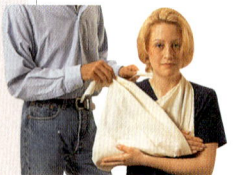

붕대 끝을 아래로 내려 다친 팔을 감싸 위로 올린다. 그동안 환자는 팔로 지지를 한다.

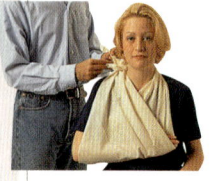

쇄골을 지나서 목까지 올려 끝을 묶는다. 붕대로 팔꿈치를 감싼다.

### 현대의학

부러진 뼈가 이탈하지 않도록 해야 한다. 수술이 필요한 경우 뼈를 다친 사람은 아무것도 먹거나 마시지 말아야 한다. 골절 부위가 움직이지 않도록 손으로 지지한다. 가능하면 부러진 팔이 몸에 붙게 삼각건으로 고정시킨다. 부러진 다리는 다른 다리에 끈으로 묶어 고정시킨다. 병원의 응급 치료를 받아야 한다.

### 허브요법

콤프레이 잎을 걸쭉하게 고아 습포제로 이용하면 발가락뼈가 부러지거나 약간 금이 간 데 효과가 있다.

쇠뜨기, 자주개자리, 콤프레이를 우려내 마시면 골절 치료에 도움이 된다.

## 🜁 아로마테라피

골절 자체를 마사지할 수 없으므로 반사 부위(발목이 부러진 경우 같은 쪽 손목을 마사지하고, 어깨 골절은 엉덩이를 마사지한다)를 마사지한다. 완화 작용을 하는 에센셜오일을 고른다.

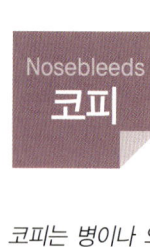
## 코피
Nosebleeds

코피는 병이나 외부 충격으로 인해 코의 혈관이 파열되면서 발생한다. 특별한 이유 없이 발생하는 경우도 있다.

### 현대의학

앉아서 머리를 앞으로 숙인다. 입으로 호흡하고, 콧날 아래 코의 부드러운 부분을 두 손가락으로 집는다. 코를 훌쩍이고 삼키고 기침하고 침을 뱉으면 코피가 더 심해질 수 있으므로 삼간다. 손수건이나 옷으로 피를 닦는다. 10분 후 코를 집은 손을 놓는다. 피가 계속 나오면 10분 동안 더 코를 집고 있는다. 30분 후에도 코피가 멈추지 않으면 빨리 병원에 가야 한다. 코피가 멈추면 몇 시간 동안 휴식을 취하면서 코를 훌쩍거리거나 풀지 말아야 한다. 코가 부러진 것 같으면 손대지 말고 얼른 병원에 간다.

### 허브요법

야로우 잎을 콧구멍에 넣고 피떡이 생길 때까지 코를 부드럽게 집는다. 전통적이고 가장 효과가 좋은 방법이다.
작은 탈지면에 냉이나 위치하젤, 레이디스맨틀, 짚신나물, 야로우 팅크처를 묻혀 콧구멍 속에 넣는다.

## 🍎 식재료 요법

가장 좋은 요법은 냉장고 안에 있다. 각얼음 몇 개를 깨끗한 손수건에 싸서 코 위에 올려놓고 5~6분 이상 엄지손가락과 집게손가락으로 누른다. 코피가 계속 나면 사과즙 발효식초 2티스푼을 미지근한 물 1컵에 넣어 안약병 같은 용기에 담아 머리를 뒤로 기울여 양쪽 콧구멍 속에 떨어뜨린다.

## ❀ 한방 · 민간요법

• 연근

코에 특별한 충격이 가해지지 않았는데도 코피가 습관적으로 자주 나는 경우에는 연근을 먹으면 도움이 된다. 연근을 강판에 갈아서 짜낸 즙을 매일 아침 1~2순가락씩 먹는다. 연근 조림, 연근 샐러드 등 평소에 연근을 이용한 요리를 자주 해먹으면 더욱 좋다.

• 말린 쑥

코피가 날 때 마른 쑥을 동그랗게 만들어 피가 나는 쪽 콧구멍을 막아주면 코피가 멎는다.

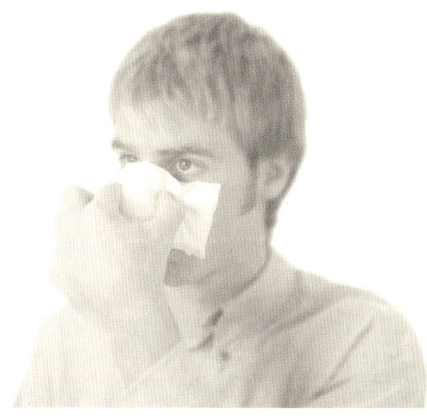

# 가시박힘
Splinters

나무의 작은 조각이나 가시가 피부에 박혀 감염을 일으키기도 한다. 핀셋이나 바늘로 가시를 제거하기 전에 뜨거운 비눗물에 담근다.

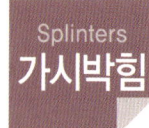

마시멜로 연고는 가시를 제거하는 데 도움이 된다.

### 현대의학

가능하면 핀셋으로 가시를 제거한다. 가시가 깊이 박혀 있거나 제거하기 어려우면 병원에 간다. 비누와 따뜻한 물로 가시가 박힌 피부 주위를 깨끗하게 씻는다. 파상풍 항체가 있는지 확인한다.

### 허브요법

핀셋이나 깨끗한 바늘로 가시를 제거하기 전에 별꽃이나 마시멜로, 슬리퍼리엘름 연고를 조금 바르고 붕대로 감싸두면 깊이 박힌 가시를 제거하는 데 도움이 된다.

### 아로마테라피

핀셋이나 소독한 바늘로 가시를 제거한 다음 라벤더 오일 1방울을 바른다.

### 식재료 요법

깊이 박혀 제거하기 어려운 가시에는 뜨거운 빵 습포제를 이용하면 가시가 피부 표면으로 올라온다. 빵 서너 조각(흰 빵이나 통밀빵이나 상관없다)을 체로 걸러 뜨거운 물을 붓는다. 빵가루가 걸쭉해질 때까지 나무숟가락으로 저어 뜨겁고 되직한 페이스트를 만든다. 페이스트를 피부에 올리기 전에 너무 뜨겁지 않은지 체크한다. 손가락이나 발톱 밑 같이 정말 제거하기 어렵게 박힌 가시는 몇 번 반복해야 빼낼 수 있다.

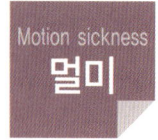
## 멀미
Motion sickness

메스꺼움, 구토, 현기증이 난다. 주로 아이들에게 나타나는데, 어른도 멀미를 할 수 있다. 심한 멀미와 편두통은 연관이 있다.

### ➕ 현대의학
편평한 곳에 누워 눈을 감고 있으면 멀미를 예방할 수 있다. 달리는 차 안에서 책을 읽지 않는다. 가능하면 차에서 나오거나 여행을 잠시 쉰다.

### 🌿 허브요법
캐모마일이나 블랙 호어하운드, 레몬밤, 메도우스위트를 차로 마시거나 팅크처 2~3방울을 규칙적으로 혀에 떨어뜨린다.

### 💧 아로마테라피
생강이나 페퍼민트 오일 2방울을 손수건에 묻힌다. 또는 오일이 함유된 로션을 손에 바른다. 에센셜오일로 배를 마사지하는 방법도 있다.

### 🍎 식재료 요법
생강은 식재료 요법 가운데 가장 효과가 좋다. 하지만 최대의 효과를 보려면 멀미가 시작되기 전에 먹어야 한다. 여행을 떠나기 전에 생강차를 한 잔 마신 후 보온병에 생강차를 담아 1시간마다 작은 컵으로 1

컵씩 마신다. 설탕에 절인 생강을 사서 작게 잘라 가루설탕을 뿌려 30분마다 아이에게 먹인다.

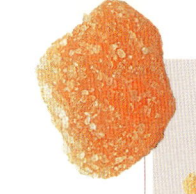
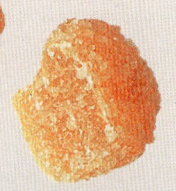

설탕에 절인 생강

### 한방·민간요법

• 관충혈과 신문혈 눌러주기

멀미를 할 때 다음의 두 경혈을 찾아 눌러주면 멀미가 가라앉을 것이다.

첫째, 약지의 새끼손가락 쪽에 있는 손톱 뿌리 부분(관충혈)

둘째, 손바닥에서 손목의 바깥쪽에 움푹 들어간 자리(신문혈)

이 두 자리를 지긋이 눌러준다. 차를 타기 전에 미리 이 자리에 반창고를 이용해 생쌀을 붙여두면 지속적으로 지압하는 효과가 있다.

생강은 어떤 방법으로 먹든 멀미와 구역질을 해소해준다.

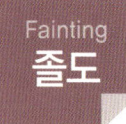

## 졸도 Fainting

뇌에 일시적으로 혈액 공급이 제대로 되지 않아 발생한다. 쇼크나 두려움, 탈진, 식사를 거르거나 너무 높은 온도, 너무 오랫동안 서 있는 경우 등이 원인이다.

### ➕ 현대의학

졸도한 사람을 눕힌다. 다리를 15cm가량 높게 해서 눕히고, 완전히 회복될 때까지 누워 있게 한다. 타박상이나 베인 상처가 없는지 살핀다. 졸도하기 전과 졸도 중, 그리고 졸도 후의 상태에 관해 기록해서(의사에게 유용한 정보가 된다) 환자의 검진이 제대로 이루어지도록 돕는다.

### 🌿 아로마테라피

옷을 느슨하게 풀어주고 환자를 편하게 해준다. 그런 다음 로즈마리나 페퍼민트, 바질 오일을 코 밑에 대준다.

로즈마리

### 🌱 허브요법

장뇌나 티트리 오일 향을 코로 들이마신다.
의식이 돌아온 후 캐모마일이나 베토니 티를 마시면 회복에 도움이 된다.

### 🍎 식재료 요법

의식이 돌아오면 뜨거운 녹차나 인도차에 꿀을 타서 조금씩 1컵을 마신다. 그리고 양고추냉이 몇 개를 짓찧어 향을 맡는다. 소금 냄새를 맡는 오래된 민간요법을 대체할 수 있는 좋은 요법이다.

### 한방·민간요법

환자가 정신을 잃었을 때에는 최대한 빨리 병원으로 가거나 전문의의 진료를 받아야 한다. 사정상 그렇지 못할 경우에 다음의 방법을 임시로 시행할 수 있다.

• 십선혈 피내기

소독한 바늘을 이용하여 열 손가락, 열 발가락 끝부분을 살짝 찔러서 충분히 피를 짜낸다. 말초 혈관의 순환을 촉진하여 뇌로 산소공급이 충분히 이루어지게 하는 작용을 한다. 강심하는 작용이 있어 회양구급혈로 쓰인다.

• 주요 경혈 지압해주기

뇌와 밀접한 연관이 있는 경혈을 지압하여 기혈의 순환을 원활히 해주면 위급 상황은 피할 수 있다.

① 백회혈: 정수리 부근에 우묵하게 들어간 곳이 백회혈인데 여기를 손끝으로 강하게 눌러준다.

② 인중혈: 코와 입술 사이에 오목하게 들어간 부분에서 위로부터 3분의 1 지점이 인중혈인데 여기를 엄지손가락으로 강하게 눌러준다.

③ 중층혈: 중지 손톱 밑(검지 쪽 모서리 부근)에 있는 중층혈을 손톱 등으로 강하게 눌러준다.

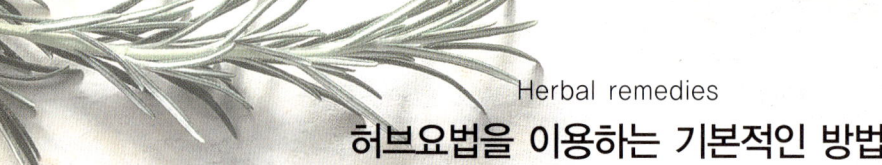

## Herbal remedies
## 허브요법을 이용하는 기본적인 방법

시중에서 다양한 허브 제품을 구입할 수 있지만 가정에서 필요한 양만큼 만들어 쓰는 것이 더 경제적이다. 이 책에서 제시하는 허브의 양은 생 허브가 아니라 말린 허브의 양이다.

### 습포제 만드는 방법

습포제(냉습포나 온습포)는 허브를 염증이나 피부 상처에 직접 사용하는 요법으로 치료 시기를 앞당기는 데 가장 효과가 좋다. 리넨이나 면으로 된 깨끗한 천이나 탈지면 패드를 허브 우려낸 물이나 달인 물에 적신다. 참을 수 있는 만큼 뜨겁게 해서 아픈 부위에 갖다댄다. 온도가 내려가면 다시 바꿔준다. 또는 플라스틱이나 왁스 페이퍼로 습포제를 덮은 다음 뜨거운 물병을 올려놓아 온도가 내려가지 않게 한다. 냉습포도 똑같은 방법으로 준비하는데, 피부에 올려놓기 전에 차갑게 해준다.

### 파프제 만드는 방법

허브를 걸쭉하게 만들어 피부에 붙이는 방법. 고름을 빼내는 데 주로 이용한다. 말린 허브와 뜨거운 물을 조금 섞어 페이스트를 만든다. 또는 허브를 우려내거나 달이고 난 후 남은 걸쭉한 허브로 만들거나 생 허브를 믹서기에 갈아 만든다. 2장의 거즈 사이에 페이스트를 넣은 다음 참을 수 있을 만큼 뜨겁게 해서 피부에 붙인다. 온도가 내려가면 바꿔주거나 뜨거운 물병을 올려놓는다.

### 허브 우리는 방법

허브를 우려낸 물은 매우 다양하게 이용할 수 있다. 차나 약탕으로 마실 수도 있고(뜨겁거나 차게 마실 수 있고, 꿀을 탈 수도 있다) 입을 헹구거나 가글을 하거나 눈을 헹굴 수도 있다.(약한 물로 끓여 소독을 한 다음 식혀서 사용한다) 목욕물에 넣을 수도 있다. 꽃이나 잎은 유효 성분이 바로 배출되므로 우려서 사용한다. 도자기나 유리로 된 찻주전자를 따뜻하게 데운 다음 말린 허브를 잘게 부수어 넣고 90도 가량의 뜨거운 물을 붓는다. 5~10분간 담가두었다가 마신다. 매일 새로 우려내 마신다.

### 🍃 허브 달이는 방법

달이는 방법은 우려내는 방법과 비슷하고 이용하는 방식도 비슷하다. 다만 허브를 끓여 유효 성분을 뽑아내는 것이 다르다. 나무뿌리나 나뭇가지, 껍질, 베리, 씨앗은 달여야 한다. 허브를 잘게 썰거나 짓찧어서 에나멜이나 유리 냄비(알루미늄은 안 된다)에 담는다. 찬물을 붓는다. 물 1.5컵에 허브 2분의 1 또는 1티스푼을 넣는다. 물이 끓고 난 후 10~15분간 약한 불에서 끓이거나 물의 양이 3분의 1로 줄어들 때까지 끓인다. 뜨거울 때 이용한다. 매일 새로 달여서 이용하는 것이 더 좋다.

### 🍃 팅크처 만드는 방법

팅크처는 알코올 조제로, 알코올은 허브의 유용한 성분을 뽑아내며 보존성이 있다. 팅크처는 우린 물이나 달인 물보다 효과가 더 좋으며 약간의 물에 희석해서 사용하는 게 가장 좋다. 짓찧은 허브나 가루를 뚜껑이 꼭 맞는 용기에 넣는다. 액체와 허브의 비율이 5:1이 되게 한다. 보드카 1병과 약 2배의 물을 용기에 붓는다. 가끔씩 흔들어주면서 2주간 둔다. 모슬린 천으로 걸러 꼭 짠다. 어두운 색 유리병에 부어 마개를 꼭 닫은 다음 시원하고 그늘진 곳에 보관한다. 1회 1티스푼씩 하루 3번 복용한다.

### 🍃 설탕시럽 만드는 방법

시럽은 설탕을 넣어 만든 것으로, 설탕은 우린 물과 달인 물을 상하지 않게 보관해주며 비위에 안 맞는 허브 맛을 상쇄해준다. 기침약과 허브 차를 아이들에게 쉽게 먹일 수 있다. 허브를 달이거나 우린 물에 설탕이나 꿀을 같은 양 넣어 끓인다. 시럽으로 변하면 코르크마개로 된 병(비틀어 여는 마개는 안 된다)에 넣어 보관한다.

## Most useful herbal remedies
# 가장 많이 쓰이는 허브

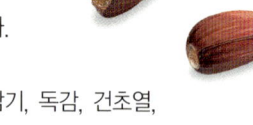

**짚신나물** 소화기 이상(설사와 음식 알레르기 포함), 벤 상처, 찰과상, 피부 이상, 경미한 눈의 이상(결막염 등), 목의 통증과 카타르를 완화시킨다.

**알로에 베라** 피부 이상, 경미한 화상과 벤 상처, 벌레 물린 데, 소화기 이상에 효과가 있다. 식욕촉진제와 강장제 기능을 한다.

**베토니** 불안과 스트레스로 인해 긴장한 신경을 이완한다. 두통, 벤 상처와 타박상, 입과 잇몸 이상, 목의 통증에 효과가 있다. 출산 후 자궁 수축을 돕는다. 소화제와 순환기 강장제 기능을 한다.

**캐모마일** 소화기 이상(과민성대장증후군과 소화불량), 식욕부진, 불면증, 긴장과 불안, 구강 염증과 목의 통증, 경미한 눈의 이상, 누런 코, 습진, 피부 이상, 천식과 건초열에 효과가 있다.

**커먼 플랜테인**(common plantain) 벤 데, 벌레 물린 데, 가시에 찔린 데, 습진 등 피부 이상에 이용한다. 항박테리아 작용을 하며 소화기 이상(과민성대장증후군을 포함해서)을 완화시킨다. 방광염, 월경과다, 아구창, 냉대하, 잇몸질환에 효과가 있고, 열을 내려준다.

생강

**에키나세아** 감기를 포함해 광범위한 감염에 항박테리아, 항바이러스, 항균 작용을 한다. 무좀과 좌창 같은 피부 이상, 목의 통증, 신장염에 효과가 있다.

**엘더** 꽃은 카타르, 감기, 독감, 건초열, 고열, 염증에 효과가 있다. 잎은 타박상과 상처에 연고로 이용된다.

**마늘** 항박테리아, 항균, 항생제 작용을 한다. 콜레스테롤 수치를 낮추고, 칸디다균과 순환기 염증을 치료한다. 면역력을 향상시킨다.

**생강** 오한과 감기에 몸을 따뜻하게 해준다. 구역과 구토를 막아준다. 소화기(특히 소화불량과 복부팽만)를 진정시킨다. 순환을 촉진한다.

**라벤더** 편두통, 두통, 불면증, 스트레스를 진정시킨다. 복통(소화불량 포함)에 효과가 있다. 화상, 찰과상, 햇볕에 그을린 데 효과가 매우 좋다.

**레몬밤** 복통과 신경과민을 진정시킨다. 항우울제, 항박테리아 기능을 한다. 염증과 고열에 효과가 있다. 벌레 물린 상처에 바를 수 있고, 벌레퇴치제로 효과가 좋다.

**메리골드** 벤 데, 찰과상, 세균 감염, 습진 등 피부 이상에 크림으로 바르면 좋다. 소화 촉진제와 월경을 정상화하는 기능을 한다. 열을 내린다. 잇몸질환과 분비샘이 부은 데 효과가 좋다.

**마시멜로** 소화기 염증과 궤양, 비뇨기 염증, 기침, 카타르를 완화시킨다. 피부에 난 상처, 종기, 농양에 효과가 있으며 가시와 고름을 빼낸다.

**메도우스위트** 복통(위염과 궤양 포함)을 진정시키고 제산제 기능을 한다. 관절염과 류머티즘성 질환에 좋다. 항생제와 진정 작용을 한다.

**로즈마리** 신경의 피로와 우울증 회복에 좋다. 두통, 편두통, 소화기 이상(담낭 이상, 소화불량 포함)에 효과가 있다. 관절염과 류머티스성 통증에 피부에 바른다.

**세인트 존스 워트** 신경계 회복제, 진정제, 항우울제 작용을 한다. 불안, 긴장, 우울, 신경통, 수술 후 통증, 생리통에 효과가 있다. 항생제와 완화 작용이 있어 화상, 피부 상처, 벤 데, 찰과상에 많이 쓰인다.

**티트리** 항생제, 항균제 작용을 한다. 아구창, 무좀, 백선, 패혈증, 이와 잇몸의 염증, 농양, 사마귀, 좌창, 입가의 발진, 벌레 물린 데를 포함해 모든 염증에 효과가 있다.

**타임** 기침, 기관지염에 거담제와 호흡기 살균제로 쓰인다. 소화 촉진제 기능을 해 오한과 설사할 때 따뜻하게 해준다. 오일은 항생제 작용을 하므로 염증이 있는 경우 상처에 바른다.

**버베인** 우울증과 긴장에 신경안정제로 쓰인다. 소화기와 간의 기능을 촉진한다. 분만 시 통증을 완화시킨다. 신경통에 많이 이용된다.

**야로우** 열을 내리고 말초 혈관을 확장한다. 상처를 치료하고 소화 강장제 작용을 하며, 비뇨기와 월경불순에 도움이 된다.

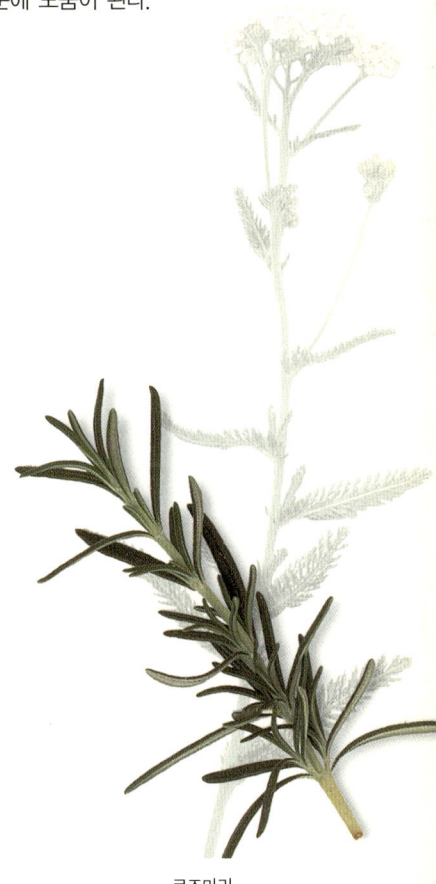

로즈마리

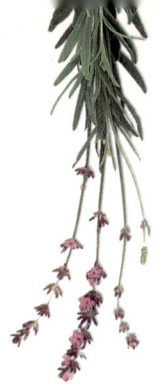

Aromatherapy

# 아로마테라피

### 🔴 에센셜오일

에센셜오일은 식물과 나무의 잎과 뿌리, 나무껍질, 꽃, 열매에서 추출한 것으로 호흡이나 숨구멍을 통해 피부에 흡수된다.

### 🔴 베이스/캐리어 오일

피부에 직접 바르는 것으로, 에센셜오일과 베이스나 캐리어 오일을 섞어 만든다. 이 오일은 발진이나 화상을 일으키지 않고 피부에 흡수된다. 사람이 먹는 채소로 만든 오일은 모두 피부에 바를 수 있다.

### 🔴 마사지 오일

에센셜오일 2방울과 캐리어오일 1티스푼이나 수성 크림(혹은 로션) 1티스푼을 섞어 마사지 오일을 만든다. 소아의 경우 에센셜오일 1방울과 캐리어오일이나 크림 2티스푼을 섞는다.

### 🔴 증기 흡입법

뜨거운 물 한 그릇에 에센셜오일 4~6방울을 넣는다. 머리에 타올을 쓰고 그릇을 기울여 증기를 흡입한다. 이 요법은 천식 환자나 소아에게는 적합하지 않다. 대안으로 손수건이나 베개에 오일 1~2방울을 떨어뜨리거나 욕조에 온수를 틀어놓고 아이와 함께 김이 나는 욕실에 앉아 있는다.

### 🔴 습포

**주의 사항**

에센셜오일은 발진을 일으킬 수 있으므로 책에서 특별히 언급하지 않은 경우 먹거나 피부에 바르지 않는다.

그릇에 뜨거운 물을 담고 에센셜오일 4~6방울을 떨어뜨린 다음 잘 섞는다. 수건을 적신 다음 물기를 살짝 짠다.(비틀어 짜지 않는다) 환부에 댄다. 가능하면 뜨거운 타올을 랩으로 감싼다. 최소한 2시간 동안 그대로 둔다.(밤새 습포를 하면 더 좋다)

### 🔴 오일 목욕

목욕물에 성인은 오일 4~6방울, 소아는 1~2방울을 떨어뜨린다.(또는 캐리어오일이나 우유를 먼저 섞는다) 물을 휘저은 다음 20분 이상 앉아 있는다. 족욕, 손 목욕, 좌욕도 이와 같다.

### 🔴 베이포라이저

불에 타기 쉬운 오일이 있으므로 버너가 마르지 않도록 해야 하고 항상 주의를 기울여야 한다. 베이포라이저에 오일 1~2방울을 떨어뜨려 15~20분간 가열한다. 그런 다음 베이포라이저를 끄거나 촛불을 끈다. 효과가 4~6시간 지속된다. 탈지면에 오일 1~2방울을 떨어뜨려 따뜻한 라디에이터 뒤에 놓아두는 방법도 있다.

### 🔴 스프레이

물 1리터에 에센셜오일 10~15방울을 떨어뜨린 다음 환부에 가볍게 스프레이를 해준다. 너무 통증이 심해서 만지지도 못할 때 이 요법이 아주 좋다.

## Most useful aromatherapeutic oils
## 가장 많이 쓰이는 아로마테라피 오일

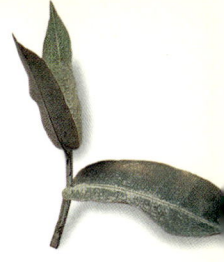

**바질** 머리를 맑게 하고 집중력을 향상시켜 공부에 도움이 된다. 바쁜 하루를 끝내고 마음을 가라앉히는 데도 좋다. 코를 깨끗하게 해준다.

**정향** 치통에 좋다. 축제 기간에 오렌지, 파인, 계피와 함께 버너에 넣어 이용한다.

**유칼립투스** 감기, 독감, 코의 이상에 좋다. 근육통에 마시지 오일로 이용하거나 목욕물에 넣어 이용한다.

**유향** 감정을 완화시키고, 호흡을 깊고 느리게 해준다. 베이포라이저나 손수건에 떨어뜨려 천식에 이용한다.

**제라늄** 모든 부인병에 좋다. 특히 호르몬 불균형(생리전증후군과 폐경)으로 인한 질병에 좋다.

**생강** 근육을 따뜻하게 해준다. 소화불량, 코의 이상에 좋다.

**자스민** 분만 통증을 완화시킨다. 갱년기 우울증에 좋다.

**주니퍼** 몸과 마음의 독소를 배출한다.

**라벤더** 진전, 이완, 완화, 스트레스 해소 작용을 한다. 화상과 불면증에 좋다.

**레몬** 사마귀 치료에 좋다.

**레몬 그래스** 몸의 피로를 해소해준다. 족욕을 하면 다리의 피로가 풀린다. 벌레 퇴치제로 효능이 좋다.

**만다린** 모든 사람이 이용할 수 있는 안전하고 순한 이완제. 일반적으로 사용할 수 있는 오일.

**네롤리** 스트레스로 인한 문제를 해결하는 데 가장 좋은 오일

**오렌지** 기분을 밝고 경쾌하게 만들어주는 오일

**페티그레인** 스트레스에 좋다. 네롤리를 이용할 수 없을 때 대신 사용한다.

**로만 캐모마일** 목욕물에 1방울을 떨어뜨리면 잠투정이 심한 아이를 진정시킨다. 피부 발진에 좋다. 소화불량에 차로 마시면 좋다.

**로즈** 갱년기 여성에게 좋은 오일. 스트레스와 슬픔에 도움이 된다.

**백단** 피부와 감정을 완화시킨다. 캐리어오일이나 로션과 섞어 목 부위를 마사지하면 좋다.

**티트리** 항바이러스, 항균, 항박테리아 작용을 한다. 사마귀, 무좀, 면역력 향상에 좋다.

**일랑일랑** 항우울 작용을 한다. 최음제로 알려져 있다.

Most useful healing foods
# 치유하는 음식

**사과** 심장에 좋다. 오염물질로부터 보호해 준다. 콜레스테롤을 낮춘다. 식중독과 위장염에 좋다. 항박테리아, 항바이러스 작용을 한다. 섬유소가 소화에 도움을 준다.

**아티초크** 간장병, 담즙병, 간염, 담석에 좋다. 콜레스테롤 수치를 낮추고 체액저류를 개선한다. 류머티즘, 관절염, 통풍에 효과가 매우 좋다.

**아보카도** 회복기 음식으로 아주 좋다. 스트레스와 섹스 문제에 좋다. 피부에 좋다. 강력한 산화방지제이며 심장병과 암을 예방한다. 유익한 항박테리아와 항균 물질을 함유하고 있다.

**바나나** 몸에 활력을 주며 이뇨제를 복용하는 사람에게 좋다. 생리전증후군에 좋다. 소화기 치유에 도움이 된다. 변비와 설사에 좋다.

**양배추** 가난한 사람들의 약이라고 불린다. 양배추 주스는 위궤양을 치료한다. 양배추 잎은 관절통에 습포제로 이용한다. 양배추 스프는 흉부감염에 좋다. 진녹색 잎은 빈혈에 좋다. 양배추는 여러 가지 암을 예방한다.

사과

**당근** 눈에 좋다. 유아 설사에 퓨레가 좋다. 간 이상에 효과가 아주 좋다. 피부 건강에 효과가 있다. 심장병과 폐암을 예방한다.

**마늘** 치유 식물의 왕이라고 불린다. 항박테리아, 항균 작용이 있어 기관지염부터 무좀까지 모든 질환에 효과가 있다. 식중독을 예방하고, 콜레스테롤과 혈압을 낮춘다. 순환을 개선한다.

**키위** 혈압, 소화 이상, 만성 피로, 심장 이상에 좋다.

**부추** 호흡기 이상에 도움이 된다. 해독과 이뇨 작용을 한다. 통풍, 관절염, 류머티즘에 좋다.

**레몬, 오렌지, 포도** 기침, 감기, 독감에 좋다. 자연치유력을 높여준다.

**견과류** 셀레늄, 아연, 철분 같은 미네랄 성분과 단백질, 건강한 기름, 비타민B가 풍부하다. 가미하지 않은 생견과를 매일 먹어야 한다.

**오트** 영양소가 풍부하다. 변비를 예방하고 콜레스테롤을 낮춘다. 혈압을 조절한다. 마음을 진정시키고 위장을 치료하는 효과가 있다.

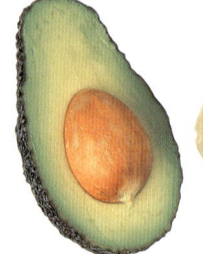
아보카도

바나나

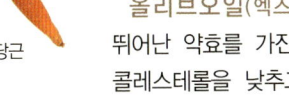

당근

**올리브오일**(엑스트라 버진) 뛰어난 약효를 가진 음식이다. 콜레스테롤을 낮추고 세포 손상을 막는다. 동맥에서 생기는 혈액 내 나쁜 지방을 없애고 건강한 지방의 수치를 높여준다. 간과 담낭 이상에 좋다. 관절염을 예방한다. 노화와 암을 예방한다.

**양파** 부추, 마늘과 한집안이다. 흉부감염 치료에 중요한 역할을 한다. 고혈압, 고콜레스테롤, 심장병이 있는 사람은 모두 양파를 먹어야 한다. 빈혈, 천식, 요로감염, 숙취 해소에 좋다.

**파인애플** 망고와 파파야 같은 다른 열대과일처럼 저평가되어 있는 과일이다. 목의 통증, 관절질환, 소화 이상, 근육 부상에 좋다.

**콩** 심장병과 암(특히 장)을 예방한다. 변비, 피로, 만성피로증후군, 당뇨에 좋다.

**쌀** 회복기 음식으로 아주 좋다. 소화 이상, 스트레스, 극심한 피로에 좋다. 현미는 순환기 이상 치료에 중요한 역할을 한다. 밥은 콜레스테롤을 낮추고 설사 치료에 아주 좋다.

**물냉이** 암을 예방하는 탁월한 음식이다. 천연 박테리아를 죽이지 않으면서 강력한 항생제 기능을 한다. 요로감염에 도움이 된다. 갑상선 기능을 개선한다.

**밀** 장질환, 고혈압, 변비, 스트레스 관련 질환을 예방한다. 발아통밀씨앗은 항암 효과가 있다. 빵은 종기와 농양, 가시를 빼내는 파프제로 이용된다.

**요구르트** 위장감염, 식중독, 변비를 예방한다. 면역력을 향상시키므로 박테리아나 바이러스 질환을 앓는 사람은 꼭 먹어야 한다. 아구창 같은 세균 감염을 예방한다.

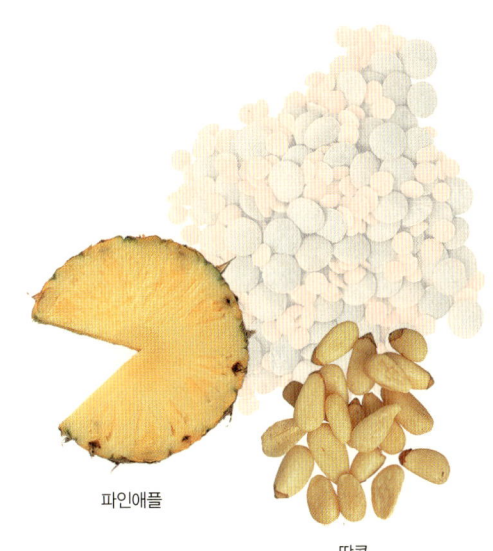

파인애플

땅콩

## The Hay diet
# 헤이 다이어트

헤이 다이어트에 대한 오해가 만연해 있다. 이것은 모든 병을 치료할 수 있는 만병통치약이 아니다. 하지만 소화기에 문제가 있는 사람들에게 크게 도움이 된다. 2주간 실천해보고 자신에게 적합한지 판단하라. 보너스! 체중이 많이 나가는 사람은 확실하게 살이 빠진다.
여기서 매우 중요한 한 가지 규칙이 있다. 한 끼 식사에 단백질 음식과 전분 음식을 같이 먹지 않는 것이다. 예를 들면 생선(단백질)은 먹지 않고 칩(전분)만 먹는다든가 고기(단백질)는 안 먹고 감자(전분)만 먹는 식이다.
식사 간격을 3시간으로 유지하고, 간식을 먹고 싶으면 전분이나 단백질 어느 쪽에나 속하는 '중립 음식'을 먹는다.

### 단백질 음식
고기
가금류
달걀
과일(전분 그룹에 포함된 것 제외)
땅콩
대두
두부
우유
요구르트
치즈(크림치즈와 리코타는 제외)
와인과 사과술

### 전분 음식
감자와 얌
옥수수
빵과 밀가루
오트, 밀, 보리, 쌀, 기장과 호밀
메밀
파스타
배처럼 아주 단 과일
바나나
파파야와 망고
포도
맥주

### 중립 음식
모든 야채(전분 음식에 포함된 것은 제외)
모든 견과류(땅콩은 제외)
버터와 크림
달걀 노른자위
크림 치즈와 리코타
올리브오일, 참기름, 해바라기씨 오일
렌즈콩과 껍질을 벗겨 말린 완두콩
병아리콩(대두는 해당 안 됨)
모든 씨앗과 발아씨앗
허브와 향신료
건포도
꿀과 메이플시럽
(단백질이 적게 함유된 요구르트와 우유를 전분 음식과 함께 조금만 먹는다)

## The exclusion diet
# 마이너스 다이어트

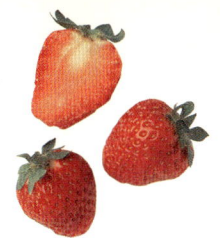

'음식 알레르기'가 있는 사람은 2주 동안 마이너스 다이어트를 시도해본다. 도움이 되지 않으면 전문가의 도움을 받는다. 도움이 되면 한 번에 하나씩 음식을 추가하면서 어떤 음식이 증상을 유발하는지 확인한다. 원인이 되는 음식을 몇 달 동안 먹지 않는다. 그런 다음 다시 시도한다. 중요한 식품군을 장기간 먹지 않는 경우 반드시 전문가의 지도를 받아야 한다. 첫 2주간 먹거나 먹지 말아야 하는 음식을 아래 표에 정리해놓았다.

| 음식 | 먹지 말아야 하는 음식 | 먹어도 되는 음식 |
|---|---|---|
| 육류 | 저장용 고기, 베이컨, 소시지, 모든 육가공품 | 다른 육류 |
| 생선 | 훈제 생선, 패류 | 흰살 생선 |
| 야채 | 감자, 양파, 단옥수수, 가지 단고추, 칠리, 토마토 | 다른 모든 야채, 샐러드, 스웨덴순무, 파스닙, 콩류 |
| 과일 | 감귤류(오렌지, 포도 등) | 다른 모든 과일(사과, 바나나, 배 등) |
| 시리얼 | 밀, 오트, 보리, 호밀, 옥수수 | 쌀, 쌀가루, 쌀 플레이크, 사고 야자의 나무에서 뽑은 녹말, 쌀 아침 시리얼, 타피오카, 기장, 메밀, 쌀 케이크 |
| 쿠킹 오일 | 옥수수 오일, 야채 오일 | 해바라기씨 오일, 콩 오일, 올리브오일, 잇꽃 오일 |
| 유제품 | 우유, 버터, 마가린, 요구르트와 치즈, 달걀 | 산양유와 두유, 산양유와 두유로 만든 유제품, 트랜스지방이 없는 마가린 |
| 음료 | 차, 커피, 과일 스쿼시, 오렌지주스, 포도주스, 알코올, 수돗물 | 허브티(캐모마일 등), 생과일주스(사과, 파인애플 등), 토마토주스(첨가제 없는), 미네랄 워터, 증류수, 탈이온수 |
| 기타 | 초콜릿, 효모, 효모추출물, 인공 방부제, 색소와 향신료, 글루탄산나트륨, 모든 인공 감미료 | 캐러브, 바다소금, 허브, 소량의 설탕이니 꿀, 양념 |

2주 후 다음 순서에 따라 음식을 시도한다. 수돗물, 감자, 우유, 효모, 차, 호밀, 버터, 양파, 달걀, 오트, 커피, 초콜릿, 보리, 감귤류, 옥수수, 치즈, 화이트 와인, 패류, 천연 요구르트, 식초, 밀, 견과류

# Home medicine chest
# 가정용 약상자

일반적으로 약상자에는 붕대, 반창고, 안전핀, 항생제, 소독약, 핀셋, 가위, 진통제, 지사제 등이 들어 있다. 이 책에서는 그 외에 경미한 질병을 안전하고 효과적으로 치료하도록 도와주는 강력한 천연 보조제를 포함했다.

## ➕ 현대의학
- 칼라마인 로션
- 클로르페니라민 말레이트
- 콜로트리마졸 크림
- 히드로코르티손 1% 크림
- 이부프로펜
- 경구수분보충용 파우더(설사할 때 물에 타서 사용한다)
- 파라세타몰

## 🌿 허브요법
- 알로에 베라 식물을 화분에 심어 볕이 잘 드는 창가에 놓아둔다.
- 아르니카 크림
- 캐모마일 플라워(티백이나 포장하지 않은 차)
- 별꽃 크림
- 에키나세아 알약
- 라벤더 오일
- 메리골드 크림
- 메도우스위트 팅크처
- 몰약 팅크처
- 슬리퍼리엘름 알약
- 티트리 오일
- 희석한 위치하젤(또는 위치하젤 팅크처)

## 💧 아로마테라피 오일
1~2년밖에 보관이 안 되므로 에센셜오일을 많이 갖고 있을 이유가 없다. 규칙적으로 오일을 사용해야 하는 상황이 아니라면 약상자에 많은 양을 보관하지 않도록 한다. 가족들에게 두루 필요한 오일 몇 가지를 구입하면 된다. 아래 쓰임이 많은 오일 몇 가지를 정리해놓았다. 특별한 질환이 있으면 그에 맞는 오일을 구입한다.
- 유칼립투스
- 라벤더
- 티트리

## 🍎 식재료 요법
- 사과식초
- 계피
- 정향
- 엡섬솔트
- 생마늘
- 생강
- 양고추냉이
- 겨자가루
- 유기농 꿀
- 세이지
- 중탄산나트륨
- 티백

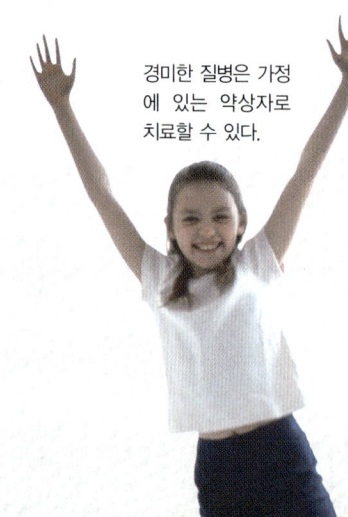

경미한 질병은 가정에 있는 약상자로 치료할 수 있다.

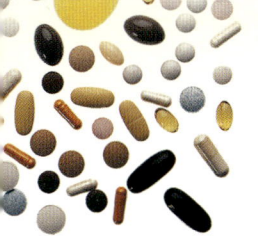

## Contributors
# 저자 소개

### 나오미 크래프트
런던에서 가정의학과 전문의로 활동하고 있다. 여러 권의 자기계발서 집필에 도움을 주었으며 잡지와 신문, 텔레비전, 라디오 매체에서 기고와 강의를 하고 있다. 1996년 의학저널리스트협회에서 우수상을 받았다.

### 조시 드레이크
마사지, 아로마테라피, 다이어트, 스트레스 관리를 강의하는 전문 테라피스트. 스토크 맨드빌 병원에서 근무한 바 있으며, 1997년 건강과 미용 협회가 선정한 올해의 테라피스트로 선정되었다.

### 피오나 드라이 박사
가정의학과 의사이자 동종요법 전문가로 활동하고 있다. 또한 영국 배드민턴협회의 스포츠 전문의로도 활동하고 있다.

### 페네로프 오디
전국 허브요법사협회 회원이며, 12년간 허브 테라피를 운영하고 있다. 허브요법에 관한 책을 여러 권 집필했으며 활발하게 강의를 하고 있다.

### 노먼 쉴리
의학박사. 미국대체의학협회와 쉴리 센터를 설립했으며 미국 대체의학의 선두 주자이다.

### 마이클 반 스트라텐
자연요법사, 접골사, 침구사로 활동하고 있으며 영국자연요법과 접골요법 대학 총장을 지낸 바 있다. 영양과 자연치유력에 관한 책을 여러 권 집필했다. 또한 건강 저널리스트로 신문과 잡지, 라디오, 텔레비전에서 강의와 집필 활동을 하고 있다. 런던과 버킹엄셔에서 자연요법 클리닉을 운영하고 있다.

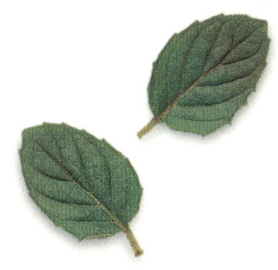

# 우리 가족 365일 건강 백과

초판 1쇄 인쇄  2009년 12월 10일
초판 1쇄 발행  2009년 12월 20일

지은이 마이클 반 스트라텐 외 | 옮긴이 문채원 | 감수자 오한진ㆍ정은철
펴낸이 김경수 | 총괄이사 최숙
기획편집 허문원ㆍ도정원 | 편집진행 문채원 | 마케팅 임정은ㆍ권민혁
디자인 서주진 | 제작 (주)성인문화사
펴낸곳 팩컴북스 | 출판등록 2008년 5월 19일 제381-2005-000074호
주소 463-867 경기도 성남시 분당구 정자동 159-4 젤존타워 2차빌딩 8층
전화 031-726-3666 | 팩스 031-711-3653 | 홈페이지 www.pacombooks.com

ISBN 978-89-961276-7-3  13510

• 팩컴북스는 팩컴코리아(주)www.gopacom.com의 출판브랜드입니다.
• 책값은 뒤표지에 있습니다.